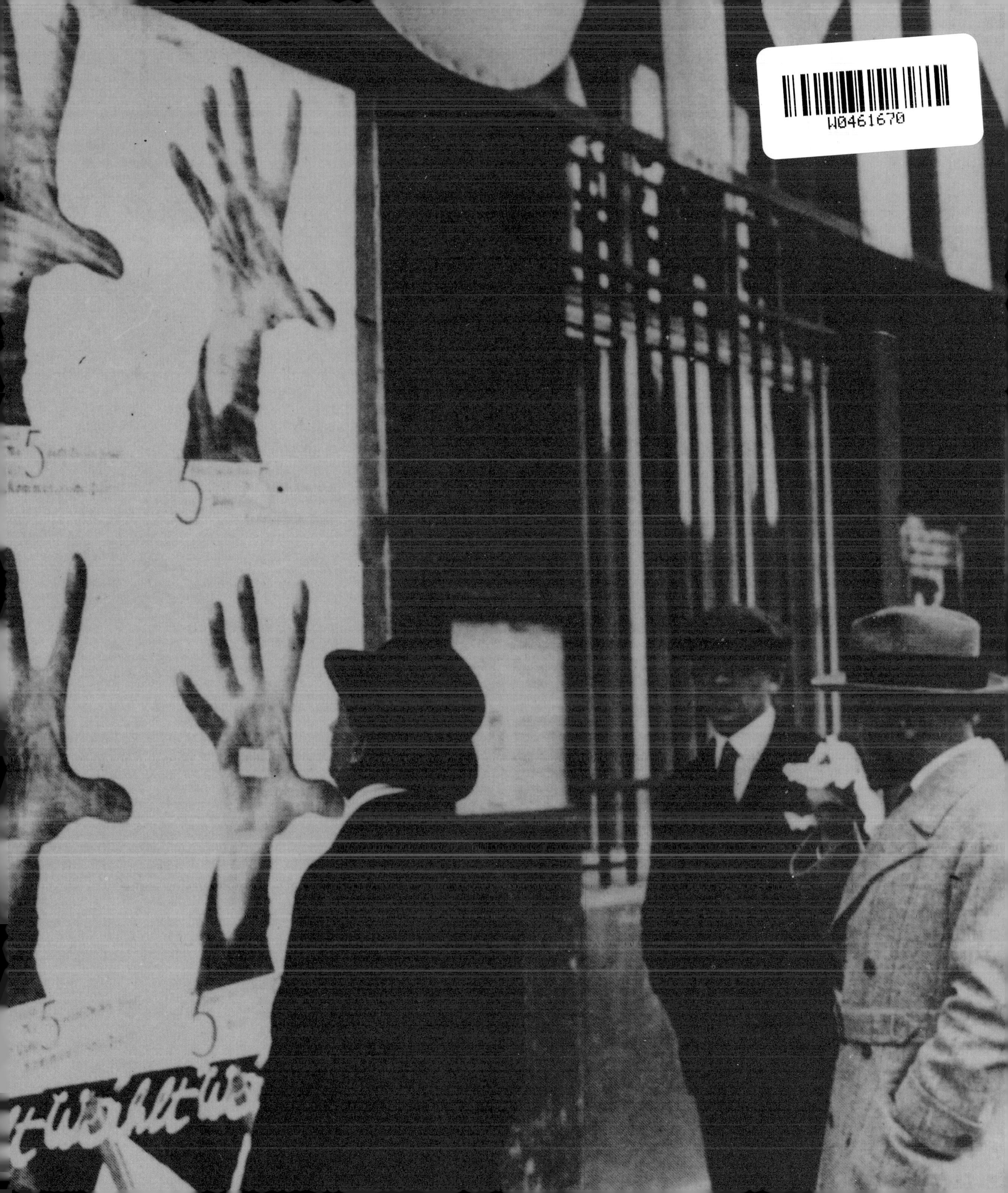

Heartfield montiert

Mein
Müllheim '94

Edition Leipzig

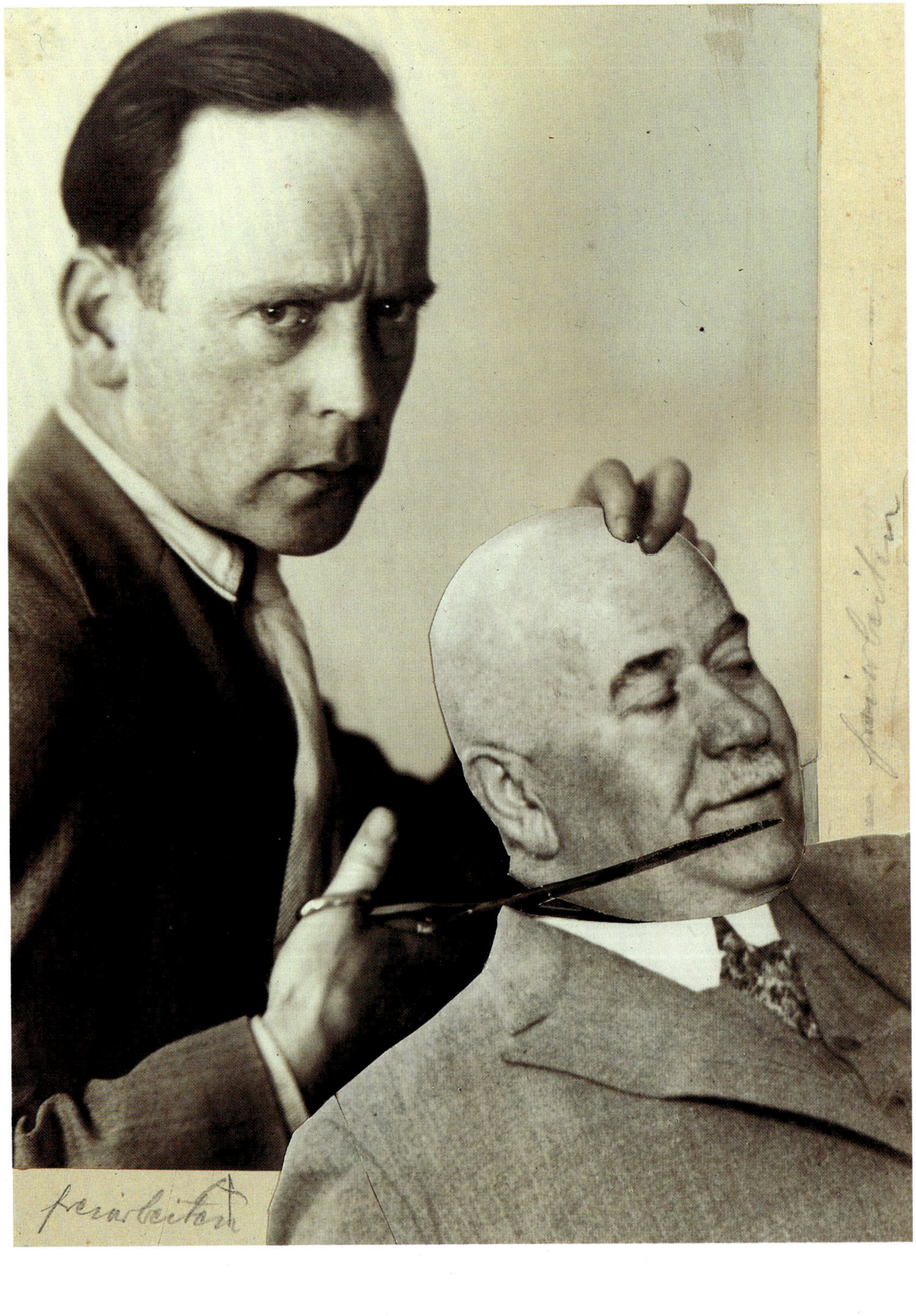

Roland März

HEARTFIELD MONTIERT

1930–1938

Schutzumschlag und Frontispiz:
John Heartfield. *Selbstbildnis mit Polizeipräsident Zörgiebel.* 1929 (vgl. Abb. Seite 172/173)
Dieser Vorgang des Kopfabschneidens hat eine doppelte Bedeutung: erstens ist es die professionelle Bewegung des Fotomonteurs, der an Fotos herumschneidet (was auf diesem Foto eindeutig aus der Haltung der das Papier haltenden Finger Heartfields hervorgeht), zum anderen ist es auch eine politische Geste: Die Schere des kommunistischen Fotomonteurs enthauptet den Gegner. Und um diesen Vorgang des Enthauptens sichtbar zu machen, wurde Zörgiebels Porträt auf natürliche Größe gebracht.
Sergej Tretjakow. 1936 (Vgl. Anm. 1)

Die Deutsche Bibliothek – CIP-Einheitsaufnahme
Heartfield, John:
Heartfield montiert: 1930–1938 / Roland März. – Leipzig: Ed. Leipzig, 1993
NE: März, Roland (Mitarb.)
Vw: Herzfelde, Helmut (Wirkl. Name)
→ Heartfield, John

ISBN 3-361-00301-6

Reproduktionen nach den Originalen: Bernd Kuhnert
Buchgestaltung: Bernd Kruhl
Lektorat: Angelika Wilhelm
Satz und Reproduktion:
Verlag und Druckerei Fortschritt Erfurt GmbH
Druck: Jütte Druck GmbH
Buchbinderei: Kunst- und Verlagsbuchbinderei
Printed in Germany

INHALT

V O R W O R T

Ein neues Buch über John Heartfield. Was ist neu darin? In meiner Dokumentation »Der Schnitt entlang der Zeit«[1] habe ich den Fotomonteur und seine Zeitgenossen beim Worte genommen. Heartfield montiert: das heißt, ihn mit seinen Bildern zu begreifen, und das in seiner Zeit. Was in diesem Buch, genauer Bilderbuch, vorgeführt wird, das ist die Domäne seines Schaffens, die Fotomontagen aus den Jahren 1930 bis 1938. Ein kurzer Zeitabschnitt, dieser entlarvende »Krieg im Frieden«[2] John Heartfields, bevor der zweite Weltkrieg begann. Es waren seine schöpferischsten, weil unruhigsten Jahre. 1930 begann Heartfields Mitarbeit an der »Arbeiter-Illustrierten-Zeitung«(AIZ), mitten in der Krise der Republik von Weimar. 1933 dann der Machtanbruch der Hitlerdiktatur und die Flucht des Fotomonteurs in die Tschechoslowakei. Das Weiterarbeiten unter erschwerten Bedingungen und der Kampf eines Ausgebürgerten gegen die Nationalsozialisten, für die Volksfront. 1938 wurde auch für Heartfield zum Schicksalsjahr: Das völkerrechtswidrige Münchner Abkommen und die Annexion der ČSR, das Ende der AIZ in Prag und die Emigration nach London waren das Aus für seine Fotomontage, auf einem Tiefpunkt der fatalen Zeit, aber auf der Höhe der Klassizität, der Vollendung seiner Kunstform und Bildsprache.

Die Jahre 1930 bis 1938, welch ein knappes, erfülltes Dezennium im Schaffen des Fotomonteurs, 236 signierte Montagen[3] sind in jener Zeit in der AIZ und späteren »Volks-Illustrierten« (VI) in Berlin und Prag entstanden. Die sinnfälligsten Klebebilder und AIZ-Blätter sind in diesem Band in authentischer, unveränderter Gestalt[4] vereint. Viele wichtige Klebebilder fehlen, sie haben das Exil und den Krieg nicht überdauert. 54 der Klebebilder erleben im farbigen Druck in diesem Buch ihre Auferstehung, das Kostbarste von dem, was Heartfield über die schweren Jahre des Exils hatte retten können. Die Klebebilder sind die unmittelbarsten Zeugnisse eines Schaffens unterwegs, Paradestücke aus der »hohen Schule« des Fotomonteurs, die dieser Zeit seines Lebens gehütet hat.

»Heartfield montiert.« Ein einfacher Titel, der lakonischen Montageweise John Heartfields angemessen. Das Buch zeigt den Monteur in erster Linie als Bildner, als Künstler, der er trotz eigener, gegenteiliger Beteuerungen unstrittig war. Die Fotomontage als Aufriß und Deutung der Zeitgeschichte gerät dabei mit ins Blickfeld der Betrachtung. Beide Ebenen sind nicht voneinander zu trennen. Dieses Buch der Bilder will vor allem Einblicke geben in die Assoziationen des Fotomonteurs. Politische Anlässe werden aufgedeckt und Heartfields Umgang mit den Materialien beschrieben, insbesondere mit der Fotografie und dem Erbe der Weltkunst. All dem Montieren in Variationen vorangestellt ist John Heartfield selbst, der Mensch und Künstler, ein wenig aus der Anonymität seines spröden Bildmediums Fotomontage hervorgeholt: Momentaufnahmen für ein Porträt in Fotografien und schriftlichen Dokumenten. Danach sehen wir die Fassade und den Hintergrund der Zeit in einer kontrapunktischen Folge von Bild und Gegenbild, These und Antithese, Beispiele der Heartfieldschen Dialektik, blitzartig erhellt. Weiter von der wandlungsreichen Machart der Montagen geht es hinüber zum Film, in einem anregenden Ausflug, den Heartfield unternahm. Und da ist der Fotomonteur als Satiriker, hineingestellt in die Geschichte der Karikatur, aber auch in das Pathos und die Elegie der alten Kunst. Hier erst, in der Berührung von Avantgarde und Tradition, wird seine kunstgeschichtliche Stellung in der Grafik des 20. Jahrhunderts vollends ersichtlich.

»Heartfield montiert« – das verlockte zum Montieren über Heartfield hinaus. Im Ansatz ist das in diesem Buch versucht, reich im Bildhaften, eher andeutend knapp in den vorangestellten Texten. Ein anschauliches Verweilen in Heartfields Zeit, seinem Beweggrund und Tun, und doch darüber hinausgehend. Alles in allem ist das der Versuch einer neuen Sicht auf das Bekannte und Unbekannte, mit dem lebendigen Impuls ins Denkbild hinein. Fotomontage ist hier an ihren ursprünglichsten Platz gestellt, da wo sie unmittelbar sinnlich lebt und wirkt. Doch sie waren nur Durchgangsstadium, denn »die handwerkliche Kunst Heartfields als Monteur und Retuscheur« – so Klaus Staeck – »bestand ja gerade darin, die perfekte Illusion durch das montierte Bild zu schaffen, indem es nur als Druck zugänglich war.«

Mein Dank gilt den hilfreichen Mitarbeitern an diesem Buch, allen voran Bernd Kuhnert, dem Fotografen, den selbstlosen Kollegen des Heartfield-Archivs der Akademie der Künste zu Berlin, besonders Elisabeth Patzwall, sowie Erhard Frommhold und den Kollegen vom Verlag Edition Leipzig. Mein Museumskollege Paul Thiel war mir ein listig-lustiger Mitspieler im Montage-Roulette der Satire und Ullrich Kasten ein Ratgeber im geistigen Feld der Verwandtschaft von Fotomontage und Film. Last but not least: die Idee zum Buche ging von Gertrud Heartfield aus. Ihr, der unvergessenen Freundin und unermüdlichen Treuhänderin des Werkes von John Heartfield, ist dieses Buch gewidmet.

I

FOTOMONTEUR

Von Haus aus hieß er Helmut, wie der preußische Feldmarschall Helmuth von Moltke, der Schweiger; Sohn eines sozialistischen Poeten und Demokraten in Berlin, protestantisch getauft, früh verwaist. Selbst-Behauptung ward ihm in die Wiege gelegt. Als Junge schon streitbar und redselig, ein Gerechtigkeitsfanatiker mit sentimentalen Neigungen. Doch George Grosz, der Freund, zerstörte mit Zynismus Elegie, Pathos und naive Gläubigkeit. Da kam schockartige Ernüchterung auf. Im ersten der Weltkriege dann der Sprung in ein neues Ich: vom lieben Herzfeld in ein hartes Heartfield. Ein Unzufriedener in einer unfriedlichen Welt, Johnny, wie ihn seine Freunde nannten, hatte seinen Feind entdeckt: den »Großen Krieg der weißen Männer«. Werbegraphiker von Beruf, hielt er sich in gebührlicher Entfernung vom Kunstmaler mit Schlapphut auf. So trug er bescheiden die Monteurskluft, unweit von Proletariat und Technik. John Heartfield, der Monteur, der Fotomonteur, immer in der Nähe bedruckten Papiers, des Buches und der illustrierten Zeitung. Ein Publizist mit fotografischen Mitteln: »Ich bin Fotomonteur!« Mit Clown Dada stand er eine Zeitlang grotesk Kopf, um dann mit der KPD auf die Füße zu kommen. Heartfield wurde zu einer Unterwegsgestalt des politischen Aufklärens und Ermunterns in der Weimarer Republik, rastlos, ruhelos auf seiten der proletarischen Revolutionäre. Ein heftiger Streiter von körperlich kleiner Statur. Liebenswerter Irrwisch irgendwo in der Nähe von Buster Keaton. Die Prosa des Alltags machten ihm seine drei Frauen Lena, Barbara und Gertrud (Tutti) über die Jahrzehnte erträglicher, solange es eben ging. Sein Schicksal des Lebens, genannt Politik, focht er als John »Dampf« in allen Gassen von Buch, Zeitung und Theater mit Bruder Wieland und den Freunden George Grosz, Erwin Piscator, Rudolf Schlichter und vielen anderen aus. Ein Gefühlsrevolutionär reinsten Wassers, der seiner Partei folgte, auch da, wo sie nicht selten irrte. Denn der so nahe geglaubte Sieg des Kommunismus auch in Deutschland erwies sich als heroische Illusion und das auf die SPD gemünzte Etikett »Sozialfaschismus« traf den falschen Feind. Dabei war Heartfield hellsichtig, ein früh und unablässig vor Krieg und Faschismus Warnender. Mit seiner fotomontierten Tragikomödie »Krieg im Frieden« war er auf dem Höhepunkt, noch bevor der zweite Weltkrieg begann. Ein Mann des Überblicks aus Instinkt und Wissen, gerade da, wo die Gefahr am größten war. Ständig auf der Flucht vor den Nazihäschern, blieb er der unermüdliche Streiter bis in die Prager Jahre hinein, der erst in London widerwillig die Waffen zu strecken begann. Er wurde schwer krank, doch was schlimmer war, das satirische Schlachtfeld der AIZ war ein für allemal dahin. Zahme Nachhutgefechte gegen den Feind folgten. Jahre erst nach dem Krieg kehrte er heim, in ein neues, anderes Deutschland. Nicht ohne Mißverständnisse seitens der proletarischen »Sieger der Geschichte«, zu denen nun auch er gehörte, anfangs als »West-Emigrant« verdächtig und als »Formalist« der Montagetechnik verschrien.

Veränderte Lebensumstände kamen auf ihn zu. Die neue Gesellschaft, die sich mit Irrungen und Wirrungen auf den Weg zum real existierenden »Sozialismus« stalinistischer Prägung machte, verlangte noch Einverständnis und Lobpreis. Die klaren Schwarz-Weiß-Fronten der 20/30er Jahre waren für ihn und seine Weggefährten nicht wiederholbar. Die politische Fotomontage hatte ausgespielt, ihr ward die polemische Spitze genommen. Der Fotomonteur versuchte die alten, schlagkräftigen Bilder zu aktualisieren, mal sinnfällig im Heute, mal peinlich verfehlt im Blick gen Westen. Nicht ohne Tragik, diese Rettungsversuche jetzt, da das echte Feindbild fehlte. Dann folgten Ausflüge ins Theater und anderes mehr. Doch Heartfield gab nicht auf und brachte sein klassisches Werk der Fotomontage unter die Leute, ruheloser denn je. Seine aufklärerischen Bildzeichen der jüngsten unseligen Vergangenheit wanderten nun weltweit durch Ausstellungen und Veröffentlichungen. Es geschah die Wiedergeburt eines ungewöhnlichen Antifaschismus in der Kunst, Fotomontage: John Heartfield.

Ich sehe ihn noch vor mir, den jähzornigen alten Mann: angriffslustig und unberechenbar. Springlebendige Mischung aus Gläubigkeit und Verstand, Anpassung und Widerspruch. Bis zuletzt auf der Flucht, nicht als toter Klassiker zu enden.

Momentaufnahmen für ein Porträt

Mein Bruder ist klein . . . das Gegenteil von robust . . ., der Oberkörper ist vorwärtsgebeugt . . . er geht mit großen Schritten . . . die ganze Gestalt zeigt deutlich, daß sie nicht weiß, was Ruhe ist . . . Er kann grotesk, traurig, übermütig, abgehärmt, freundlich, jähzornig sein und aussehen, nie aber profan, leer . . . Er hat vielleicht nur einen durchschnittsmäßig kritischen Verstand, aber ein kritisches Gefühl von solcher Stärke und Sicherheit, Eindeutigkeit und Empfindsamkeit, daß es sich in jeder Bewegung, jedem Blick, jeder Stellung widerspiegelt.

Wieland Herzfelde. 1913[5]

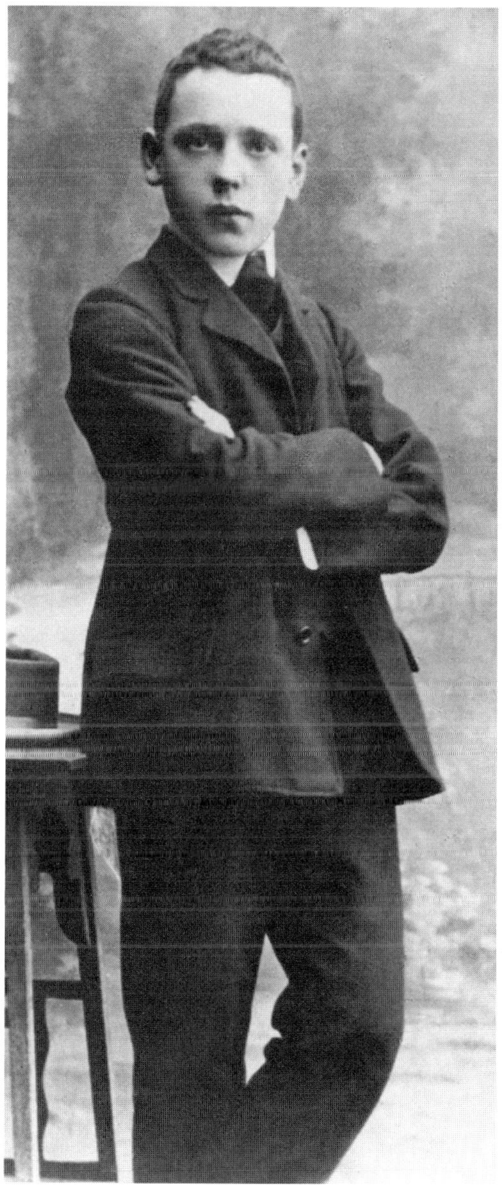

Mein Bruder und ich leben völlig in gleichen Welten, und es wird selten zwei Brüder geben, die einander so verstehen und gleichgeartet sind, trotz beinahe konträrer Veranlagung.

Wieland Herzfelde. 1913[6]

Wenn wir nur 1/10 so rachsüchtig und skrupellos wie die Lehrer wären, müßten wir Revolution machen. Aber wir sind so schwach, weil wir zu sehr unsere Mitmenschen lieben . . . da wir uns selber noch lieben.

Wieland Herzfelde. 1914[7]

Denn beide (Brüder) hatten eine traurige Jugend. Sie waren früh verwaist. Sie lebten bei Verwandten ohne Liebe, und in der harten Schule der Wohltätigkeit lernten sie Demut und Ehrgeiz. Sie wurden proletarisch anspruchslos, bereit sich außerhalb der

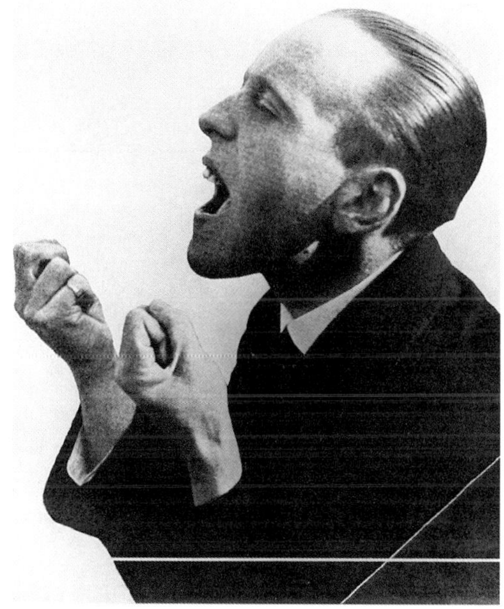

bürgerlichen Genußsucht als größte Lust – die Schadenfreude über den Verfall der Gesellschaft – zu gönnen. Beides erwarteten sie vom Dadaismus.

Walter Mehring. 1959[8]

Als junger Mensch gehörte ich einer Gruppe junger Intellektueller an, die im Kampf gegen den Krieg standen, schon bevor dieser begann. Die Kriegsvorbereitungen bewegten uns zum Widerstand. Wilhelm II., der Friedenskaiser, wie er sich nannte, rasselte schon mit der Atombombe, bevor sie überhaupt erfunden war. Es war deutlich zu sehen, wo es hinführte . . . Und bei uns wuchs der Widerstand gegen den Krieg und den Militarismus, und dieser Widerstand bekam weitere Nahrung im Kriege . . . All dies nährte unseren Haß auf den Krieg.

John Heartfield. 1961[9]

Muti (Helmut Herzfeld) in Wiesbaden. Um 1906

John Heartfield. Selbstbildnis. Berlin. 1920. Ausschnitt aus dem »dadaco«

Eine Fotografie, leider verlorengegangen in der Zeit seiner Wanderungen, zeigt den Künstler John Heartfield als kaiserlichen Gardesoldaten: Winzig, schmalschultrig, hager, nur die Augen groß und voller Haß. Dieses Foto allein, sagte George Grosz, genüge, um den Krieg für alle Zeiten zu verdammen.

Stefan Heym: Der tolle Heartfield[10]

Ernst Lissauers Haßgesang: »Wir lieben vereint, wir hassen vereint, wir haben alle nur einen Feind: England!« und die nach zwei Kriegsjahren allenthalben propagierte Art, sich zu grüßen – »Gott strafe England!« – »Er strafe es« –, löste in meinem Bruder den Entschluß aus, seinen Namen ins Englische zu übersetzen. Er nannte sich (zunächst, während des Krieges, nur unter Freunden und Bekannten) John Heartfield.

Wieland Herzfelde. 1971[11]

Da ich fand, daß der Bleistift nicht mehr genügte, um gegen den Krieg Anklage zu erheben, habe ich begonnen, Photomontagen zu machen . . . Als Pazifist war ich auch überzeugter Internationalist. Im Dezember 1918, einen Tag nach ihrer Gründung, habe ich mich in die Kommunistische Partei Deutschlands eintragen lassen, gemeinsam mit meinem Bruder und dem Zeichner George Grosz.

John Heartfield. 1967[12]

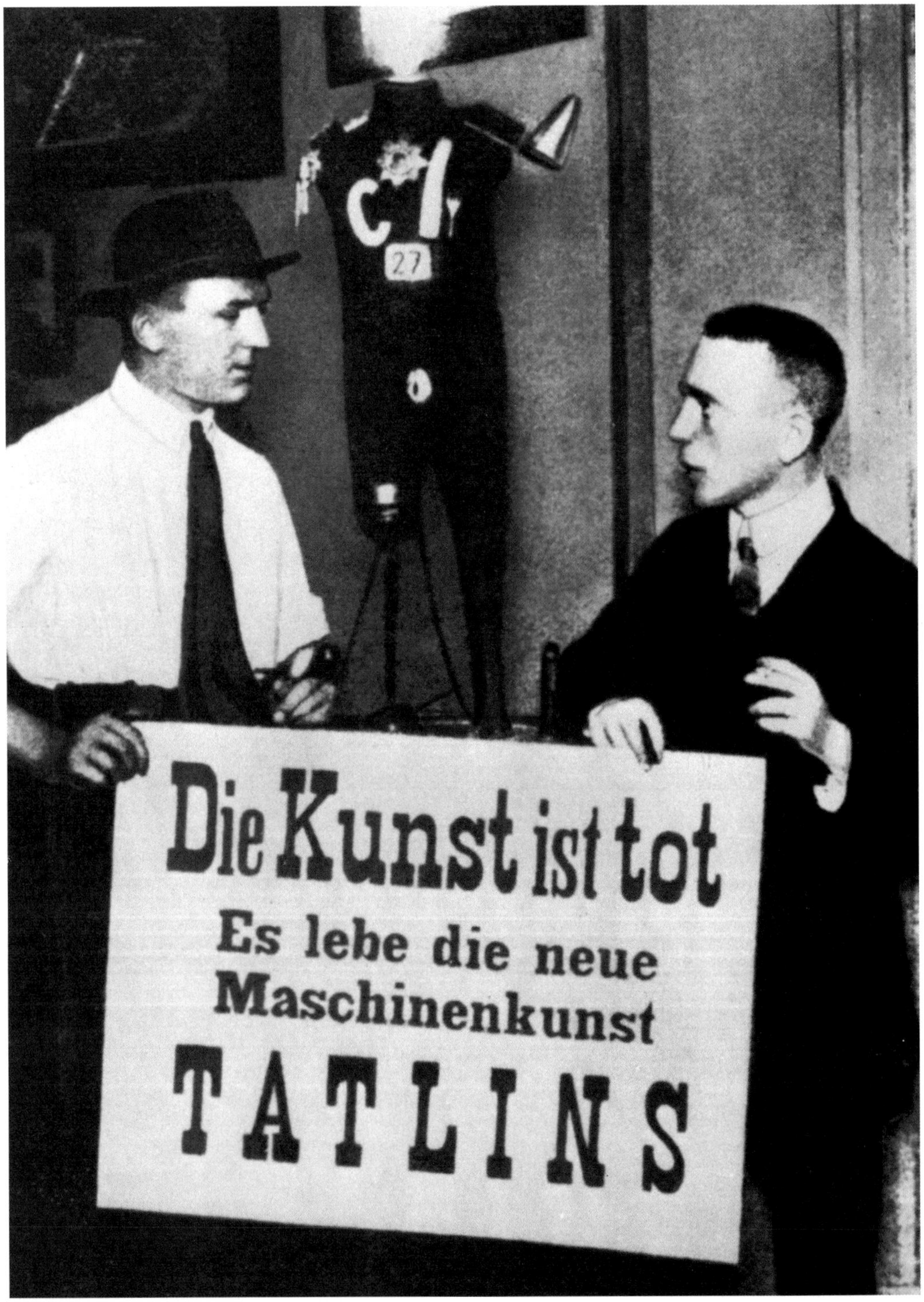
Die Kunst ist tot
Es lebe die neue Maschinenkunst
TATLINS

John Heartfield und George Grosz auf der »Ersten Internationalen Dada-Messe«. Berlin. 1920 (dahinter ihre »Elektromechan. Tatlin-Plastik«: »Der wildgewordene Spießer Heartfield«)

Heartfield und ich, wir hatten schon 1915 interessante Photo-Klebe-Montage-Experimente gemacht. Wir begründeten damals den Grosz-Heartfield-Konzern (Südende 1915). Das Wort »Monteur« erfand ich für Heartfield, der dauernd in einem alten blauen Anzug auftrat und dessen Tätigkeit in unserer Gemeinschaft am meisten an montieren erinnerte.

George Grosz. 1929[13]

Die Hauptsache sei der Puls der Zeit, die große Gemeinschaft, in der sie (die Kunst) mitschwinge. Er (John Heartfield) lehnte dann auch jede alte Kunst, auch wenn sie in ihrer Zeit gerade diese Eigenschaft der Modernität gehabt hat, ab. Sie wollten keine Dokumente schaffen, nichts was Bestand habe und den Nachkommen im Wege stehe.

Harry Graf Kessler. 1919[14]

Der Begriff Kunst und Künstler ist eine Erfindung des Bürgers und ihre Stellung im Staat kann nur auf Seiten der Herrschenden, d. h. der bürgerlichen Kaste sein. Die Titulierung »Künstler« ist eine Beleidigung. Die Bezeichnung »Kunst« ist eine Annullierung der menschlichen Gleichwertigkeit. Die Vergottung des Künstlers ist gleichbedeutend mit Selbstvergottung.

John Heartfield/George Grosz. 1920[15]

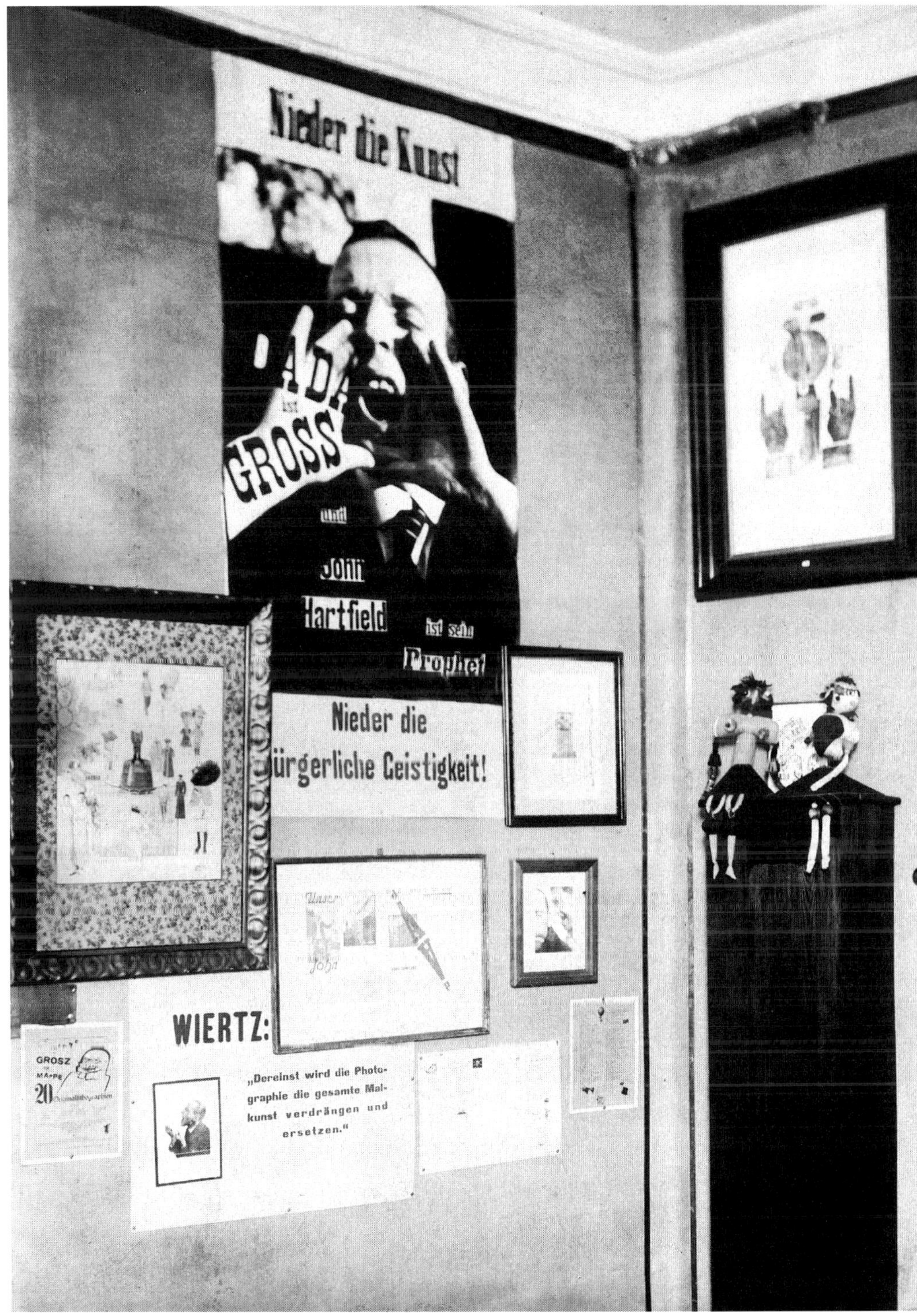

»Erste Internationale Dada-Messe.« Raum 1 mit John-Heartfield-Porträt: Dada ist groß und John Heartfield ist sein Prophet. 1920

Die größte Bedeutung des Dadaismus war, er machte uns immun gegen Rückfälle in den Expressionismus, der (aufgrund der) neuen politischen Lage seine ursprüngliche Bedeutung eingebüßt hatte.

John Heartfield. 60er Jahre[16]

Er war als Kamerad generös und trotz seiner explosiven Temperamentsausbrüche freundschaftlich. Sein Kommunismus war eine Posaune des Jüngsten Gerichts, aber er selbst war ohne Komplexe, weder der Minder- noch der Mehr-Wertigkeit. Er war unkompliziert emotionell, liebte aus Mitgefühl und haßte aus Gerechtigkeit, beides mehr urchristlich als parteipolitisch. Er war alles in allem kein Intellektueller.

Hans Richter. 1973[17]

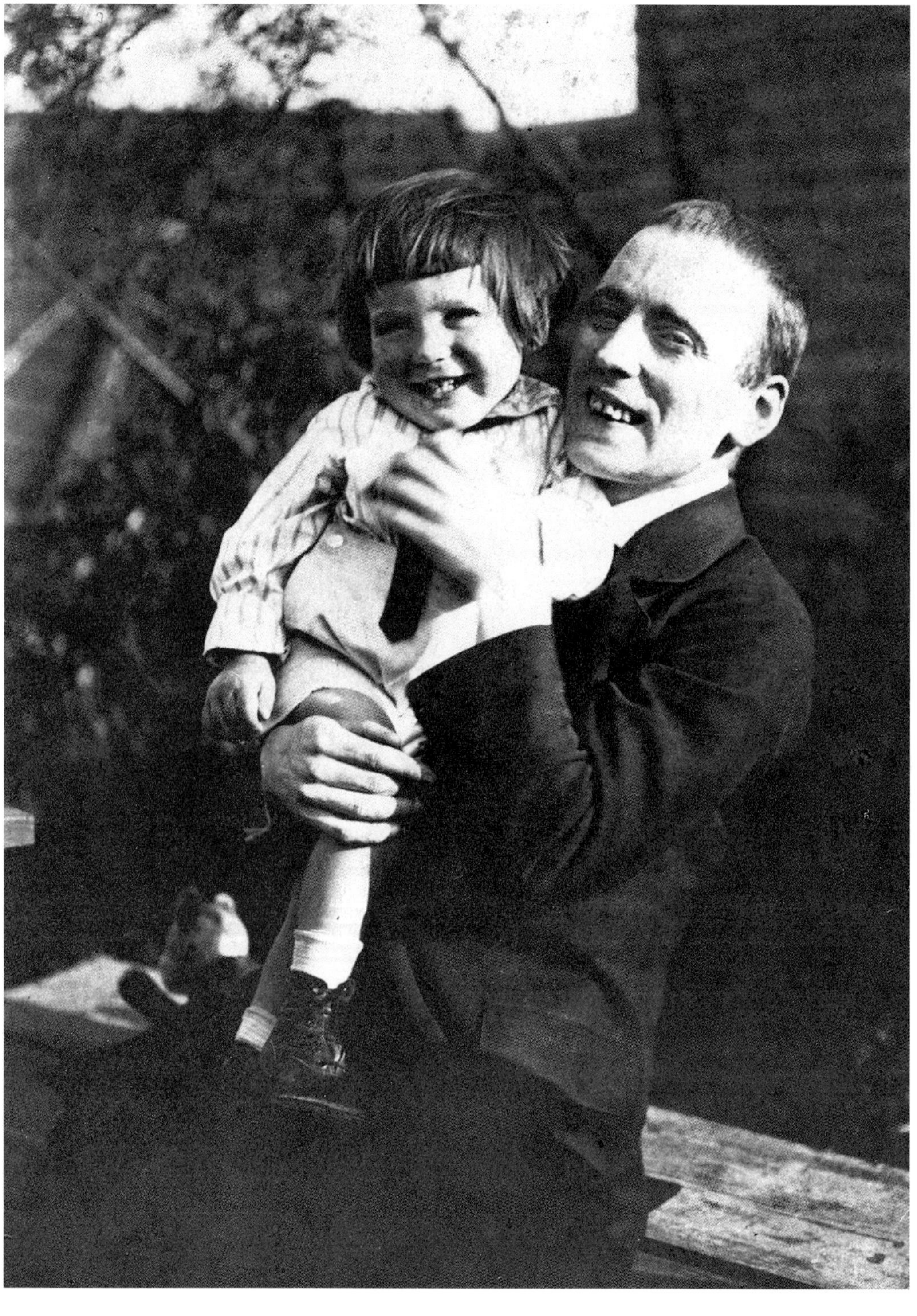

John Heartfield mit Sohn Tom. 1920

John war, meine ich, der Unbedachteste aller Menschen. Er bestand aus spontanen und heftigen Augenblicken. Er dachte nur, wenn er mit einer Montage beschäftigt war. Da er nicht immer an etwas herumrechnete wie andere Menschen, blieb er frisch und cholerisch. Es war schon eine Art von Zorn, womit er reagierte, aber es war kein selbstsüchtiger Zorn. Er lernte nur von dem, was er als Angriff empfand, und um etwas Neues zu erfahren, mußte er's für einen Angriff halten. Andere lassen Neues von sich abgleiten oder schlucken es wie Sirup. John mußte es wütend schütteln, um es halten zu können, ohne es zu entkräften.

Elias Canetti. 1981[18]

Die Photomontage Heartfields: das ist Photographie plus Dynamit.

Adolf Behne. 1931[19]

Neue politische Probleme verlangen neue Propagandamittel. Hierfür besitzt die Fotografie die größte Überzeugungskraft.

John Heartfield. 1930[20]

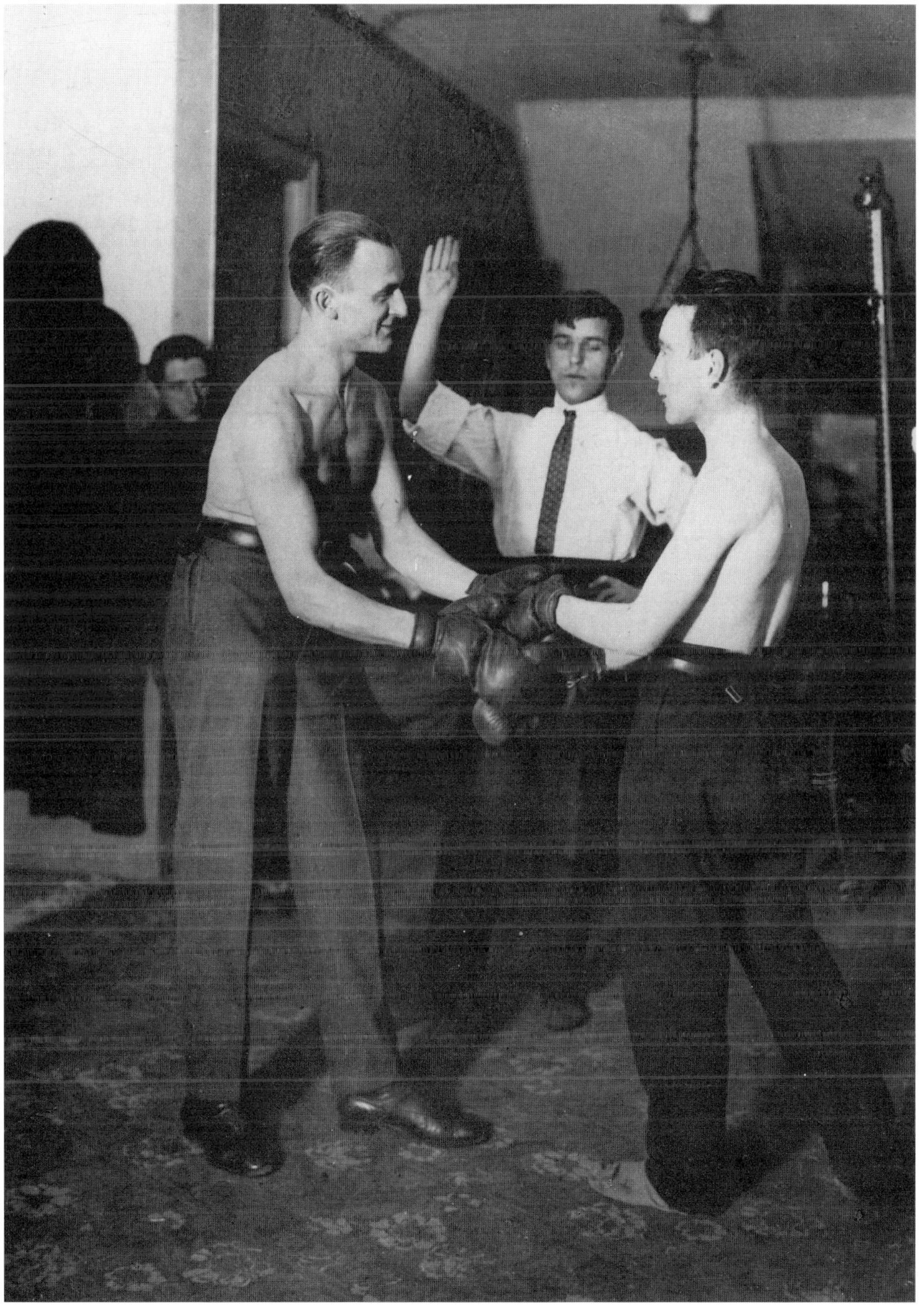

George Grosz, Wieland Herzfelde und John Heartfield beim Boxen, im Hintergrund Erwin Piscator. Um 1924

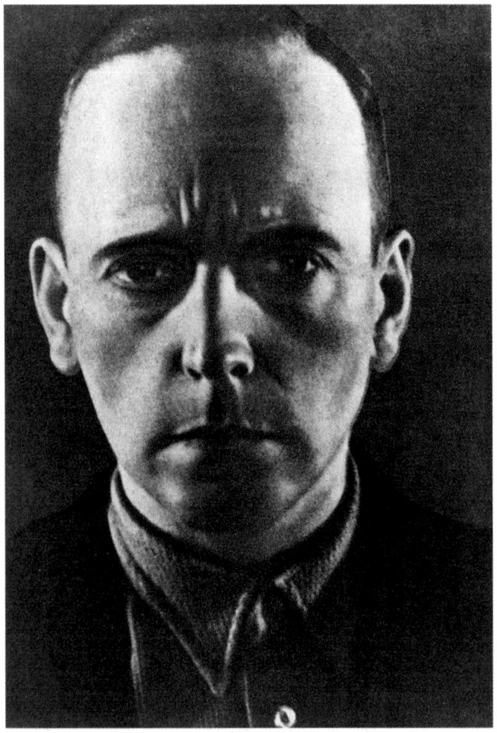

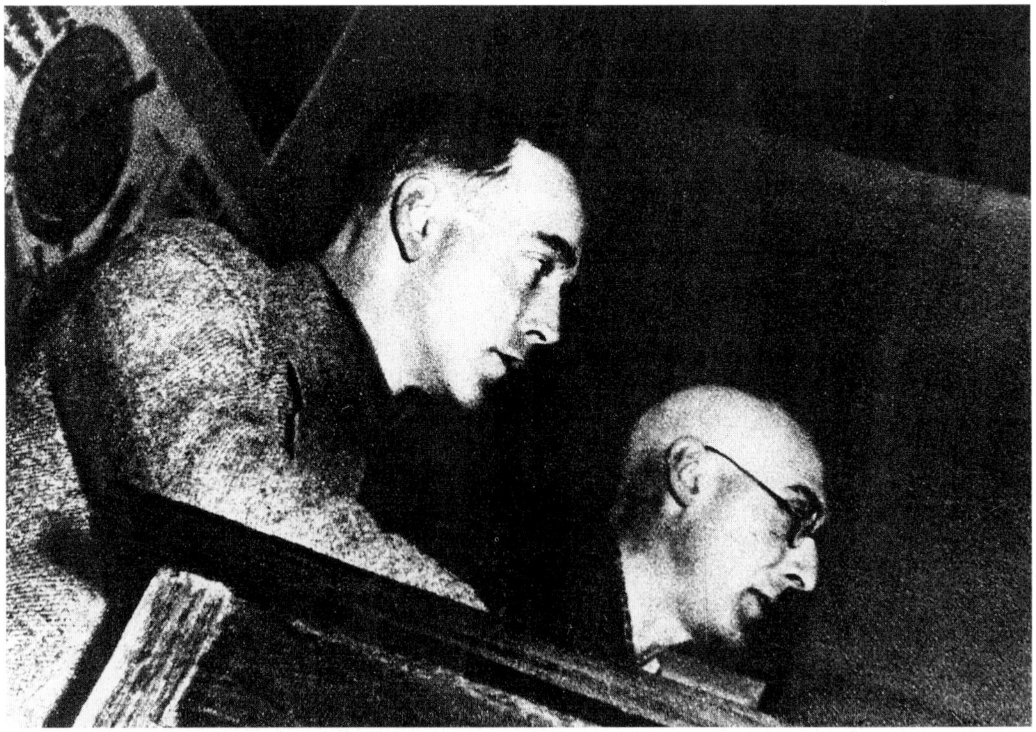

Heartfield war ständig in Bewegung und Eile, stets beschäftigt und irgendetwas suchend, von irgendwo kommend, zu einer neuen Verabredung hastend (und dazwischen nur Zeit für Diskussionen seiner Ideen und Entwürfe). Jede Aufgabe der Partei packte ihn ganz. Man spürte, wie dieser sensible Mensch restlos in ihr aufging, nur an sie dachte, Lösungen erwog, verwarf und bessere suchte . . . Er brannte förmlich, wie eine Fackel, die leuchtet und sich dabei verzehrt.

Friedrich Stammberger. Februar 1978[21]

John Heartfield in Moskau. Aufnahme von Sergej M. Tretjakow. 1931

John Heartfield und Sergej M. Tretjakow. Moskau. 1931

John Heartfield und Friedrich Stammberger. Berlin. Um 1927/28

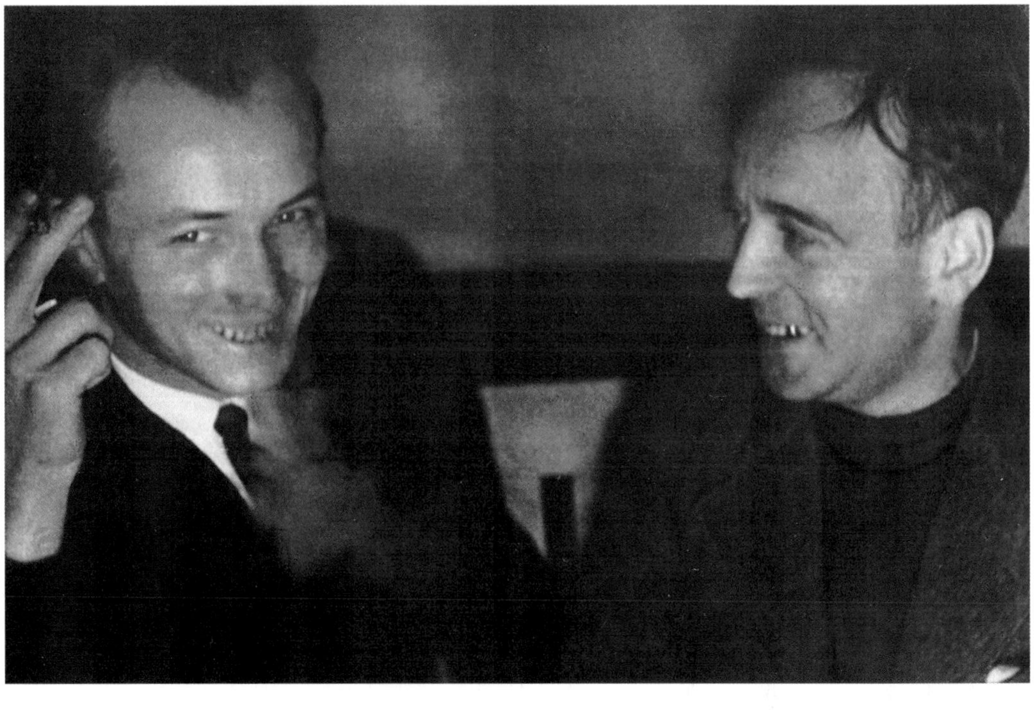

Mitglied der Partei und revolutionärer Künstler – diese beiden Begriffe lassen sich für mich überhaupt nicht voneinander trennen.

John Heartfield. 1931[22]

Die Stimme leise, sehr leise. Fast ein wenig stammelnd. Doch das soll nicht heißen, daß seine Rede von großen Tribünen nicht hörbar gewesen wäre. Ins unzufriedene Grollen des Auditoriums schleudert er seine überzeugten Worte, und diesen Worten lauschen die Freunde voller Zuversicht, die Feinde voller Achtung . . .

Für diesen kleinen Mann haben sich feste Begriffe eingebürgert: »Der Ehrlichste«, »Der Kristallene«, »Der Selbstloseste«, »Der Diszipliniertеste«. Er ist der Reinste aller kommunistischen Intellektuellen Deutschlands, sagen von ihm nicht nur die Genossen, sondern alle, die ihn kennen.

Sergej M. Tretjakow. 1936[23]

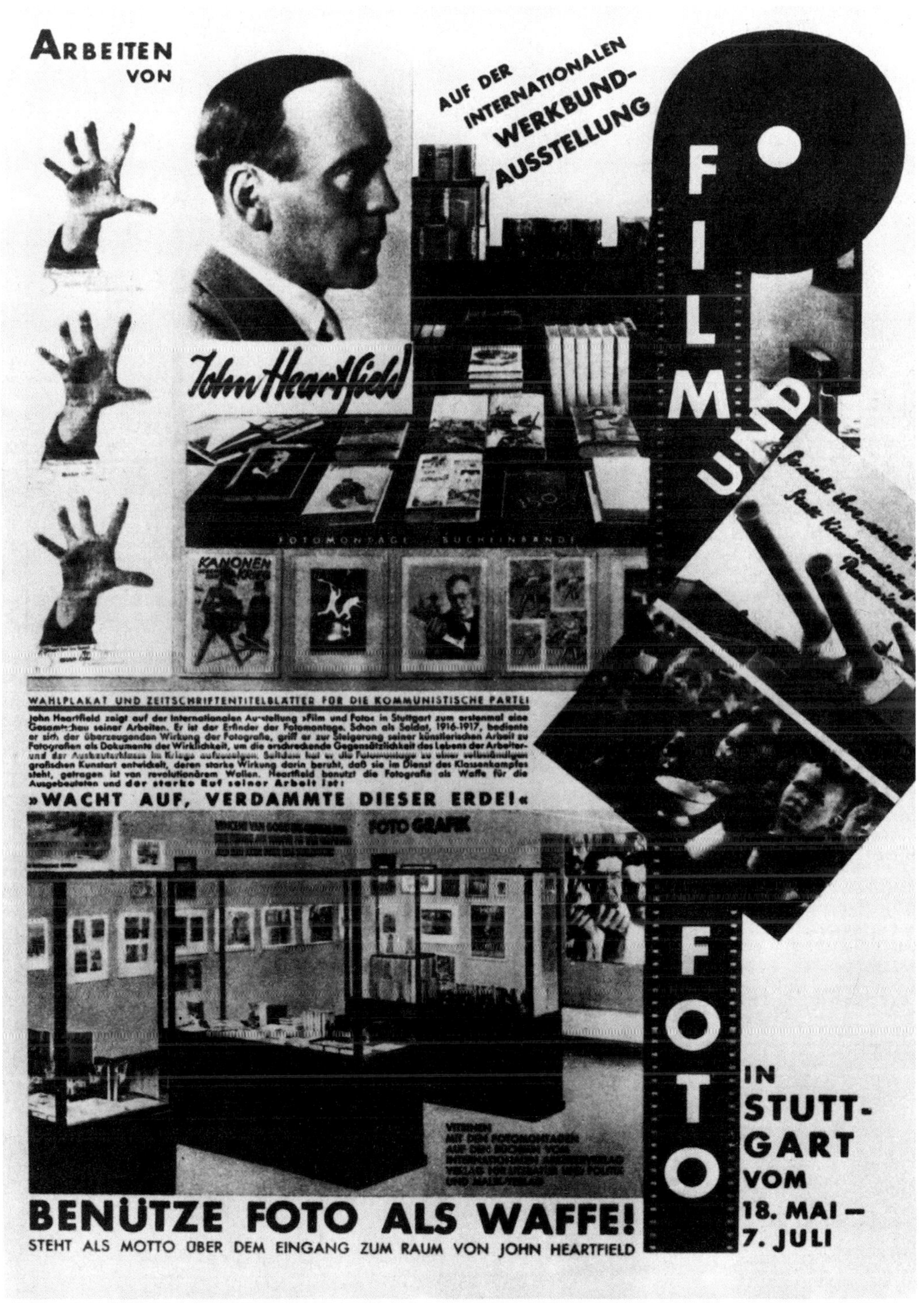

Internationale Werkbundausstellung »Film und Foto« in Stuttgart. 1929

Die Unerträglichkeit dessen, was geschieht, ist der Motor seiner Kunst. Wie jeder echte Künstler ist Heartfield ein fanatischer Moralist und Don Quichotte zugleich. Er will die Menschen besser machen und die Ordnung verändern, aber er weiß gleichzeitig tief in seinem Innern, daß ein solches Beginnen sehr oft dem Kampf gegen Windmühlen gleicht.

Oskar Maria Graf. 1938[24]

Unlängst nannte ich ihn unser tschechoslowakisches »adoptiertes enfant terrible« der modernen Kunst. Sein und unser hartes Leben sind durch untrennbare Bande der revolutionären Solidarität, der freundschaftlichen Treue und den Zauber des Abenteuers verbunden.

Adolf Hoffmeister. 1965[25]

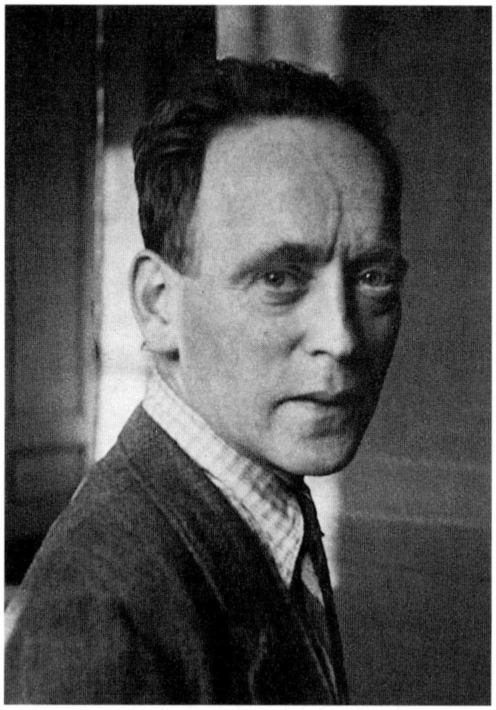

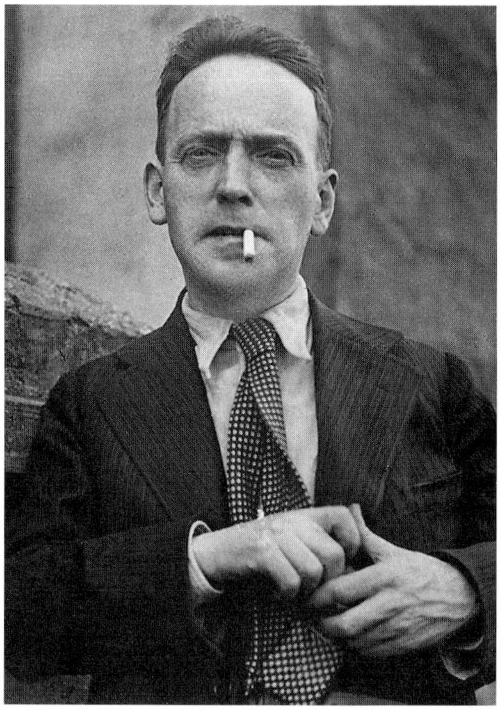

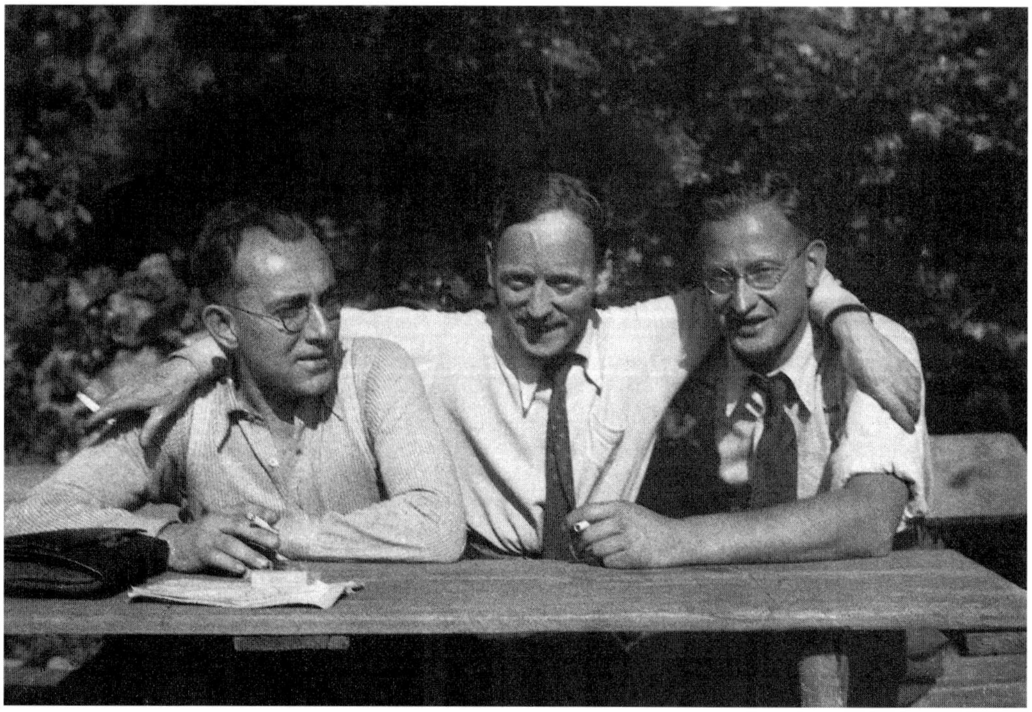

John Heartfield. Prag. Um 1934/35

John Heartfield. Prag. Um 1936

John Heartfield mit Freunden in einem Prager Biergarten. Um 1935

Johnny war ein freundlicher Mensch . . . Er war immer sehr tätig, und was er tat, wurde mit voller Konzentration unternommen, ob das seine Arbeit oder Sammlung von Kunstgegenständen war oder ob es sich um die Ernährung oder Vermehrung seiner zahlreichen Tiere handelte. Er hatte Katzen und Hühner und Kaninchen und das alles in unserem Garten. Er kaufte seine Kunstgegenstände auf Abzahlung und war bekannt und beliebt bei Antiquitätenhändlern. Manchmal dauerte es zwölf Monate, bis ein Gegenstand ihm gehörte, und dann kam er strahlend mit einem Paket unter seinem Mantel nach Hause. Er hatte oft Überraschungen unter seinem Mantel. Das konnte ein seltener, alter persischer Teller sein oder zwei Eier von seinen Hühnern oder ein neugeborenes Kaninchen; in diesem Moment waren ihm alle gleich wichtig.

Otto Manasse. 1977/78[26]

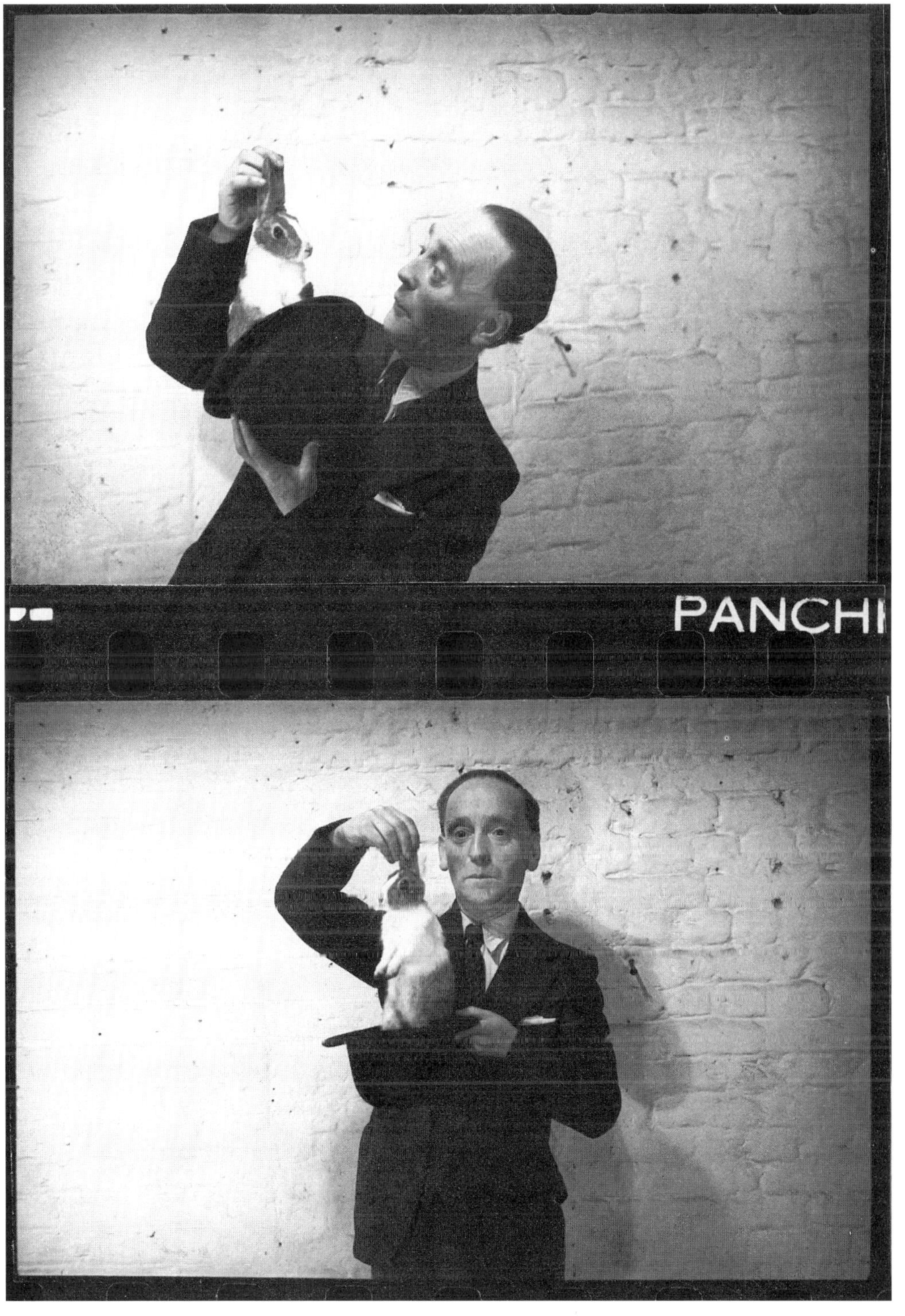

John Heartfield als Zauberkünstler.
Hampstead. 1942

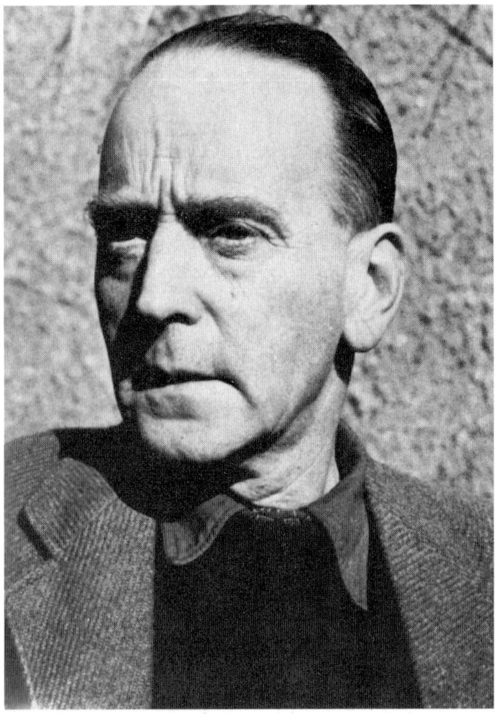

Deine Freundschaft hat mich tief gerührt, wo Freundschaft heute doch so rar ist und jeder allein dasteht. Es ist schön, daß unsere Freundschaft nicht von politischen Motten zerfressen wurde. Ich bin manchmal sehr bedrückt, wenn ich in den Emigranten-Zeitungen sehe, wie sich die verschiedenen Gruppen bekämpfen . . . Ich bin froh, daß der bestialisch-schreckliche Alptraum des Hitlerregimes zu Ende geht. Was die Zukunft uns bringt (außer den Tod), weiß niemand . . . Ich bin eher skeptisch als optimistisch.

George Grosz. 1945[27]

Ja, auch für Deutschland kann und wird zum ersten Mal in seiner düsteren Geschichte der Frühling möglich. Es wird ein kleines Deutschland notwendigerweise sein, aber es kann . . . auf jeden Fall ein reineres Deutschland und ein besseres werden, das heißt nach schwerer langer Arbeit und harten Kämpfen.

John Heartfield. 1945[28]

Als John Heartfield 1950 aus der Emigration nach Berlin zurückgekehrt war, erkannten ihn einige Bühnenarbeiter des Deutschen Theaters sofort wieder und riefen: »Fix Niedlich ist wieder zurück!« Er erzählte es mir vergnügt. Ich antwortete: »Das war Dein Spitzname? Den hatte ich auch . . .« So sahen John Heartfield und ich uns wieder.

Herbert Jhering. 1961[29]

John Heartfield ist einer der bedeutendsten europäischen Künstler. Er arbeitet auf einem von ihm selbst geschaffenen Feld, der Fotomontage. Vermittels dieses neuen Kunstmittels übt er Gesellschaftskritik. Unentwegt auf der Seite der Arbeiterklasse, entlarvte er die zum Krieg treibenden Mächte der Weimarer Republik und, ins Exil getrieben, bekämpfte er Hitler. Die Blätter dieses großen Satirikers, zum großen Teil erschienen in Arbeiterzeitschriften, werden von vielen, darunter dem Verfasser dieser Zeilen, für klassisch gehalten.

Bertolt Brecht. 1951[30]

Ein Mensch – ein richtiger – ich habe ihn immer geliebt – aber als ich ihn jetzt wieder traf, schien es mir, als symbolisiere er so etwas wie die eigentliche Heimat unserer Jugendideen und als trüge er sie – anders als wir, in sich. So frisch und unverbraucht, wie wir sie damals empfanden. Nicht vom Verstand her – vom Gefühl her, der Substanz – er selbst eine Wurzel, die jedes Jahr ihre Blüten treibt . . .

Erwin Piscator. 1955[31]

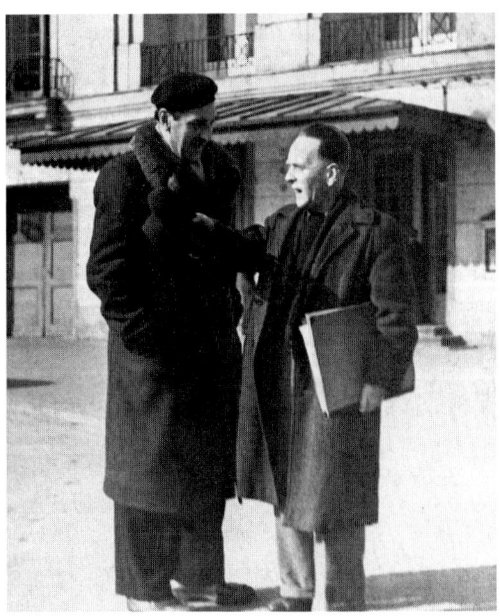

John Heartfield nach der Rückkehr aus dem Exil. Oktober 1950

John Heartfield auf dem Weg zum Deutschen Theater mit dem Schauspieler Wolf Kaiser. Berlin. 1952

Seite 19:

John Heartfield. Herbst 1961

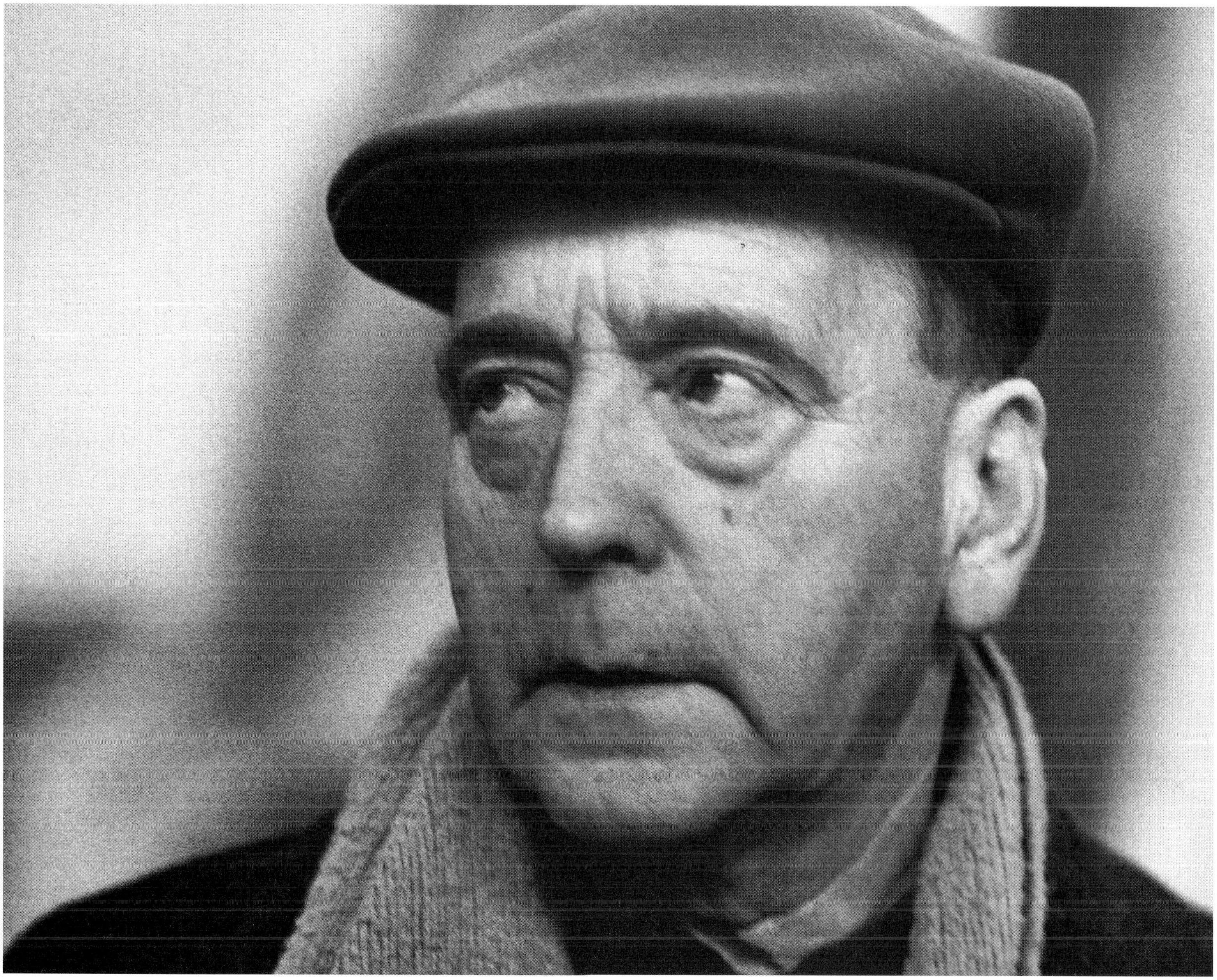

Sein Name ist unlösbar verknüpft mit der Geschichte der Kommunisten in Deutschland; jahrelang war er auf ganz besondere Art, auf seine Art, ihr Sprecher; packte er mit seinen montierten, retuschierten, zusammengestellten, ganz eigenartig veränderten Fotos die Fantasie der Massen und lenkte sie gegen einen bestimmten, nämlich gegen den empfindlichen Punkt des Klassenfeindes. Satire? Es war mehr als Satire. Es war ein Hieb ins entblößte Gesicht, ein Stich ins Herz.

Stefan Heym:
Der tolle Heartfield. 1961[32]

In Berlin gelangte er zu den verdienten Ehren. Er wurde Professor. Er wurde Akademiker. Der Staat veranstaltete ihm große Ausstellungen zu Hause und im Ausland. Er bekam die Lorbeeren von Staatspreisen und bürgerliche Orden. Er bekam auch einen Herzinfarkt. Aber er blieb immer so klein und bescheiden. Erregbar und ruhelos. Besorgt um die Reinheit seines Werkes. Bedacht darauf, die Aufgabe, die er sich gestellt hatte, zu Ende zu führen. Restlos bis zur Vollkommenheit. Immer bereit sich mit Unverständnis auseinanderzusetzen. Kompromißlos. Ständig beunruhigt. Immer zu Diensten bereit. Mit von Tag zu Tag ehrlich abgeschlossenen Rechnungen seines Schaffens.

Adolf Hoffmeister. 1965[33]

Dieser gottverdammte Faschismus, ich habe die Blätter im Kampf gemacht und ich will weiterkämpfen gegen ihn . . .

John Heartfield. 1967[34]

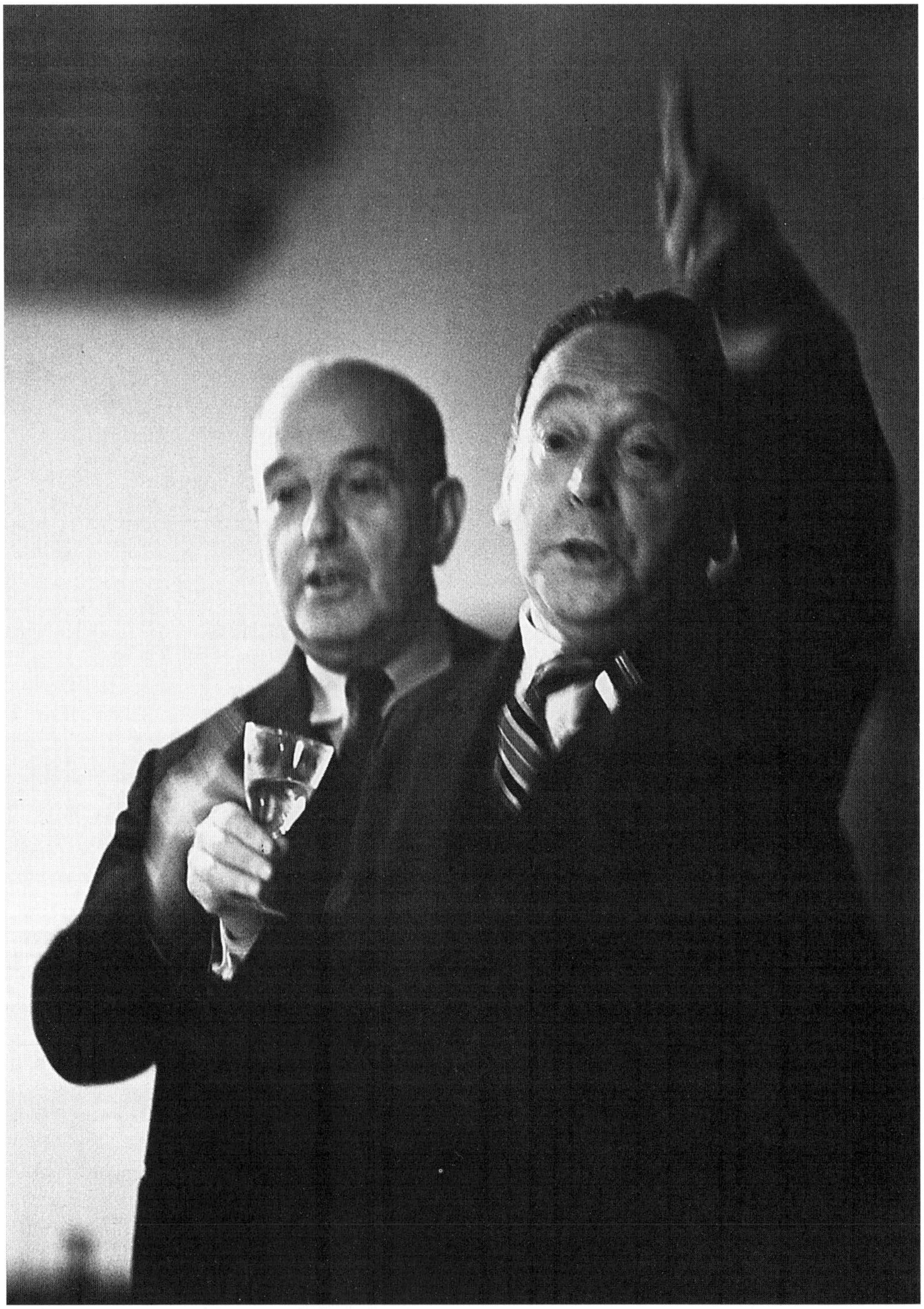

John Heartfield und Wieland Herzfelde.
Berlin. 1966

Und er sprach
vom Wichtigsten:
vom Schicksal der Menschen,
genannt Politik.

Wieland Herzfelde. 1968[35]

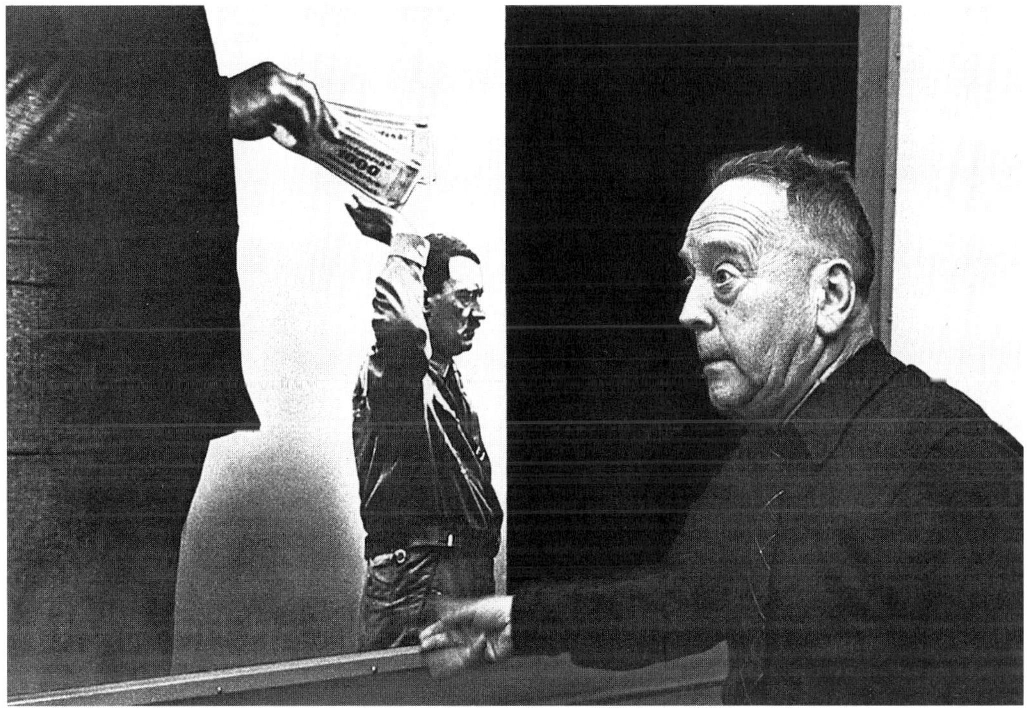

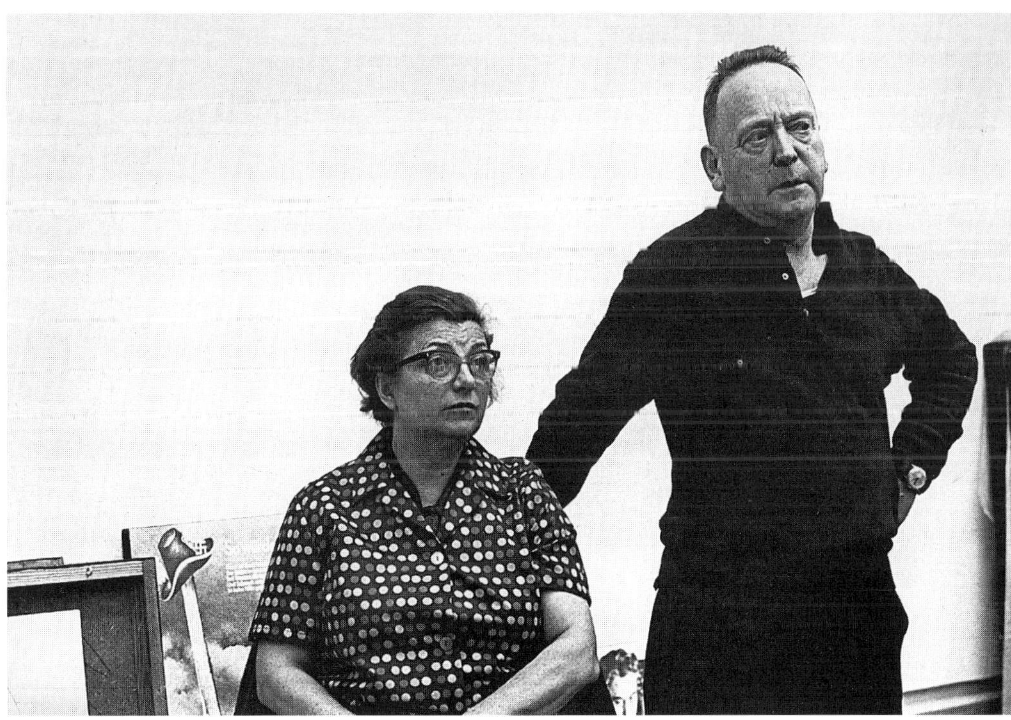

In der Heartfield-Ausstellung im Skanska-Museum, Lund (Schweden). Oktober/November 1967

Gertrud und John Heartfield in Lund (Schweden). Oktober/November 1967

Biographie

1891
Helmut Herzfeld wird am 19. Juni als Sohn des sozialistischen Schriftstellers Franz Herzfeld (Pseudonym Franz Held) in Berlin-Schmargendorf geboren.

1895–1898
Der Vater wird wegen »Gotteslästerung« verurteilt. Die Familie übersiedelt nach Weggis (Schweiz), dann nach Aigen bei Salzburg (Österreich). Die Eltern verlassen ihre Kinder, die bei Pflegeeltern aufwachsen.

1905
Helmut und sein Bruder Wieland Herzfeld (nennt sich später Herzfelde) übersiedeln nach Wiesbaden. Buchhändlerlehre.

1908–1911
Studium an der Königlichen Bayrischen Kunstgewerbeschule in München.

1913–1914
Nach einer Tätigkeit als Werbegraphiker in Mannheim Fortsetzung des Studiums an der Kunst- und Handwerkerschule in Berlin-Charlottenburg, im Künstler- und Literatenkreis von Herwarth Waldens »Sturm« und Franz Pfemferts »Aktion«.

1914
Einberufung als Gardesoldat, entzieht sich durch eine simulierte Nervenkrankheit dem Militärdienst.

1915
Freundschaft mit George Grosz.

1916
Helmut Herzfeld nennt sich aus Protest gegen die nationalistische Hetze im wilhelminischen Deutschland John Heartfield.

1917
Zusammen mit Wieland Herzfelde Gründung der Zeitschrift »Neue Jugend« und des Malik-Verlages.

1918
Schließt sich den Berliner Dadaisten an. 31. Dezember: Mitglied der KPD.

1919–1920
Gründet mit seinem Bruder und Grosz die politisch-satirische Zeitschrift »Die Pleite«. Arbeitet für Erwin Piscators »Proletarisches Theater« und später an den Piscatorbühnen, bis 1922 als Bühnenbildner und Ausstattungsleiter an den Reinhardt-Bühnen in Berlin.
Für den Malik-Verlag und viele andere Verlage tätig.

1923–1927
Mitarbeiter an der satirischen Wochenschrift »Der Knüppel«.

1924
Sekretär der »Roten Gruppe«.

1928
Mitinitiator der »Assoziation Revolutionärer Bildender Künstler Deutschlands« (Asso), ohne Mitglied zu werden.

1929
Publiziert mit Kurt Tucholsky das satirische Bilderbuch »Deutschland, Deutschland über alles«.

1930
Erste Fotomontagen für die »Arbeiter-Illustrierte-Zeitung« (AIZ).

1931–1932
Reise in die Sowjetunion. Freundschaft mit Sergej Tretjakow.

1933
Heartfield flieht vor den Nazis nach Prag. Weiterarbeit für die AIZ.

1934–1937
Seine Arbeiten lösen in den Kunstausstellungen des Prager Kunstvereins »Mánes« diplomatische Konflikte zwischen Deutschland und der Regierung der Tschechoslowakei aus.

1938
Heartfield flieht nach London, wo er als Graphiker für Verlage, als Programmgestalter und Bühnenbildner für den »Freien Deutschen Kulturbund« tätig ist.

1950
Heartfield kehrt nach Deutschland zurück, wird in Leipzig und 1952 in Berlin (DDR) ansässig. Arbeitet als Buchausstatter, Plakatgestalter und Bühnenbildner für Berliner Bühnen, vor allem für das Deutsche Theater, oft gemeinsam mit Wieland Herzfelde unter dem Doppelsignet HH.

1968
Am 26. April stirbt Heartfield in Berlin. Sein künstlerischer Nachlaß wird im John-Heartfield-Archiv der Akademie der Künste Berlin verwahrt.

II

FASSADE UND HINTERGRUND

Mehr Fotografien . . .! – so erscholl es lauthals schon zu Beginn des 20. Jahrhunderts. Die Familienalben hatten sich die »Malerei der Armen« längst erobert. Fotografie geisterte hier als Dokument der entfremdeten Erinnerung, als bleiche Spur verlorenen Lebens. Noch fristete sie in den Illustrierten und Tageszeitungen bis in die zwanziger Jahre hinein ein graues und unscharfes Dasein. Die politische Schlagkraft der Fotografie mit der Wendung in die Öffentlichkeit hinein war jedoch bereits erkannt. Im Jahre 1912 schrieb Kurt Tucholsky: »Wir brauchen viel mehr Fotografien. Eine Agitation kann gar nicht schlagfertiger geführt werden . . . Nichts beweist mehr, nichts peitscht mehr auf als diese Bilder . . . Mit Gegensätzen und Gegenüberstellungen. Und mit wenig Text.«[36] Im Gegensatz der fotografischen Bilder fand John Heartfield seine Möglichkeit der Fotomontage, die soziale Tendenz nach vorn. Das war mitten im ersten Weltkrieg, als der Pazifist Herzfeld-Heartfield erkannte: »Man hat die Menschheit so sehr mit der Fotografie belogen und ich wollte die Wahrheit sagen!«[37] Die Wahrheitsfindung erfolgte von der dokumentarischen Faktizität aus, der Bleistift war für Heartfield zu schwach, die gezeichnete Karikatur zu harmlos geworden. Die Fotografie mußte her, doch diese schillerte vieldeutig zwischen Tatsache und mythischer Illusion daher. »Die Fotomontage entstand dort, wo eine bewußte Veränderung des eigentlichen

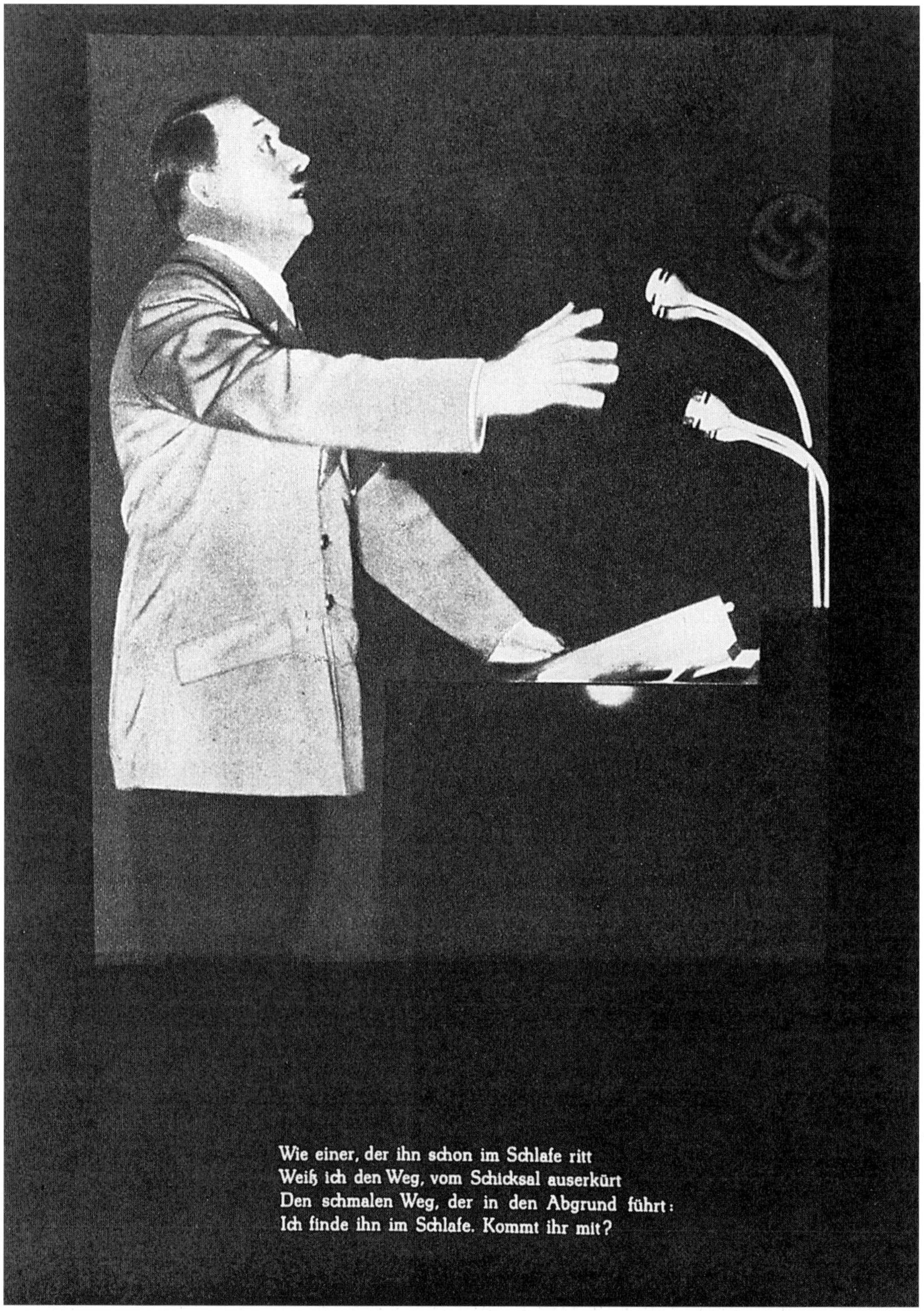
Wie einer, der ihn schon im Schlafe ritt
Weiß ich den Weg, vom Schicksal auserkürt
Den schmalen Weg, der in den Abgrund führt:
Ich finde ihn im Schlafe. Kommt ihr mit?

Aus: Bertolt Brecht »Kriegsfibel«. 1955

Inhalts der Fotografien einsetzte«[38] (Sergej Tretjakow). Heartfield versuchte das, indem er Foto mit Foto sinnerhellend konfrontierte und auch die kommentierende Beschriftung mit einbezog. Hier, am kritischen Punkt der propagandistischen Manipulierbarkeit der Fotografie im sozialen Feld, setzte er an: Aufsprengung der herrschenden Fotokonvention, Schnitt und Montage, mit dem Aufblitzen einer neuen kommunikativen Idee von den politischen Zusammenhängen des Lebens in der Kunst. Die unmittelbare Gegenwart wurde nun zur Quelle der Produktion. Im Umbruch von Krieg und Novemberrevolution war das zunächst noch tumultuarische Fügung aus Fotofragmenten und Textzeilen aus der Reklame und der illustrierten Zeitung. Der satirischen Zerstörung des expressionistischen Pathos folgte die rasende Höllenfahrt der Bourgeoisie, der schockierende Nonsens-Klamauk aus der Klebeküche des »Monteur-Dadas« John Heartfield. Doch schon spielte die Politik mit, noch im grotesken Gewande. In den »golden twenties« verschwisterten sich dann Montage und Politik in einem komplizierten Prozeß, der zu einer ästhetisch und argumentativ einheitlichen Bildstruktur des Montierten führte. Die Gleichzeitigkeit der Blickpunkte und Perspektiven war nun aufgehoben im klaren Raumillusionismus zweier kontrapunktisch montierten Bildebenen. 1924 – zehn Jahre nach Ausbruch des ersten Weltkrieges: »Vater und Söhne«, Heartfields Modellfall[39] für sein ganzheitliches Bildmedium Fotomontage. Räumlichkeit bedeutete hier auch Raum für soziale Energien. Dieses Modell blieb – ungeklärt bis heute – jahrelang ohne direkte Nachfolge. Ein bildnerisches Niveau, das erst um 1930 wieder erreicht wurde und mit vorangebracht wurde durch Heartfields, von Tretjakow verschärfter Medienkritik der Fotografie: »Fotografie – das ist ein mechanisches Medium; Fotomontage – das ist Arbeit mit deren Produkten. Die Gesamtheit dieser Prozesse bildet ein einheitliches Ganzes.«[40]

Die räumlich geschlossene Bildhaftigkeit der Fotomontage war, der traditionellen Malerei und Graphik verpflichtet, am Ende der zwanziger Jahre voll erreicht: »John Heartfield hörte auf, außerhalb der Fotografie bildnerisch zu sehen«, – so Adolf Hoffmeister – »er war mit seiner Methode zusammengewachsen. ›Male mit Photo! Dichte mit Photo!‹«.[41] Auch El Lissitzky sprach damals von der »visuellen Dichtung« mittels der Fotomontage.

Die dreißiger Jahre begannen mit einer radikalen Scheidung der Geister. In Deutschland vollzog sich der Aufmarsch des Faschismus als extremste Reaktion, da erschien der Sozialismus mit der Fortschrittsidee als einzig denkbar Alternative für die Progressiven. Die linke Avantgarde spürte die Notwendigkeit der Einmischung in die Politik, sie suchte nach neuen, praktikablen Lösungen in den Künsten und sie forcierte die »Energie der kollektiven Tendenzen« (Carl Einstein). Die Frage nach dem revolutionären Gebrauchswert der aktuellen Kunst stand vornan auf der Tagesordnung. Neue politische Probleme waren aufgetaucht, also mußten neue Mittel gefunden werden. Das organische Kunstwerk und die neusachliche Dingkonstatierung wurden abgelöst durch die dialektische Montageweise: »Die Lage wird dadurch so kompliziert, daß weniger denn je eine einfache ›Wiedergabe der Realität‹ etwas über die Realität aussagt«, hatte Bertolt Brecht bemerkt, denn ». . . eine Photographie der Kruppwerke oder der AEG ergibt beinahe nichts über diese Institute. Die eigentliche Realität ist in die Funktionale gerutscht . . . Es ist also tatsächlich ›etwas aufzubauen‹, etwas ›Künstliches‹, ›Gestelltes‹«.[42] Dieses Künstliche und Gestellte bewerkstelligte die Montage in konstruktiver Weise. An die Stelle von Illusionen traten Fakten und Dokumente, die montierten Beweisstücke politischen Lebens. Mittels der künstlerischen Verfremdung wurde die Entfremdung des sozialen Lebens aufgedeckt. Kunst erwies sich jetzt als manifester Eingriff in den politischen Alltag und als Aktivierung des Publikums. In der Hervorkehrung des Zeittypischen in den Künsten um 1930 stehen die Fotomontagen John Heartfields[43] in einer Front mit den kühnen Experimenten und Vorschlägen von Brecht, Eisler, Piscator, Eisenstein, Lissitzky, Majakowski und Tretjakow. Sie alle erneuerten die Künste aus einer neuen Gesellschaftsperspektive, indem sie von einer verwandten material-ästhetischen Position mittels der dialektischen Verkettung der Fakten das »Kunstwerk im Zeitalter seiner technischen Reproduzierbarkeit« (Walter Benjamin) aus der Sphäre des Kultischen in die der Politik hinüberführten. Kunst wurde als geschärfte Waffe im Klassenkampf erkannt. Die Vorstellungen der Materialästhetiker über ein neues Verhältnis von Produzenten und Konsumenten griff Bertolt Brecht[44] 1934 noch einmal auf, um aus dem Künstler- und Literatenkreis des Malik-Verlages eine antifaschistische Phalanx der »operierenden« Künstler zu bilden. Die von Wieland Herzfelde konzipierte Gruppe »Union der Zwölf« (Becher, Brecht, Eisler, Grosz, Heartfield, Herzfelde, Kisch, Piscator und andere) kam jedoch nicht mehr zustande. Die erhoffte Kollektivität war unter den Bedingungen des Exils nicht zu Wege zu bringen. So kämpfte ein jeder der Emigranten auf seine Weise im Geiste der Solidarität fern der Heimat gegen den Hitlerfaschismus.

Das Gesicht des Faschismus, das war Mussolini, dann Hitler. Heartfield hat es früh enthüllt. Montage als gezielte Demontage des Feindes. Plump und listenreich wußten die Nationalsozialisten ihre wahren Interessen zu tarnen. Sie setzten auf den irrationalen Massenschwindel und hatten Erfolg damit. Sie führten den »Mythus«, so Alfred Rosenberg, als Verschleierung der wirklichen Realität wieder ein. Der »Nationalsozialismus« als scheinheilige Versöhnung des Nationalen mit dem Sozialen, als Scheinreligion, mit dem »Führer« als Halbgott an der Spitze. Heartfield hat das genau beobachtet, den Widerspruch zwischen Schein und Sein, Wort und Tat. Der faschistische Mythos im politischen Alltagsleben, er drapierte sich mit Pomp in schillernder Fassade: Hakenkreuz – Hitlergruß – Führerkult – Phrase – Staatsaktion. Der Fotomonteur aber schnitt diese Fassade auf und legte ihre verstellten Hintergründe bloß. Im Aufdecken des propagandistischen Nazikultes fand und erfand Heartfield neue entlarvende Bildwirklichkeit, hinter der vorgeblichen Ordnung schien nun die Unordnung auf. Von Lenin, Lunatscharski und von Willi Münzenberg, dem Begründer der AIZ, hatte Heartfield gläubig gelernt, daß die kommunistische Propaganda »etwas Großes, Wertvolles, Geistiges, Wissenschaftliches«[45] sei, marxistische Dialektik, also Richtschnur auch für den Fotomonteur. Nach 1933 drehten

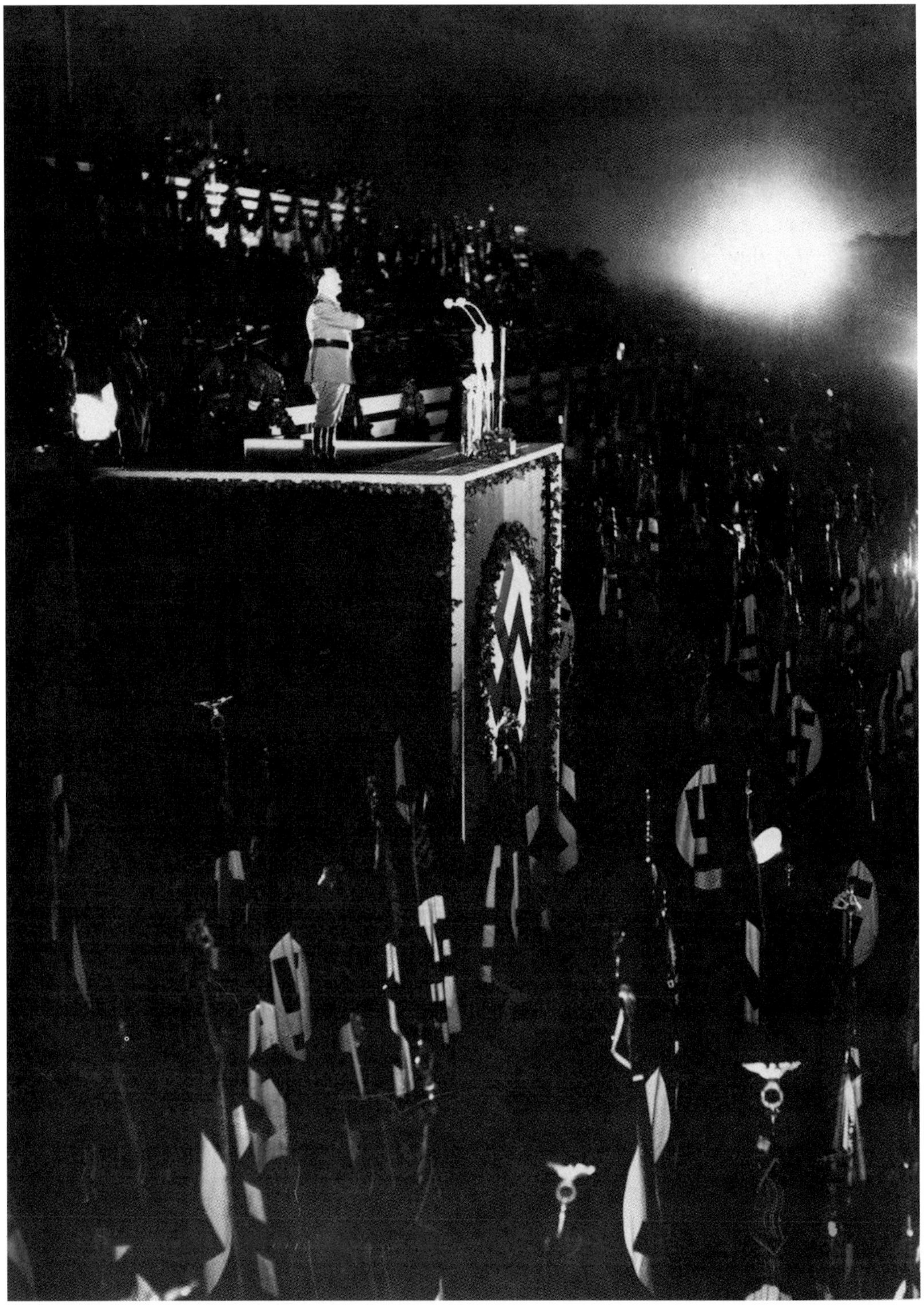

Reichsparteitag der NSDAP 1934 in Nürnberg. Hitler spricht während des Appells auf der Zeppelinwiese.

die Nazis den Spieß um, an die Stelle der überzeugenden Argumentationen der Gegenpartei setzten sie die suggestive Verführung der Masse, eine emotionale Bauernfängerei der kritiklosen Mitläufer im großen Stil, von Terror begleitet.

Nichts verleiht dem einzelnen mehr an Sicherheit als das Gefühl, in der Masse unterzutauchen. Die Nazis haben das auf ihren Kundgebungen, wirkungsvoller noch durch deren Zurschaustellung in der illustrierten Presse, vor allem aber in den Wochenschauen und Propagandafilmen demonstriert. Da steht der »Führer« Adolf Hitler auf einem der Reichsparteitage in Nürnberg: einsam, winzig fast, gehüllt in mystisches Dunkel. Eine Staatsaktion wie viele, dann noch einmal der Aufmarsch der Soldateska mit Fahnenweihe, zu heilig waberndem Lichte empor. Demonstrativer Massenfanatismus, ganz auf Unterwerfung aus. Eine besoffene Gesellschaft am Rande des Abgrundes, mit dem Führer als »Werkzeug der Vorsehung« obenan. Dabei gefiel sich die Sprache des »Dritten Reiches« in einer aufpeitschend brüllenden Rhetorik: ». . . der Nazismus glitt in Fleisch und Blut der Menge über durch die Einzelworte, die Redewendungen, die Satzformen, die er ihr in millionenfachen Wiederholungen aufzwang und die mechanisch und unbewußt übernommen wurden«[46] (Viktor Klemperer). In seinem Kartenhaus vom »Tausendjährigen Reich« gab Heartfield den Kommentar zum Wahngebilde faschistischer Phraseologie und Staatshierarchie. Bertolt Brecht hat den »Führer« in seiner »Kriegsfibel« so gesehen: »Wie einer, der ihn schon im Schlafe ritt/Weiß ich den Weg, vom Schicksal auserkürt/den schmalen Weg, der in den Abgrund führt:/Ich finde ihn im Schlafe. Kommt ihr mit?«[47] Auf einer Fotografie sehen wir eine Naziparole auf der Straße: Ein Volk / ein Führer / ein »JA«. Heartfield setzt sein Stopzeichen mit dem Pinsel, der diesen Fetzen Papier hinwegfegte. Seht her, die Angeschmierten seid ihr, das Volk! – Da ist Adolf Hitler, der nur notdürftig drapierte Friedensengel, Heartfields Konterattacke zum Nazitransparent »Mit Hitler gegen den Rüstungswahnsinn der Welt!«. Die gigantomanische Verwendung der Nazisymbole hat den Fotomonteur immer wieder neu provoziert. In Nürnberg dann der Reichsadler mit dem Hakenkreuz auf der Bastion und da Heartfields Sinnverkehrung in den Henkerbeilen mit Tropfen von Blut. Auch in Nazideutschland wurde montiert, geschickt und effektvoll in der Nachfolge Heartfields und der AIZ. Ein Naziplakat: »Ganz Deutschland hört den Führer mit dem Volksempfänger«, satirischer Kommentar des Fotomonteurs dazu: »Hitler erzählt Märchen«. Adolf Hitler und sein »Volk«, das war eine Gemeinschaft der Verblendeten, eingeschworen auf das stupide »Heil Hitler«. Ein Ruf, der wieder und wieder erscholl in fanatischer, mechanischer Wiederholung, schon den Kindern eingebleut. Heartfield sah, wohin er führte, in den bestürzenden Untergang von Krieg und Tod: »Das ist das Heil, das sie bringen!«

John Heartfield konstruierte aus den Bruchstücken des von ihm zerstörten faschistischen Mythos eine neue Ebene der Sichtbarkeit der unsichtbaren Zusammenhänge: Fassade – Grund – Hintergrund. Das war seine lapidare Weise der Gegenpropaganda. Das einzig denkbare Gegenbild zum Feind, um die verborgene Wahrheit in seinen dialektischen Bildern blitzartig ans Licht zu holen: »Heartfield ist es von seinen ersten Montagen an gelungen, die bildende Kunst wieder in Zusammenhang mit dem ›Ernst des Lebens‹, also mit der Frage: wahr oder falsch, zusammenzubringen. Wenn er kombiniert oder komponiert, so nur, um das effektiv Zusammengehörige als *Urteil* zu unterbreiten; und wenn er erfindet, tut er es, um zu entdecken und um die Entdeckung weiterzugeben. Diese Formel: *erfinden, um zu entdecken*, ist wohl die kürzeste Formel, mit der man Heartfield charakterisieren kann.«[48] (Günther Anders). Von der Macht des Augenblicks in der Fotografie war John Heartfield in kritischer Distanz ausgegangen, um auf dem Gipfelpunkt seiner Fotomontage alternativ zum politischen Mißbrauch der Fotografie seine aufklärenden Foto-Text-Zeichen der historischen Wahrheit zu setzen.

Wahlpropaganda der Nazis
in Berlin zur Reichstagswahl
am 12. November 1933

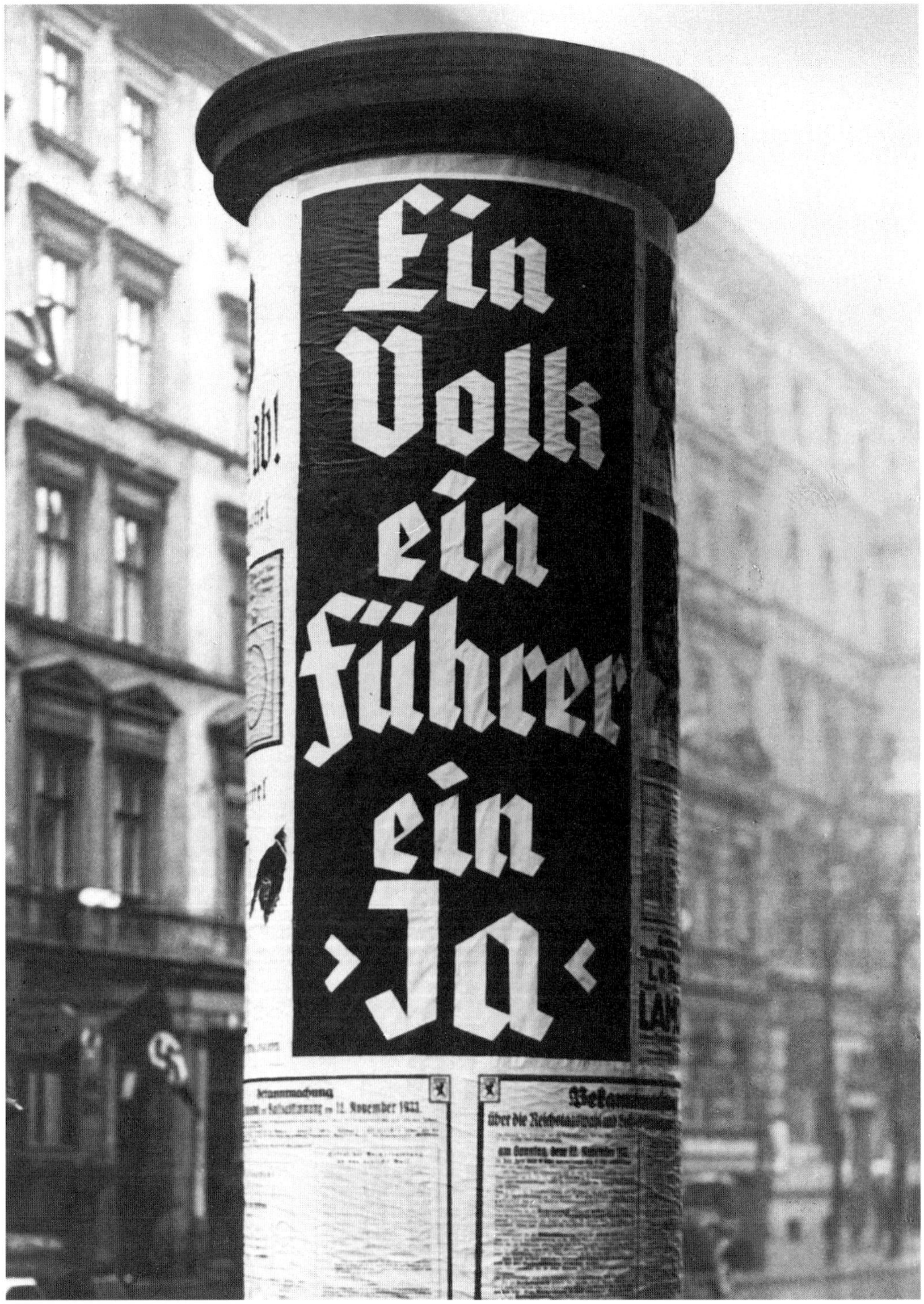

Seite 29:

John Heartfield.
Hitlers Programm. AIZ/1933/Nr. 19.
Vgl. Abb. Seite 70

HITLERS PROGRAMM

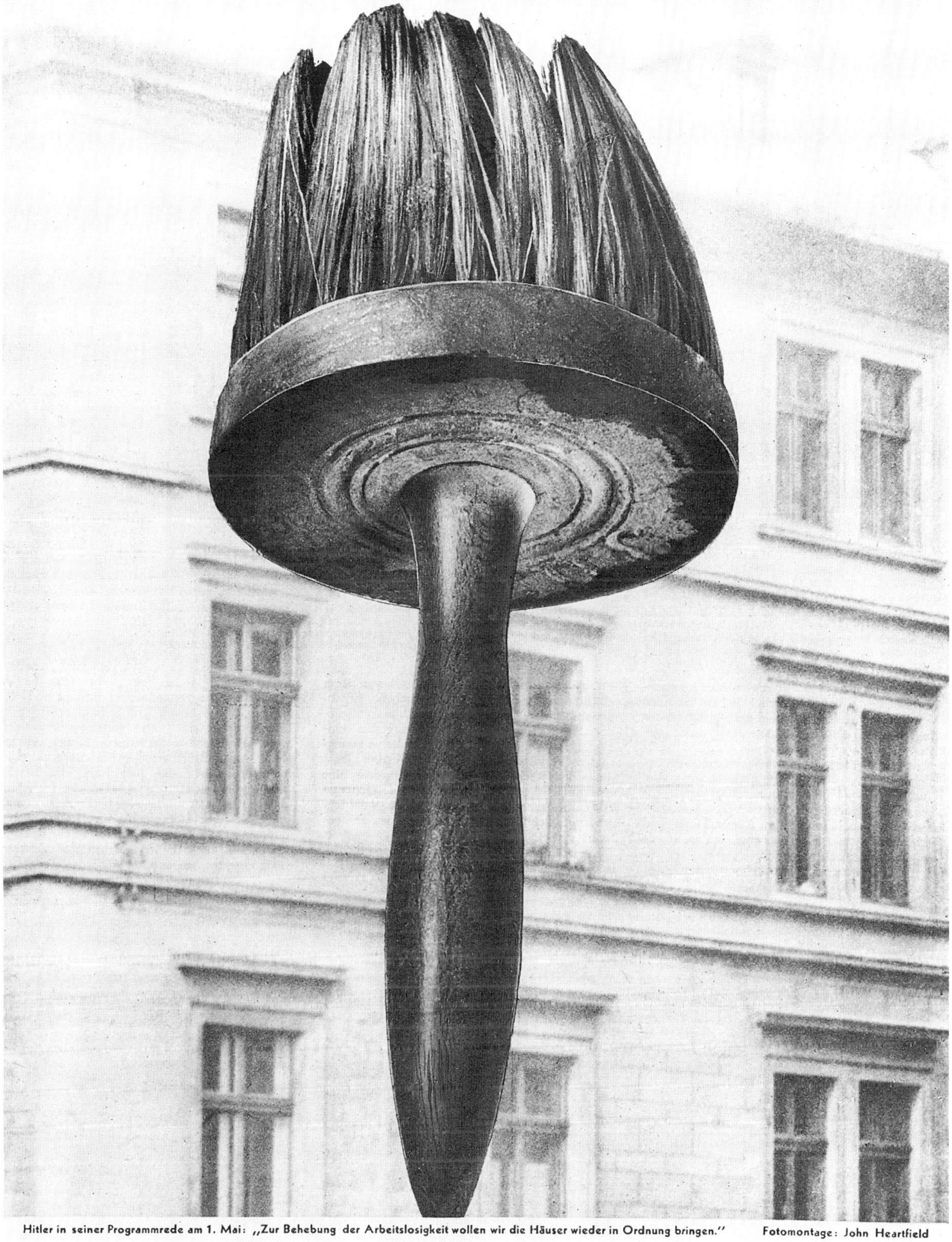

Hitler in seiner Programmrede am 1. Mai: „Zur Behebung der Arbeitslosigkeit wollen wir die Häuser wieder in Ordnung bringen." Fotomontage: John Heartfield

Das Volk wäre glücklich angeschmiert, jetzt müssen die Häuser angeschmiert werden!

339

Wahlpropaganda der Nazis
an der Arbeiterbank in der Berliner
Wallstraße zur Reichstagswahl
am 12. November 1933

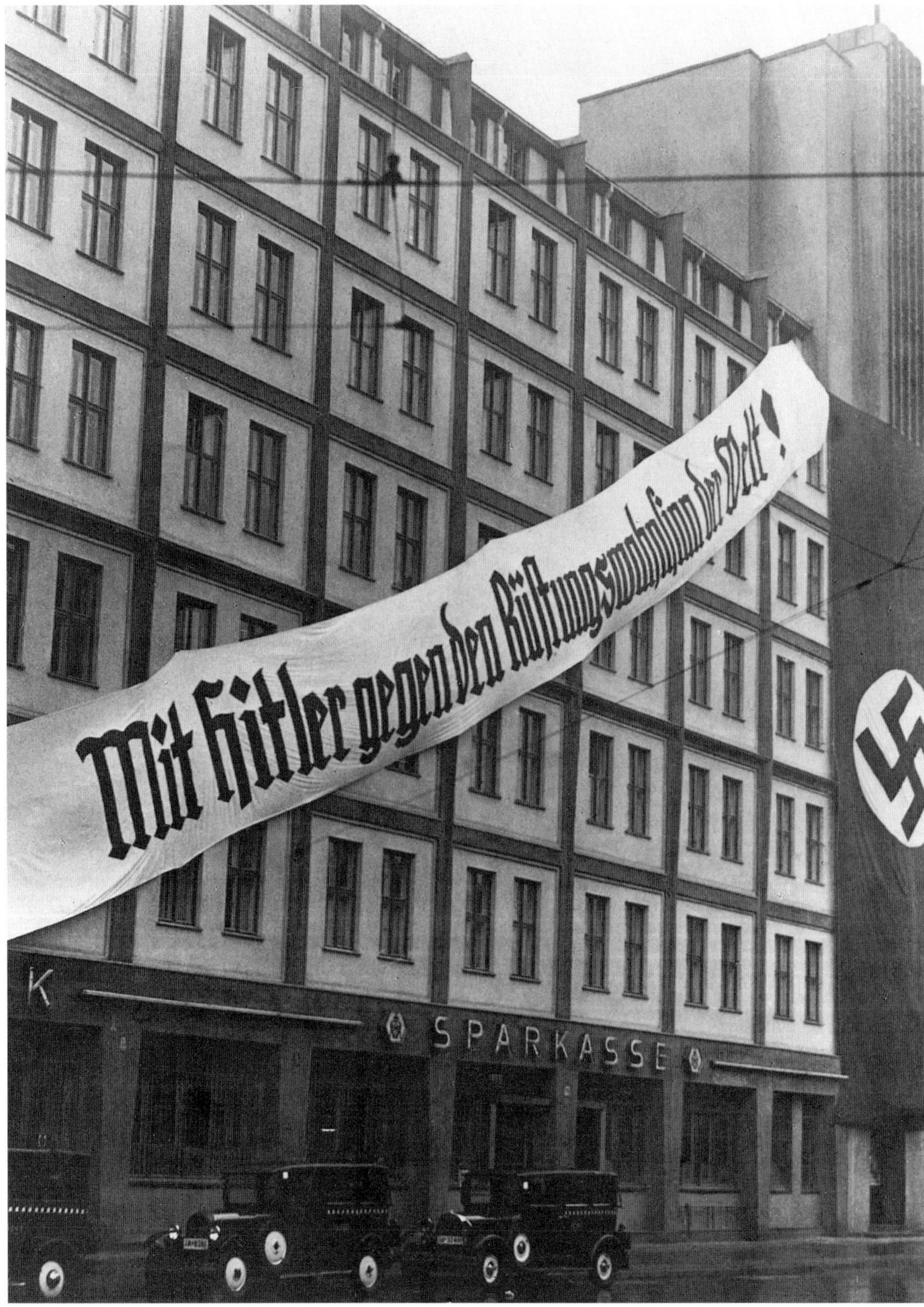

Seite 31:

John Heartfield.
Mit seinen Phrasen will er die Welt vergasen. AIZ/1933/Nr. 21.
Vgl. Abb. Seite 141

Mit seinen Phrasen will er die Welt vergasen

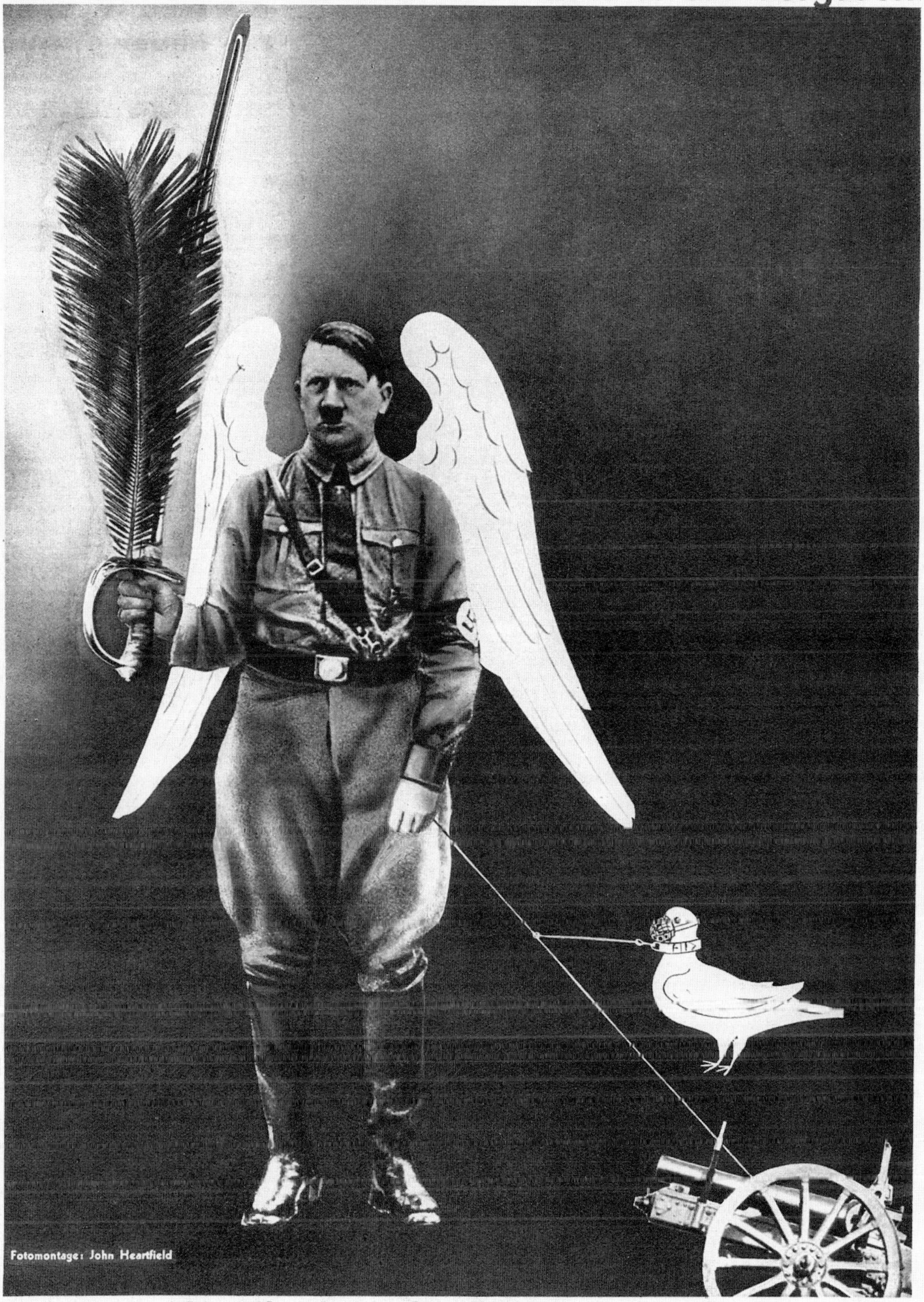

Der Mann, der die deutsche Verfassung beschwor, spricht jetzt von Frieden. Er wird ihn halten wie seinen Eid.

Riesenadler (7 m hoch, 8 m breit) auf dem Nürnberger Reichsparteigelände vom Bildhauer Schmidt-Ehmen im Luitpoldhain. 1934

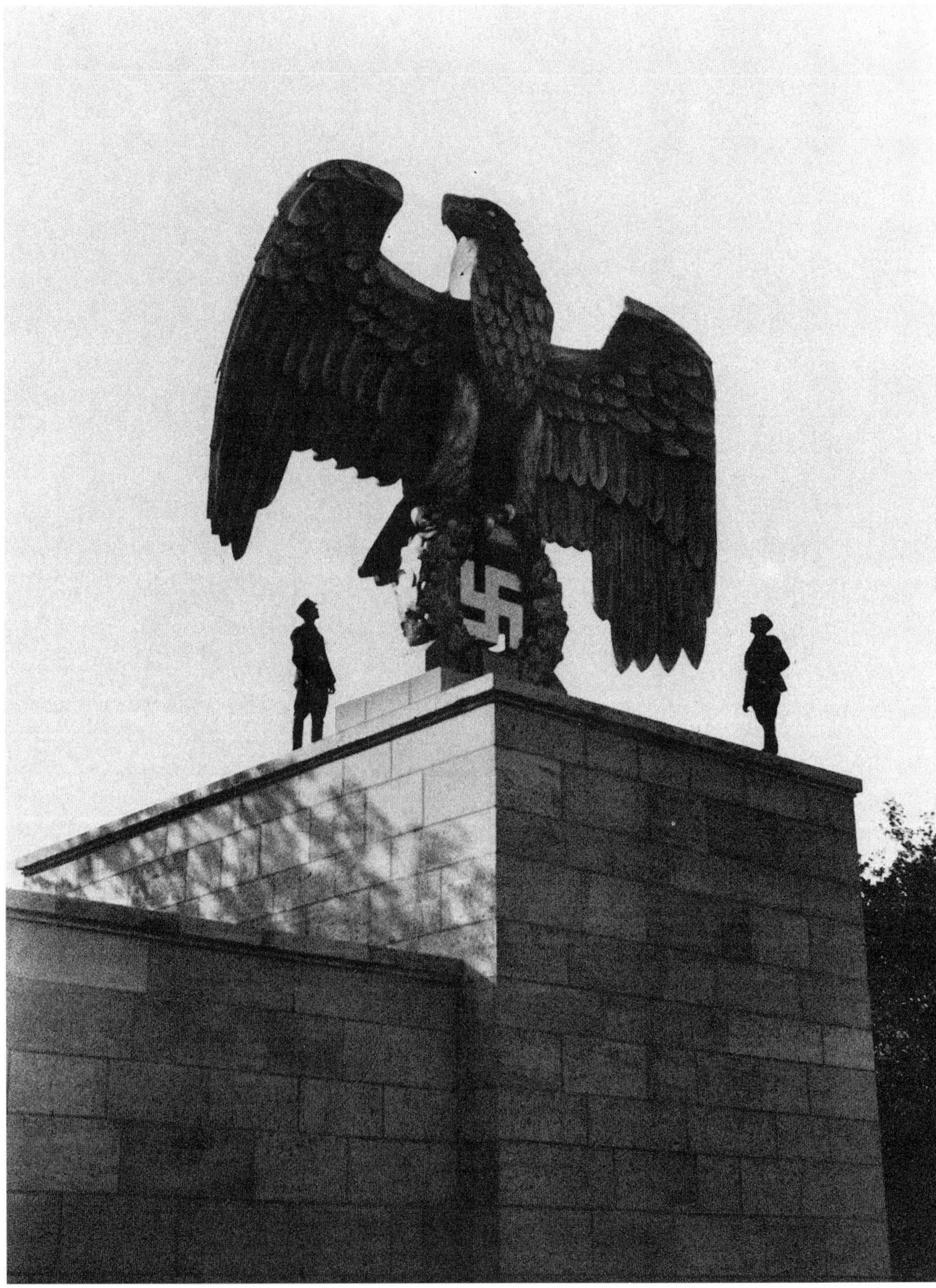

Seite 33:

John Heartfield.
Der alte Wahlspruch im »neuen« Reich: Blut und Eisen. AIZ/1934/Nr. 10.
Vgl. Abb. Seite 83

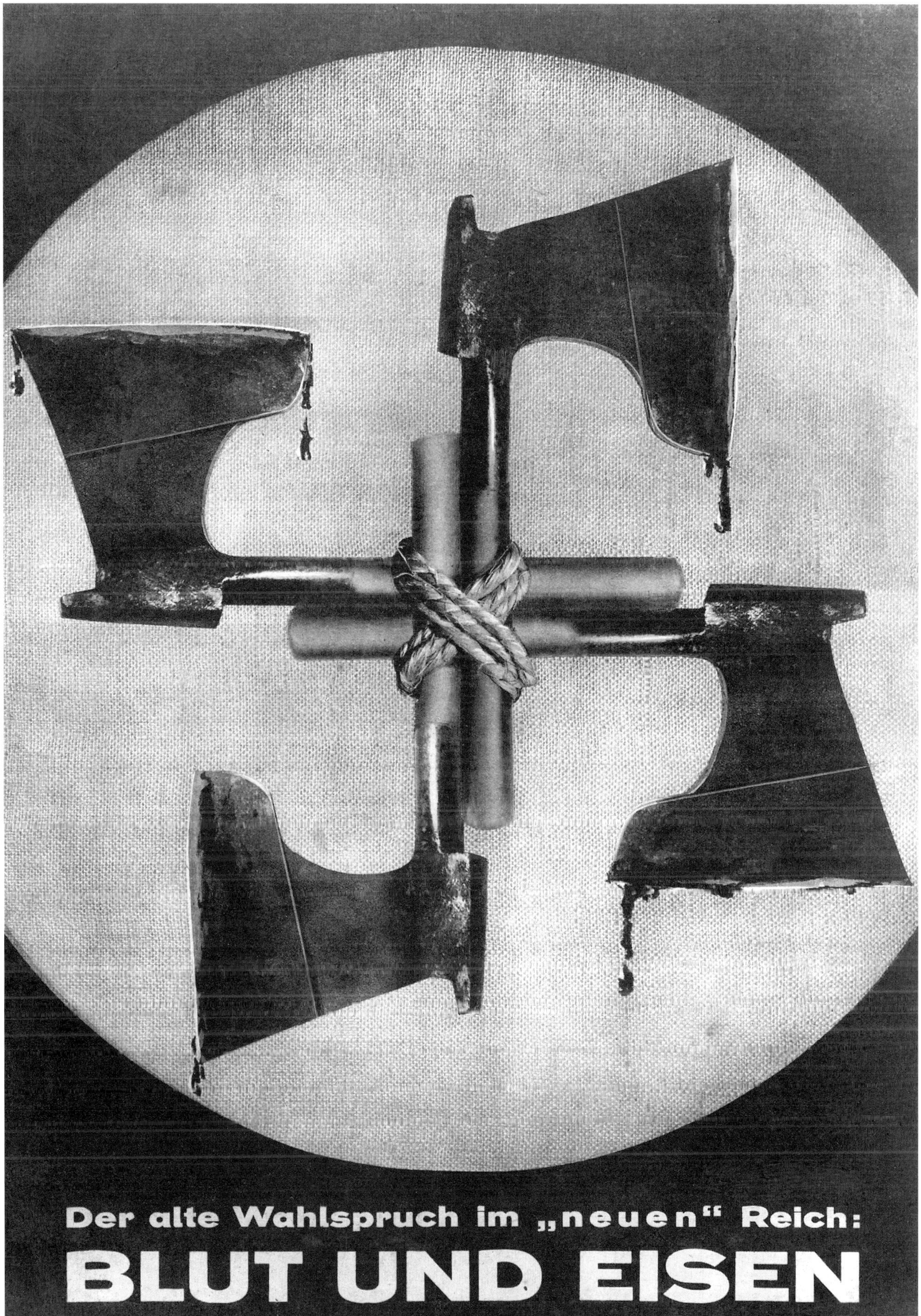
Der alte Wahlspruch im „neuen“ Reich:
BLUT UND EISEN

Reichsparteitag der NSDAP 1936 in Nürnberg. Tag der faschistischen Organisationen SA, SS und NSKK in der Luitpold-Arena. Die Standarten marschieren nach der Totenehrung zur Tribüne empor.

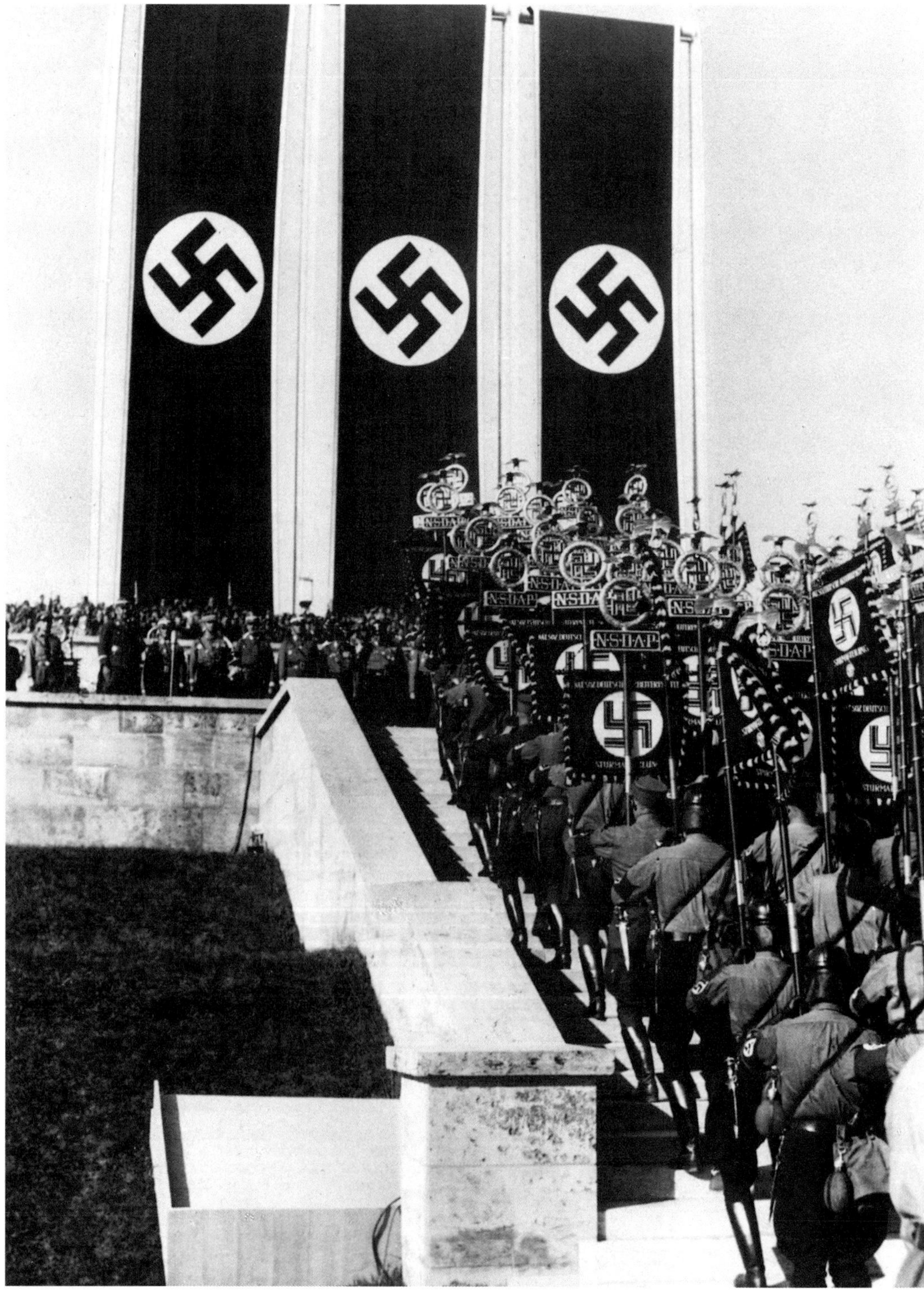

Seite 35:

John Heartfield. *Das tausendjährige Reich.* AIZ/1934/Nr. 38. Vgl. Abb. Seiten 84, 85

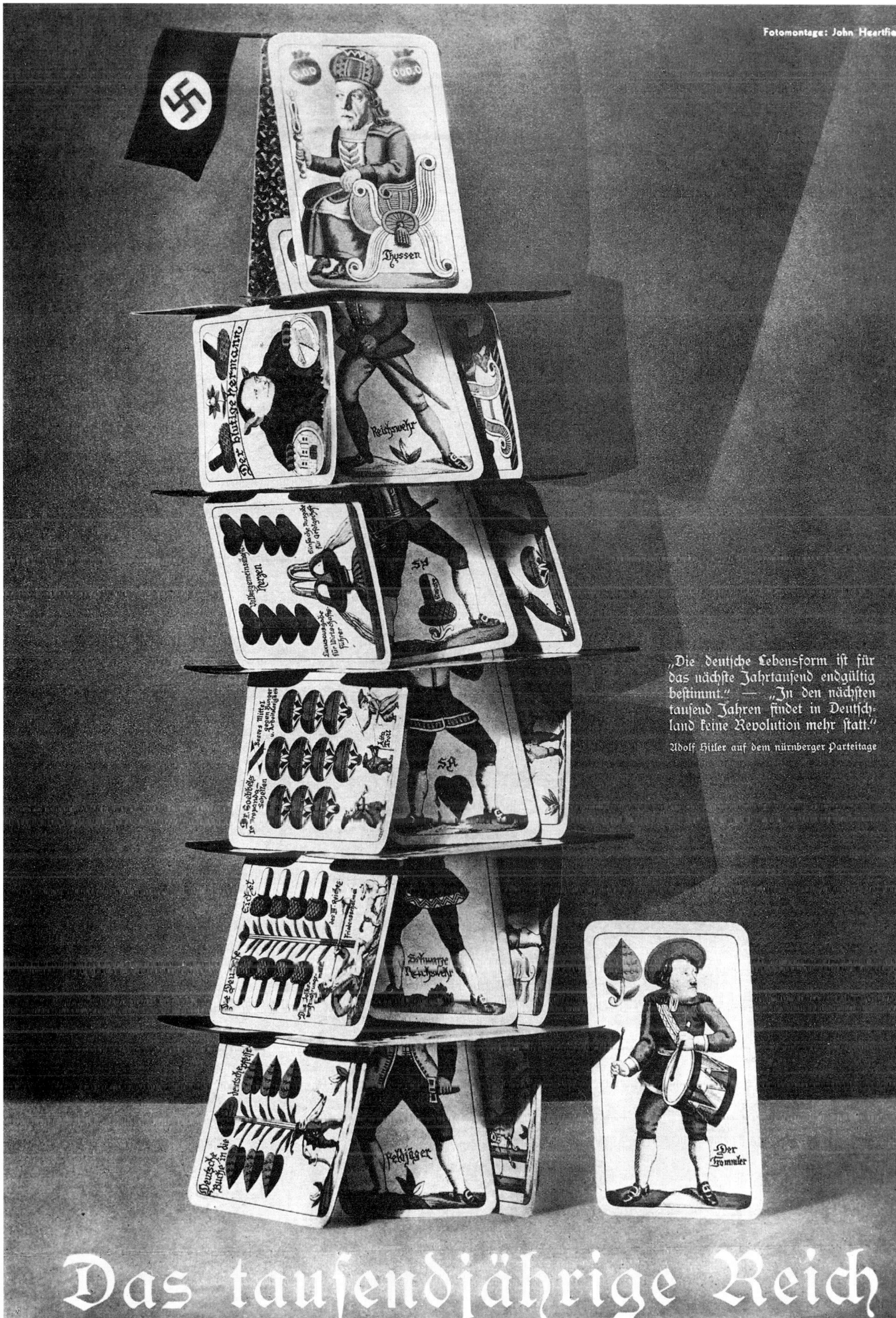
Fotomontage: John Heartfield
Thyssen
Reichswehr
SA
Feldjäger
Der Trommler
„Die deutsche Lebensform ist für das nächste Jahrtausend endgültig bestimmt." — „In den nächsten tausend Jahren findet in Deutschland keine Revolution mehr statt."
Adolf Hitler auf dem nürnberger Parteitage
Das tausendjährige Reich

Leonid. *Ganz Deutschland hört den Führer mit dem Volksempfänger.* Plakat. 1936

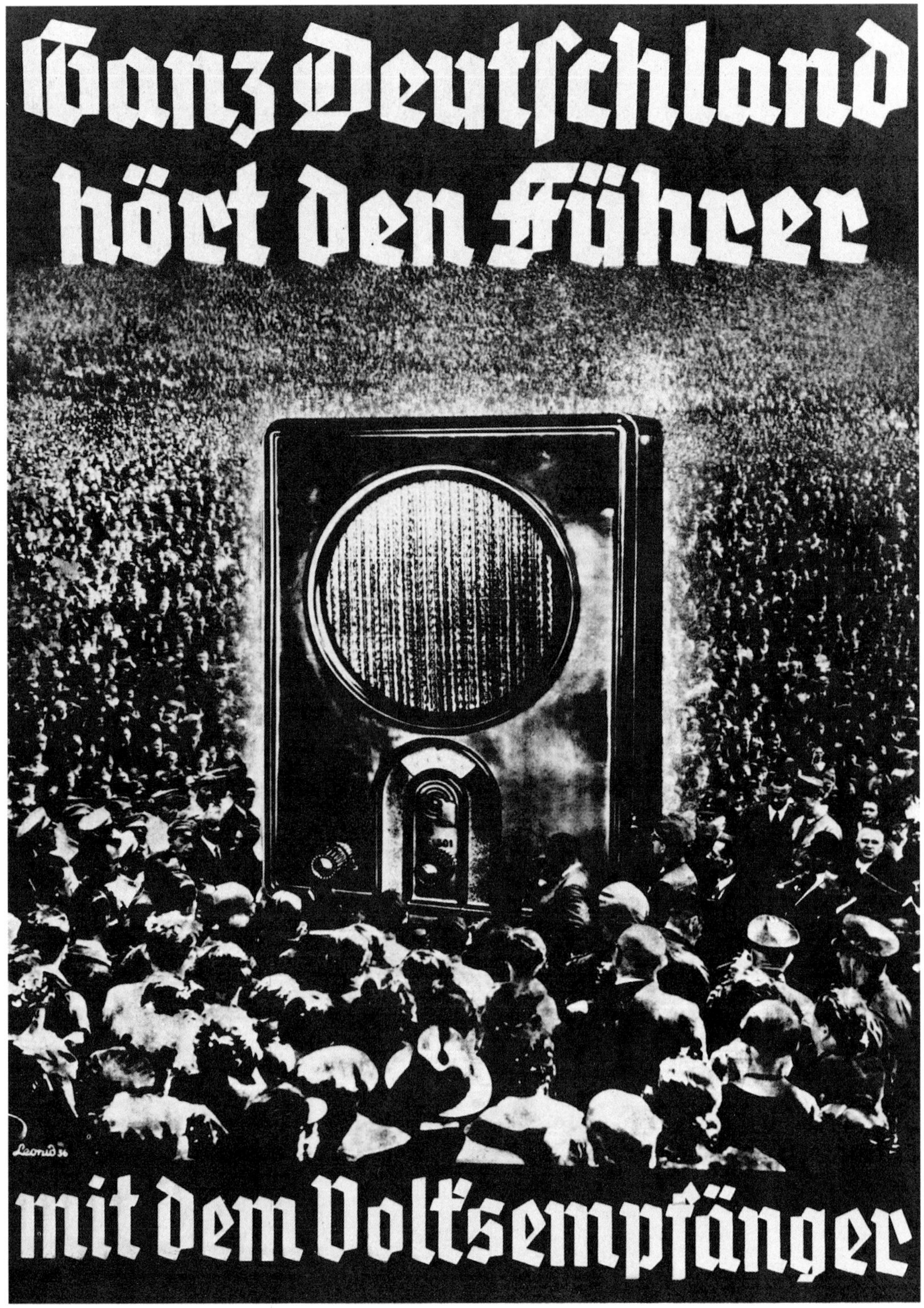

Seite 37:

John Heartfield. *Hitler erzählt Märchen II.* AIZ/1936/Nr. 10

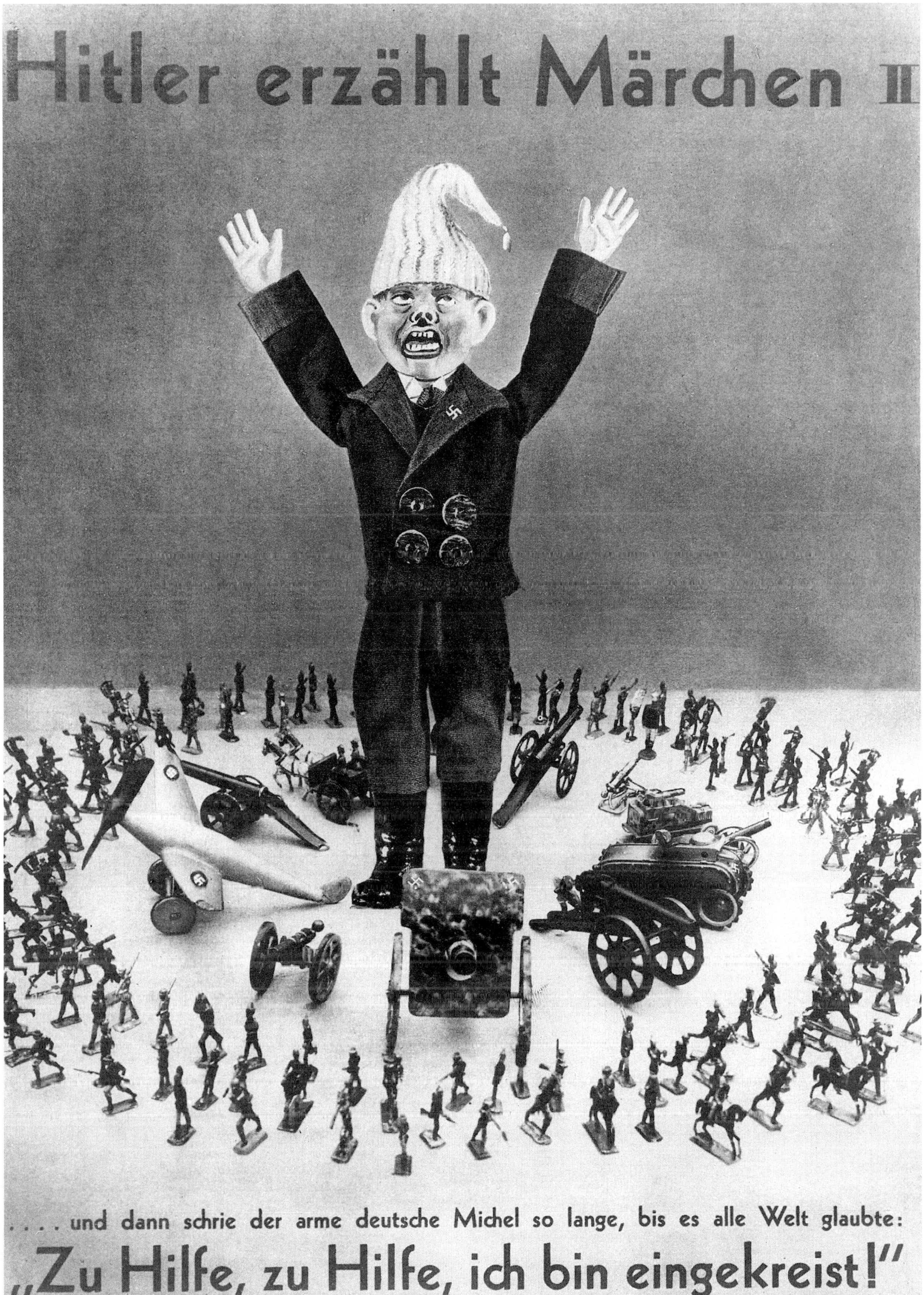
Hitler erzählt Märchen II
. . . . und dann schrie der arme deutsche Michel so lange, bis es alle Welt glaubte:
„Zu Hilfe, zu Hilfe, ich bin eingekreist!"
Fotomontage: John Heartfield

Die Olympischen Spiele 1936 in Berlin. Das Olympische Feuer trifft im Berliner Lustgarten ein.

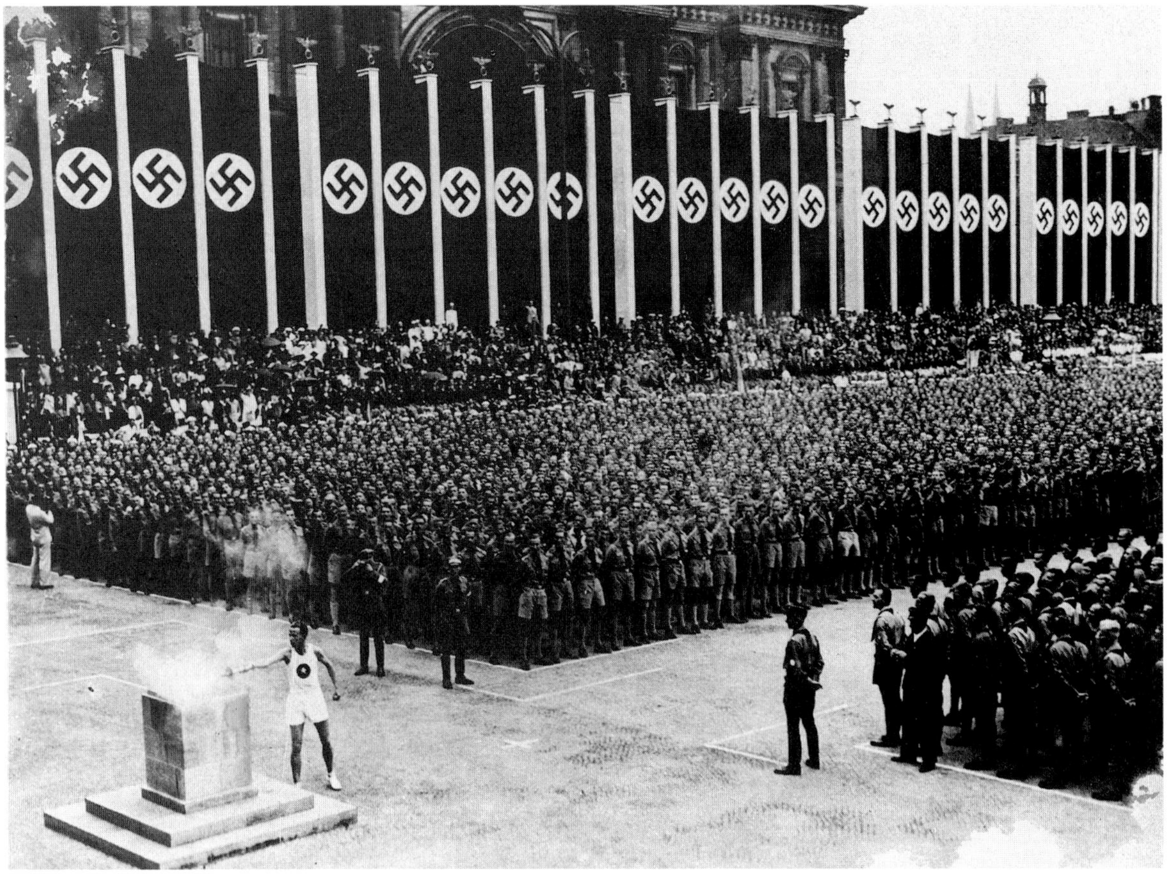

Seite 39:

John Heartfield. *Berlin ruft zur Olympiade.* AIZ/1936/Nr. 26. Vgl. Abb. Seite 188

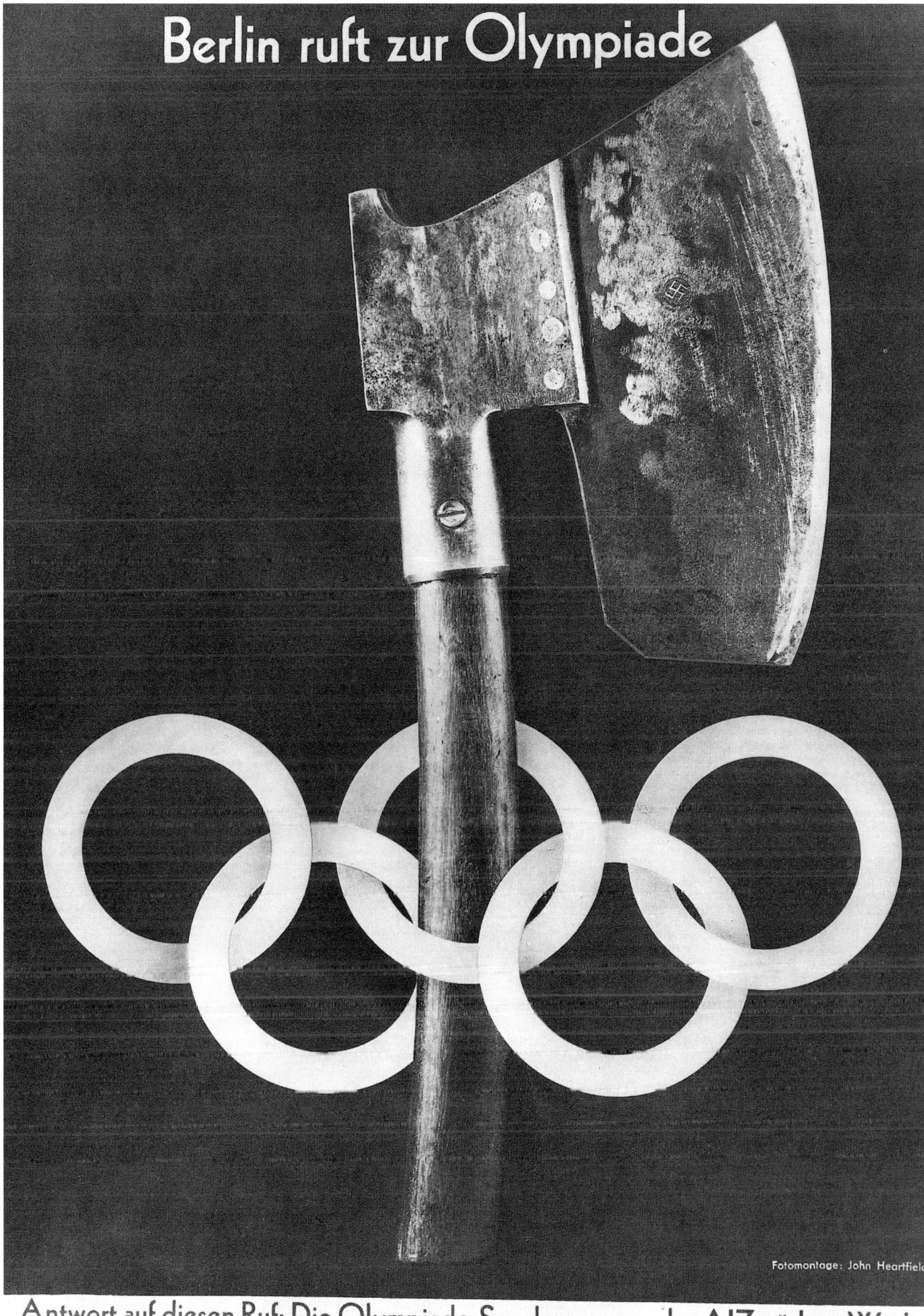

Antwort auf diesen Ruf: Die Olympiade-Sondernummer der AIZ nächste Woche

Benito Mussolini (1883–1945), Begründer und Führer (Duce) des italienischen Faschismus, bei einem seiner gestenreichen Auftritte. 1935

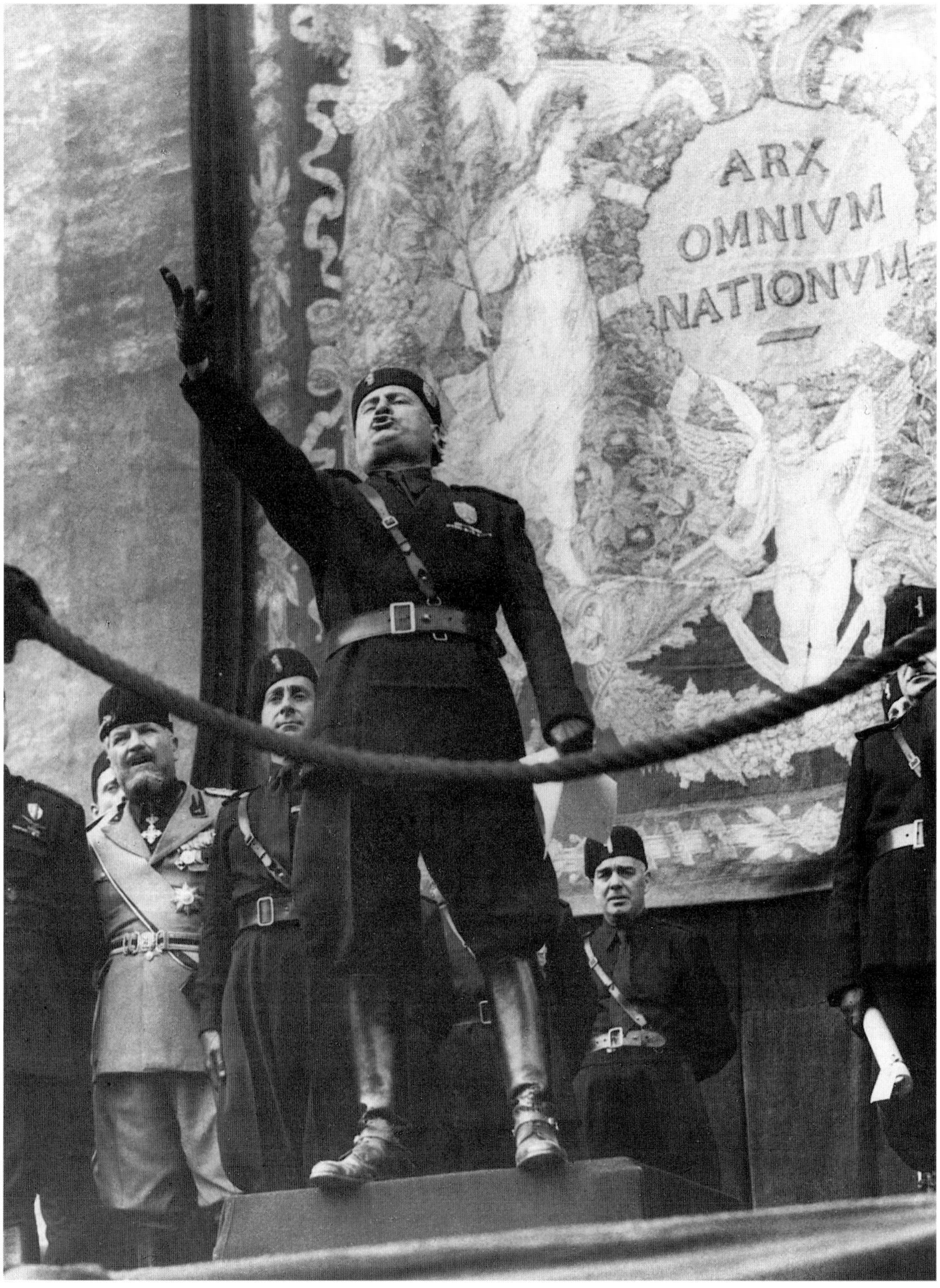

Seite 41:

John Heartfield. *Faschistische Ruhmesmale.* AIZ/1936/ Nr. 17. Vgl. Abb. Seite 111

Faschistische Ruhmesmale

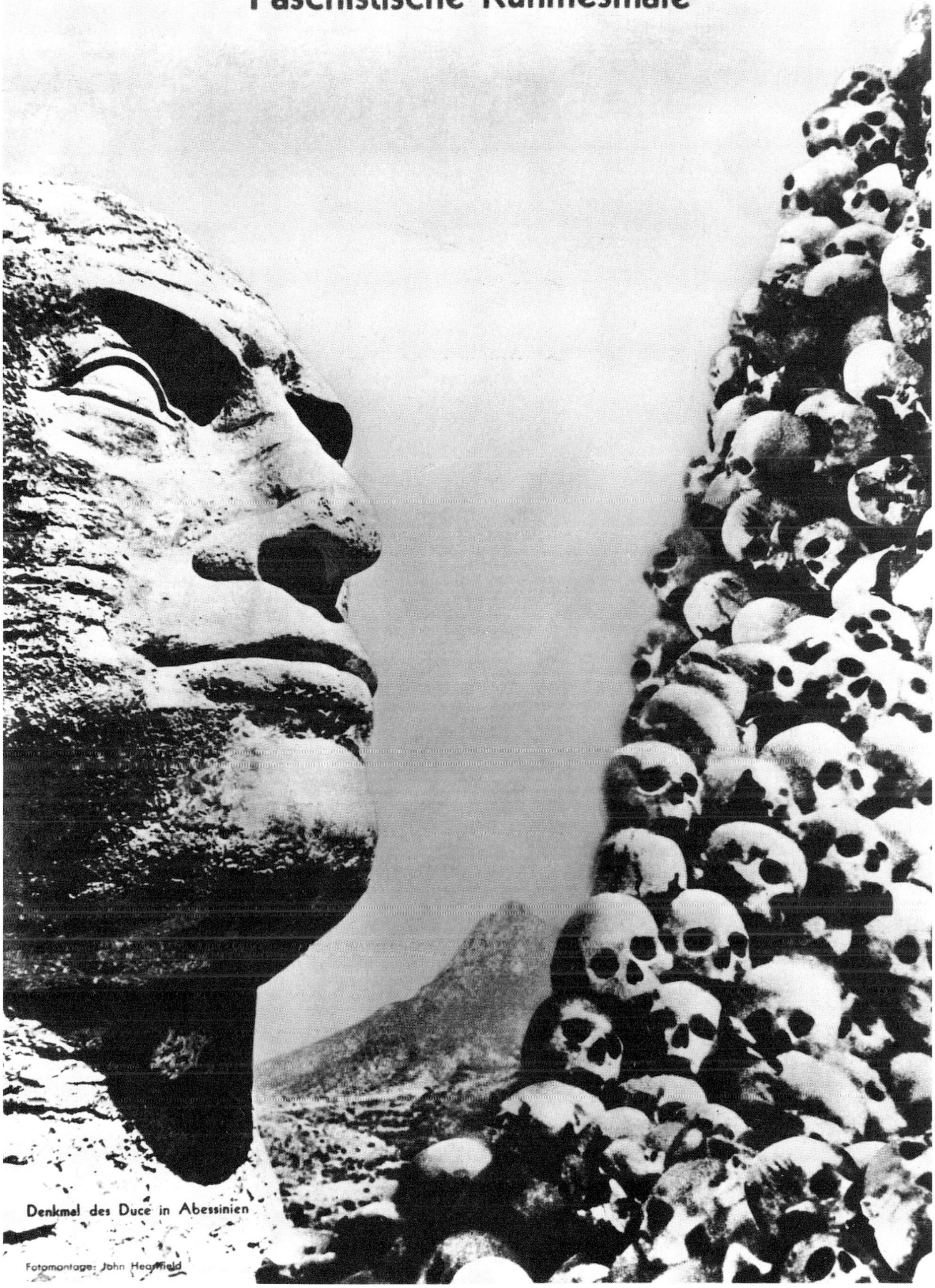

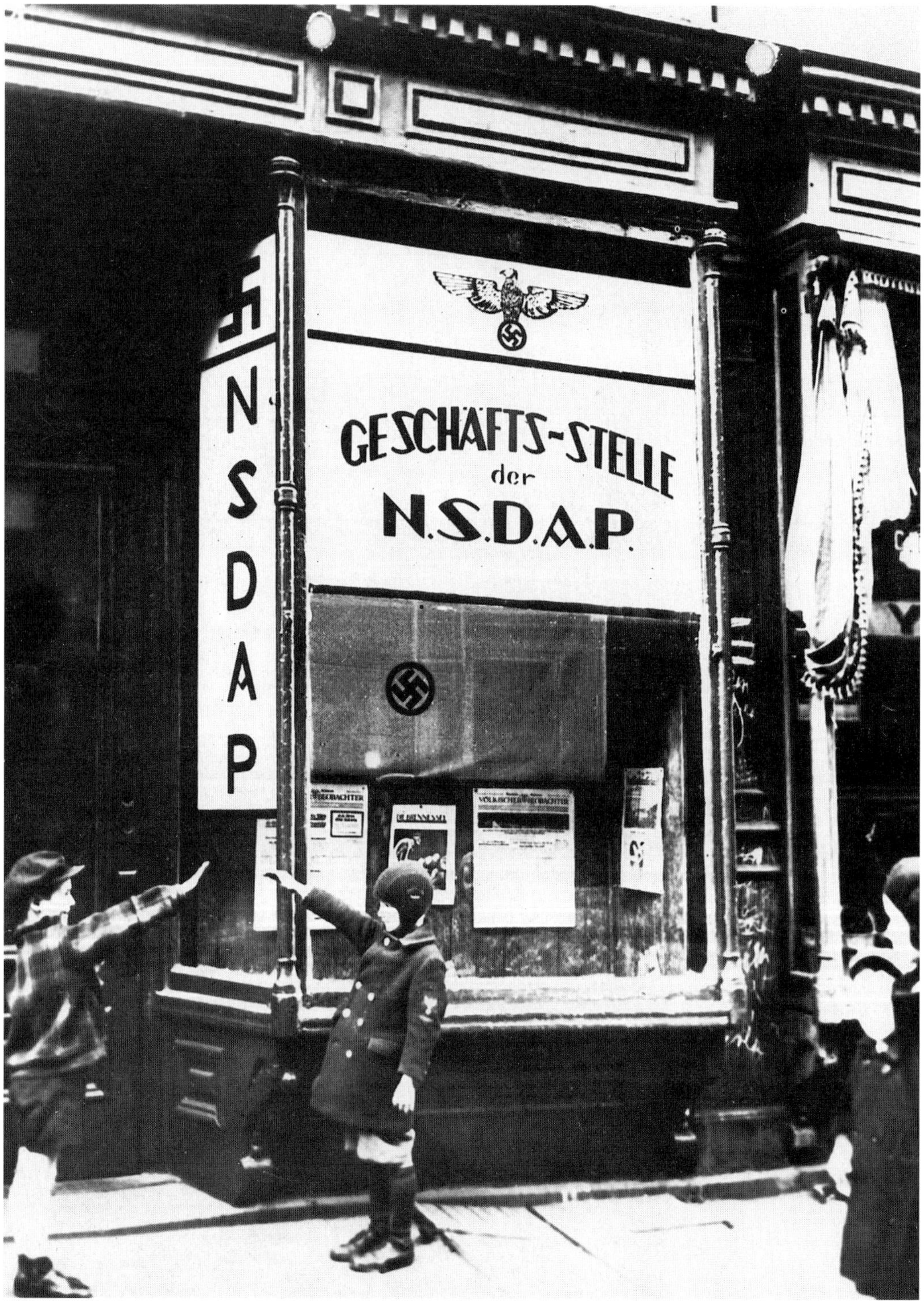

Geschäftstelle der NSDAP in New York. April 1932

Seite 43:

John Heartfield. *Das ist das Heil, das sie bringen!* VI/1938/Nr. 26. Vgl. Abb. Seite 191

In der Zeitschrift »Archiv für Biologie und Rassenforschung«, Berlin, ist ein Artikel unter dem Titel »Nutzen, welchen das Luftbombardement vom Standpunkt der rassischen Selektion und der Sozialhygiene bringt« erschienen. In dem Artikel heißt es u. a.: »Am meisten leiden unter Luftbombardements die stark bewohnten Teile der Städte. Da diese Gegenden zumeist vom Lumpenproletariat bewohnt sind, wird die Gesellschaft dadurch von diesen Elementen befreit. Schwere Bomben mit einem Gewicht von einer Tonne bringen nicht nur den Tod, sondern rufen auch sehr oft Irrsinn hervor. Menschen mit schwachen Nerven können derartige Erschütterungen nicht aushalten. Das gibt uns die Möglichkeit, Neurastheniker zu konstatieren. Dann bleibt nur noch übrig, solche Menschen zu sterilisieren. Dadurch wird die Reinheit der Rasse gesichert.« (Prager Abendzeitung, Nr. 118)/Tokio (United Press). Ein Sprecher der japanischen Marine, Vizeadmiral Noda, erklärte, daß die Marine mit den bisherigen Erfolgen des Bombardements auf Kanton sehr zufrieden sei. Die Bombardements würden fortgesetzt werden.

Seite 44:

Berlin, Unter den Linden. 30er Jahre

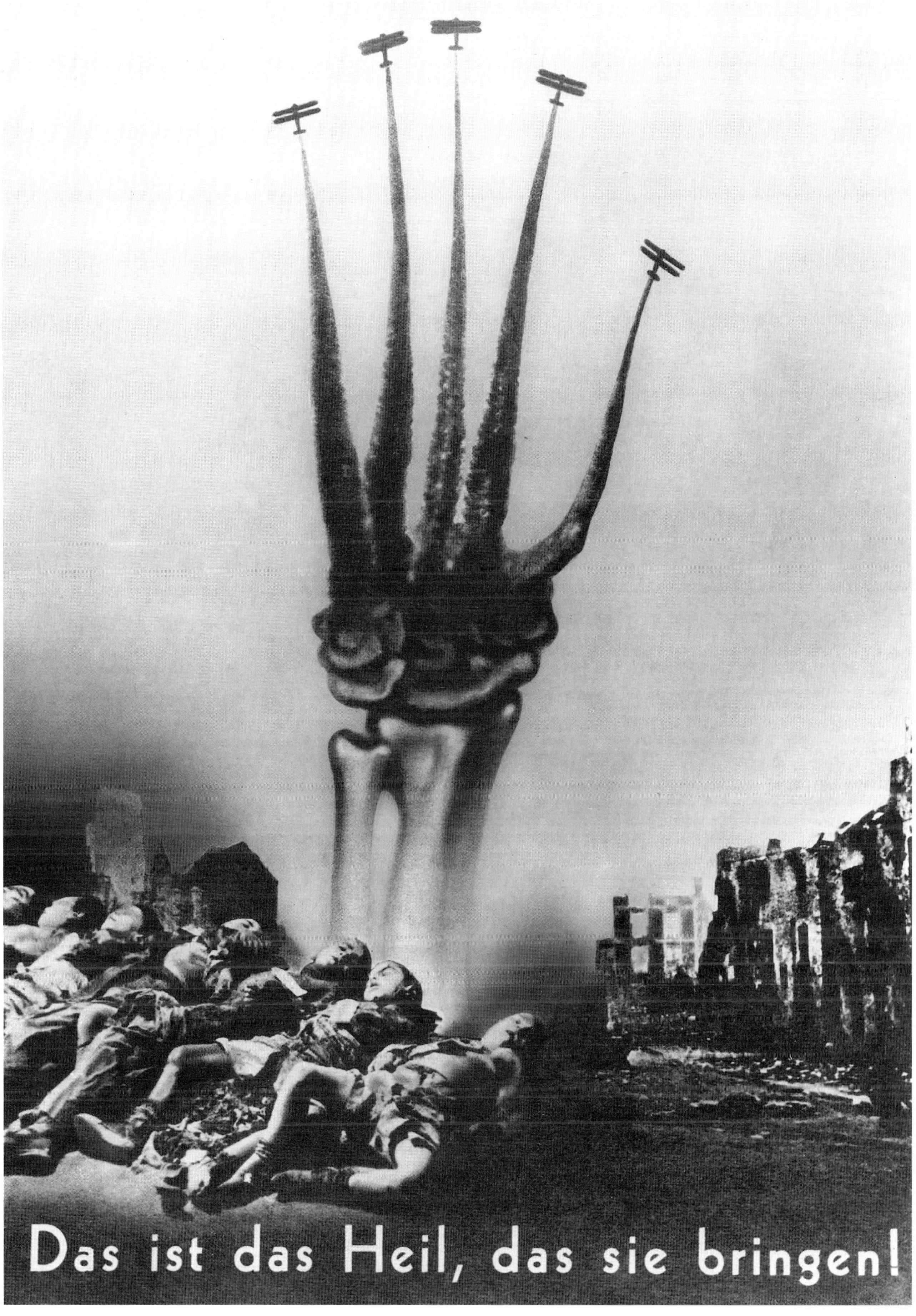
Das ist das Heil, das sie bringen!

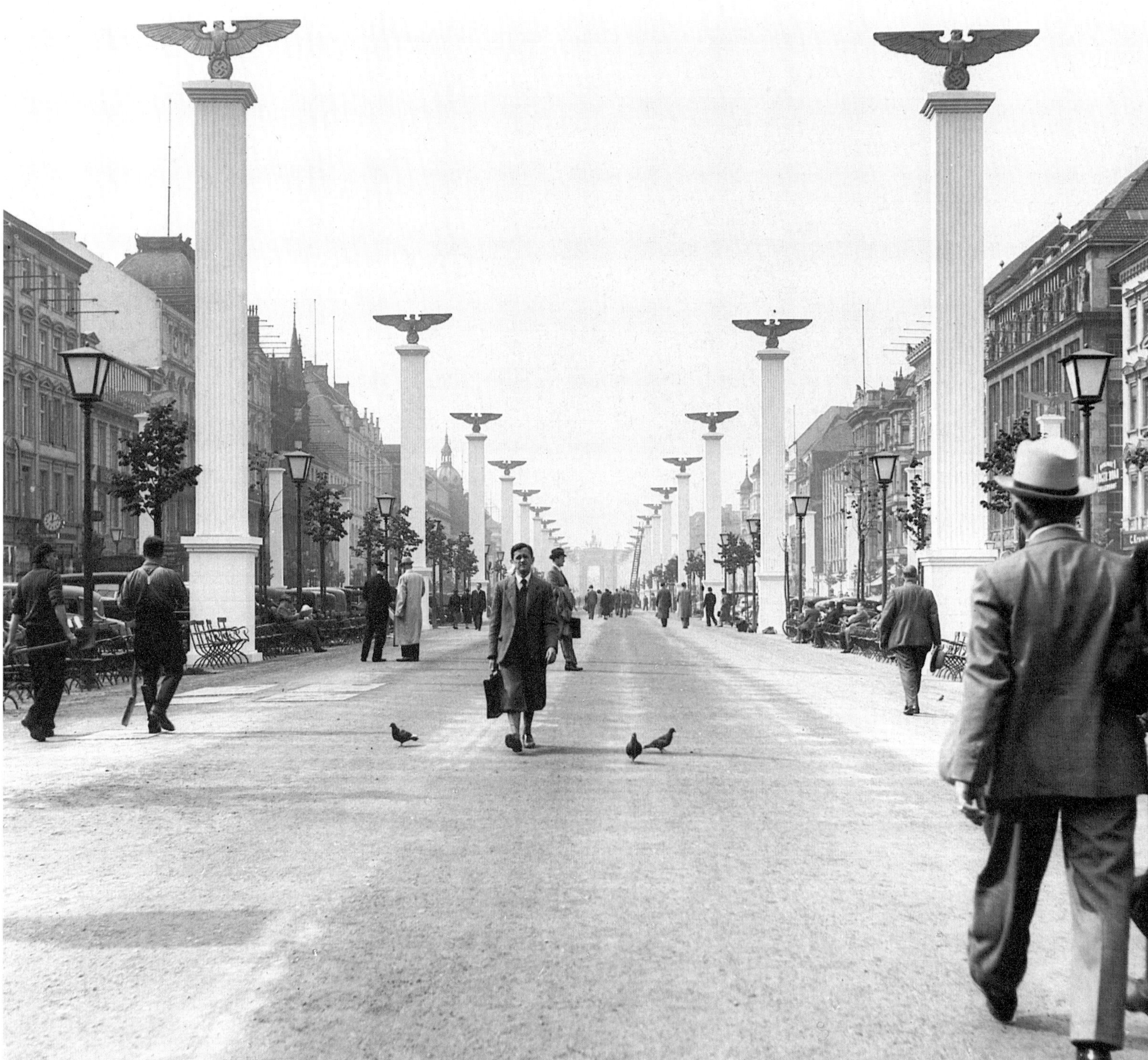

III

M O N T A G E W E I S E

Die Montageweise, das war für John Heartfield das immer sehr variabel praktizierte Zusammenspiel von Materialbegriff und Werkaufbau in seinem Schaffen. Fakten und Fiktionen, Gestalten und Formen wurden in immer neuer Verfremdung[49] der konventionellen Bilder assoziativ aneinandergefügt und phantasievoll figuriert. Dabei folgte Heartfield dem Prinzip der bewußten Kombinatorik. Aus den gegensätzlichsten Materialien verschiedenster Herkunft wurden ganz neue Bildvorstellungen montiert, die sich nicht mehr auf den bloß faktischen Ausgangspunkt zurückführen lassen und als Allegorieobjekte, Metaphern und Symbole fungieren. Die Kombinatorik benutzte Heartfield auch im Wiederholen und Variieren einmal gefundener, schlagkräftiger Bildlösungen. Die kommerzielle Werbung wie die politische Argumentation leben seit jeher davon. Bei der Verwirklichung seiner Ideen verwandte der Fotomonteur sowohl die Dokumentarmontage aus vorhandenem fotografischen Material als auch die gestellte Inszenierung sinnfälliger Objekte, während die Montage aus Negativmaterial – so im »Schlafenden Reichstag« von 1929 – ganz am Rande seines Werkes blieb. Die Montage schloß für ihn immer auch die Analogie zum Film und das Zitieren und Paraphrasieren von Karikatur und Satire, von alter und neuer Kunst, mit ein. Die Methode der Kombinatorik und seine groteske Bildphantasie rücken Heartfield in die Nähe der Surrealisten. Doch steht seine taghelle Fotomontage der Politik jenseits der geträumten Ufer dieser auratischen Kunst.

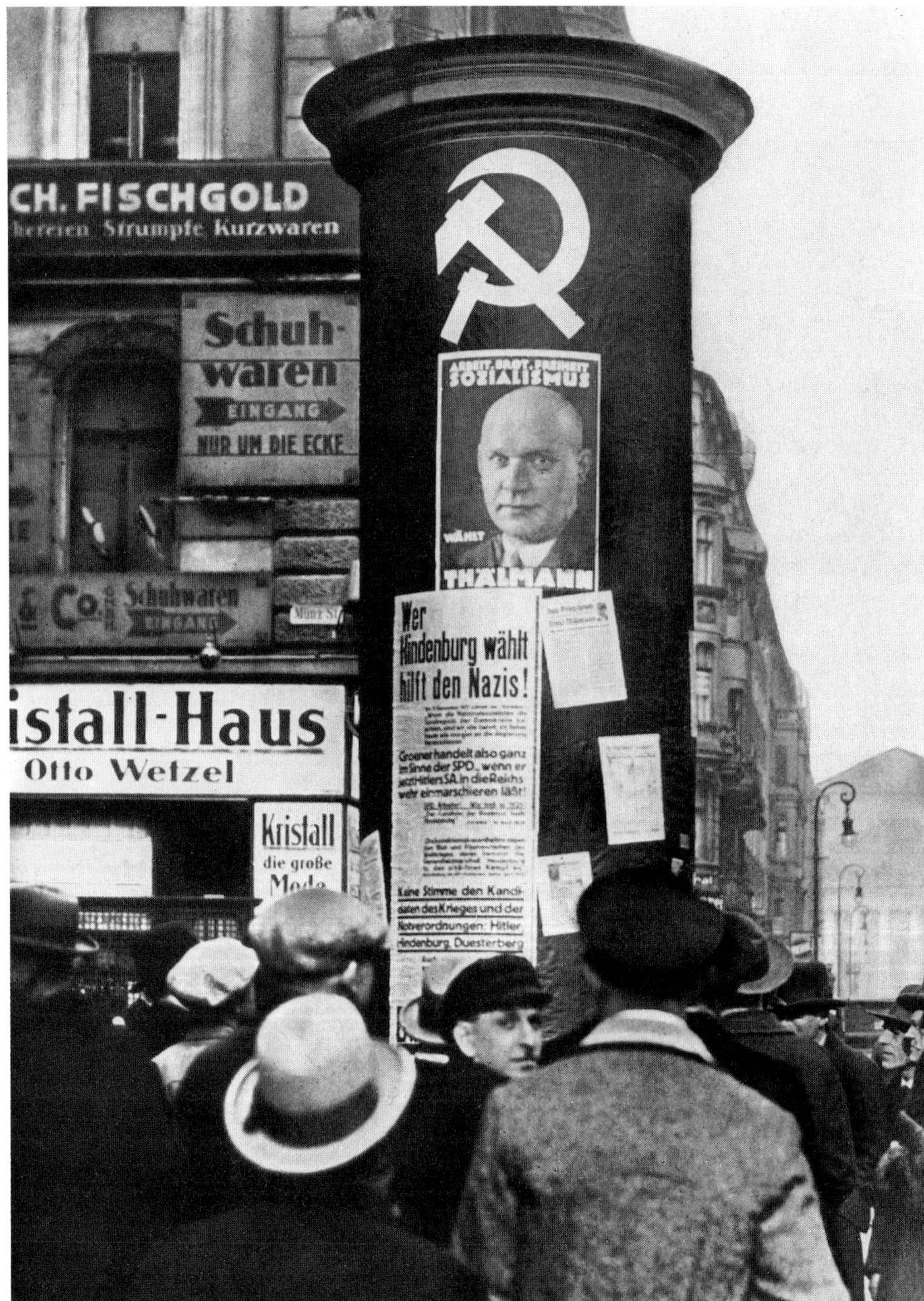

Wahlplakate der KPD in der Berliner Kaiser-Wilhelm-Straße für die Reichspräsidentenwahl am 13. März 1932

Dokumentarmontage

Als wacher Augenzeuge und Interpret des politischen Geschehens seiner Zeit wartete der Fotomonteur nicht erst den Auftrag seiner Redaktion ab. Er füllte seinen Materialfundus, indem er alles an Fotos in Büchern und Illustrierten sowie an Pressenotizen sammelte, um es irgendwann einmal aktuell zu gebrauchen. Wladimir Majakowski nannte das die unerläßliche »Vorfabrikation«. Auf und unter dem Arbeitstisch in Heartfields Wohnung stapelte sich Papier zuhauf. Er war alles andere als der ordnende Archivar dieser chaotischen Sammlung. Nur dank seines assoziativen Bildgedächtnisses wurde das Gesuchte rasch zutage befördert. Die Freunde sahen ihn manchmal mit Bündeln von Zeitungen in den Straßen Berlins unterwegs, bis ihm eines Tages der Portier des »Romanischen Cafés« die Türe wies, weil er einen Lumpensammler vor sich glaubte.

Die schon veröffentlichten Pressefotos waren Heartfields dokumentarisches Bildmaterial aus zweiter Hand. In den Bildagenturen der Verlage Mosse, Scherl und Ullstein und zuweilen auch in der Redaktion der AIZ fand er dann die originalen Pressefotos. Diese hatten ihren medialen Vermittlungsprozeß bereits durchlaufen und gerieten dem Fotomonteur als Artefakte des sozialen Gebrauchs und auch des Mißbrauchs der Fotografie in die Hände. Sie galt es umzudeuten: »Der Unterschied zwischen unserer Ästhetik und der bürgerlichen bestimmt auch die Wirkung, die von der Dokumentarmontage ausgeht. Wenn ich Dokumente sammle, sie zusammenstelle und das geschickt mache, so wird die agitierend-propagandistische Wirkung auf die Massen gewaltig sein. Und das ist für uns das wichtigste. Das ist das Fundament unserer Arbeit.«[50] John Heartfield besaß eine Witterung für das Medium Fotografie, »er flog auf Fotos«, wie der Arbeiterfotograf Erich Rinka[51] berichtete. Aber es mußte auf Anhieb auch das richtige Foto sein. Richtig hieß für ihn: mit der Tendenz einer enthüllenden Idee, wie Hitler und Hindenburg am verhängnisvollen Tag von Potsdam. Auf den ersten Blick ist das ein Foto der schönsten Eintracht, aber auch schon entlarvend im Habitus. Heartfield schnitt einfach die Umgebung weg und kommentierte die devote Haltung des Emporkömmlings mit der konternden Titelzeile Rudolf Oldens »Hitler der Eroberer«. Ausschnitt und Kommentar erscheinen hier als neuerliche Aktualisierung des historischen Ereignisses. Die Figuren behielten ihre alte Form, doch der Inhalt änderte sich. Vom registrierten Fakt in der Fotografie schritt Heartfield zur Bedeutung und Tendenz[52] in der Montage. Ein simples Beispiel aus der Grundschule der Heartfieldschen Montageweise.

Heartfields Kunst kam stets aus der gesellschaftlichen Wirklichkeit und sie kehrte in diese wieder zurück. Das hatte auch schon George Grosz so gesehen, die geballte Faust etwa in einer Arbeiterdemonstration. Danach entstand »Abrechnung folgt!«, eine Zeichnung aus den frühen zwanziger Jahren. John Heartfield übernahm diese Geste im »Roten Stern« und drehte die Faust nach vorn, dadurch wurde sie abstrakter, zeichenhafter. Im Abzeichen des »Roten-Front-Kämpfer-Bundes« kehrte die Faust als Symbol in das politische Leben der Weimarer Republik zurück. Und später dann, in Hitlers Diktatur, appellierten Faust und Hand zur Solidarität. Hier schloß sich für den Fotomonteur der Kreis zwischen Dokument, Realität und Pathosformel.

»Der Richter/Der Gerichtete«, Dimitroff contra Göring, das ist die Dokumentarmontage par excellence im Œuvre Heartfields. Veröffentlicht keine zwei Wochen nach der Kontroverse der beiden Akteure im Reichsgericht zu Leipzig. Heartfield benutzte zwei dokumentarisch nachweisbare Fotos der Personen und eines vom Gerichtssaal für den Hintergrund. Unglaublich fast, daß es überhaupt ein Foto mit der Rückenansicht Görings gab. Heartfield fand es auf einer Titelseite der AIZ. Göring, der Ankläger vor dem Tribunal, feist und anmaßend. Im Verlaufe der Verhandlung kam es dann zum Rollentausch, der Angeklagte wurde zum Richter. Diese Wendung griff Heartfield auf. Er schnitt die Figuren aus und, was das Entscheidende war, er veränderte die Größenverhältnisse in extremer Weise, oben Dimitroff ganz groß und unten Göring ganz klein. Da steht er nun, der preußische Ministerpräsident Göring, wie ein aufgescheuchter Hund, der vergebens den Mond ankläfft: »Wie unbeschreiblich raffiniert ist es, ihn trotzdem sprechen zu lassen; Sie sehen von hinten aus seinem Munde unflätige Worte aufsteigen. Wie geschickt ist es weiter, daß die Höhe Dimitroffs dadurch ins Ungeheuerliche vergrößert wird, daß er den Bildrahmen sprengt. Er hat nicht Platz in einem Bilde: während Göring nicht wert ist, ganz im Bilde zu stehen und nur rasch einmal vorzitiert wird. Wie großartig ist weiter die vorgebeugte Haltung Dimitroffs: in der ursprünglichen Photographie ist sie die typische Haltung des intellektuellen Sprechers, der sich zwar dem Publikum zuwendet, aber nach unten blickt, um bei sich die Gedanken zu sammeln. In der Montage nimmt diese Haltung eine völlig neue Funktion an. Göring steht nun im Machtbereich Dimitroffs, und Dimitroffs Kopf hängt über ihm wie das Schwert des Damokles«[53] (Günther Anders). Die reale Szenerie von Leipzig weitete sich in der Sinngebung Heartfields zum historischen Tribunal, zu

Adolf Hitler und Reichspräsident
Paul von Hindenburg vor der Garnisonskirche
in Potsdam am 21. März 1933

Seite 49:

John Heartfield. Umschlag zur Broschüre »Hitler der Eroberer« von Rudolf Olden. Malik-Verlag. Prag. April 1933

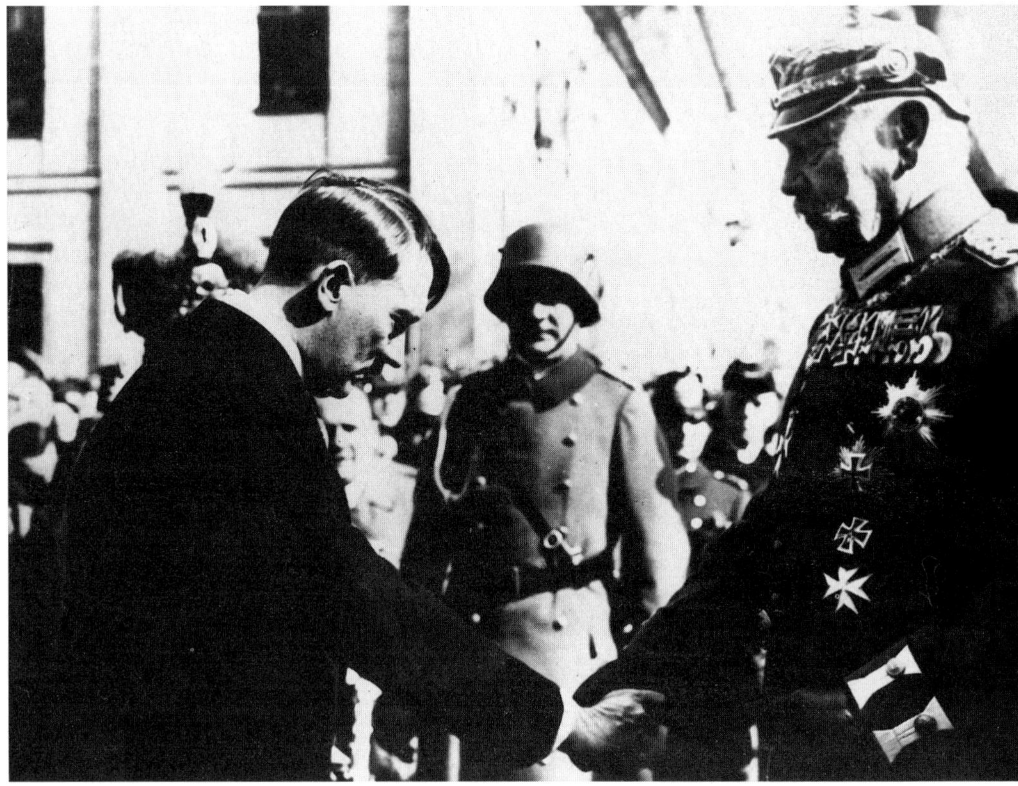

einer weltanschaulichen Auseinandersetzung zwischen Kommunismus und Faschismus, über deren Ausgang der Fotomonteur keinerlei Zweifel aufkommen ließ. Diese Montage allein vereint alle Tugenden John Heartfields, die Enthüllung der Wahrheit im konkreten historischen Augenblick, die sinnbildliche Überhöhung des Themas und die satirische »Vernichtung« des angegriffenen Repräsentanten von der Gegenpartei.

Von der strengen Dokumentarmontage hat sich John Heartfield zuweilen auch der »dokumentarisch getarnten Satire« (Richard Hiepe) zugewandt. Nicht selten war eine Pressemeldung der Ausgangspunkt für eine solche Bildidee. So zu sehen im »Braunen Künstlertraum« von 1938. Die Problematik der unvereinbaren Aufträge für den Bildner wird hier vorgeführt. Beethoven und Franco, Geist und Macht, Humanität und Terror, wie verträgt sich das wohl für den Berliner Bildhauer Georg Kolbe? Heartfield sah diesen im Dilemma zwischen Anpassung und Verweigerung eines Künstlerlebens im »Dritten Reich«. Dieser Alptraum ist montiert aus zwei Dokumentarfotos der Kolbe-Monographie von Rudolf G. Binding, einer nicht authentisch zitierten, von Heartfield manipulierten Pressenotiz und dem Zwittergebilde aus Beethoven und Franco von Heartfields Hand. Mit den braunen Kolossalbildhauern vom Schlage der Herren Breker und Thorak hatte Georg Kolbe gewiß nichts zu tun, dennoch war auch er nicht gefeit gegen die Vereinnahmung seines pathetischen Spätwerkes durch die nazistischen Machthaber. Der Fotomonteur hat den Bildhauer Kolbe in den fatalen Jahren 1937/38 polemisch sehr direkt attakkiert, um ein abschreckendes Beispiel zu setzen. Aus der historischen Distanz ist das verständlich in einer Zeit, da sich die Künstler in den unversöhnlichen Fronten von »gearteter« und »entarteter« Kunst gegenüberstanden. Nicht die differenzierende Sicht von heute, sondern die agitatorisch verkürzte Satire stand damals auf der Tagesordnung.

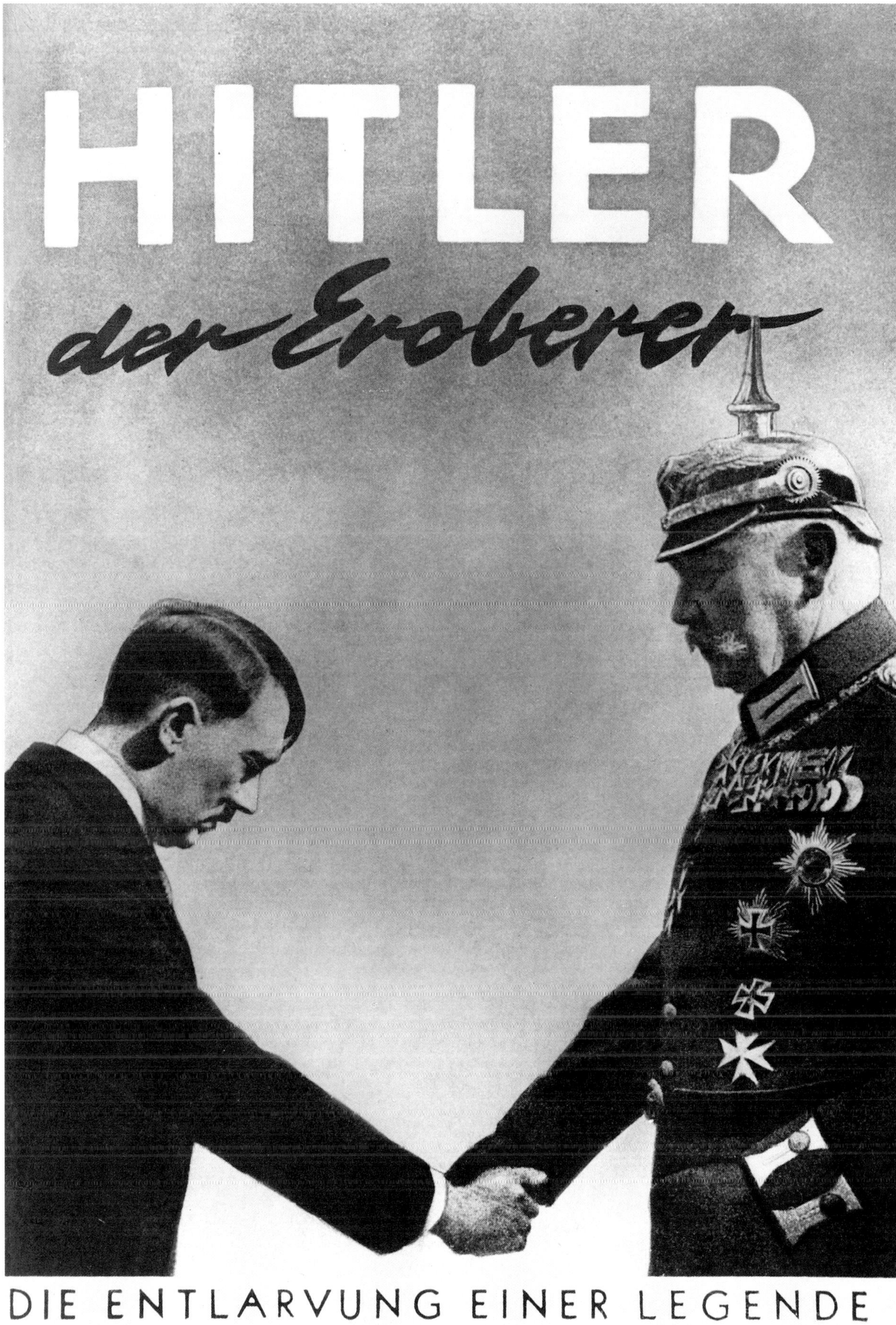

DIE ENTLARVUNG EINER LEGENDE

Ernst Thälmann in der Kösliner Straße in Berlin-Wedding am 1. Mai 1930

John Heartfield. *Rot Front.* Der Rote Stern 5/1928/Nr. 11

George Grosz. *Abrechnung folgt!* Federzeichnung. 1922/23

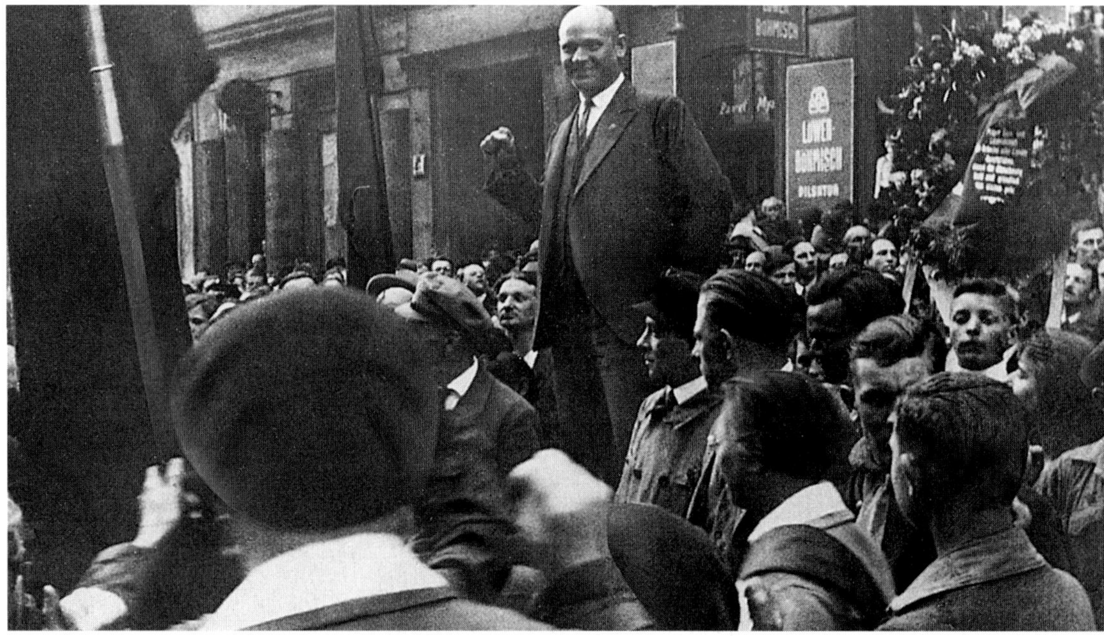

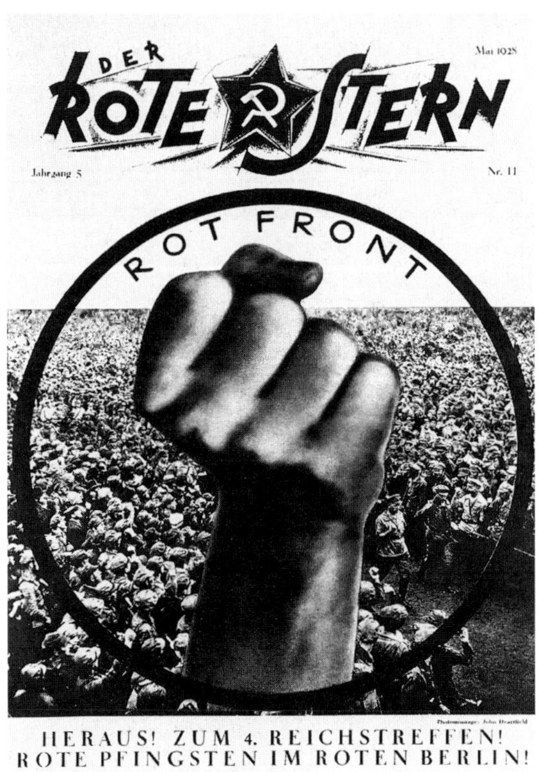

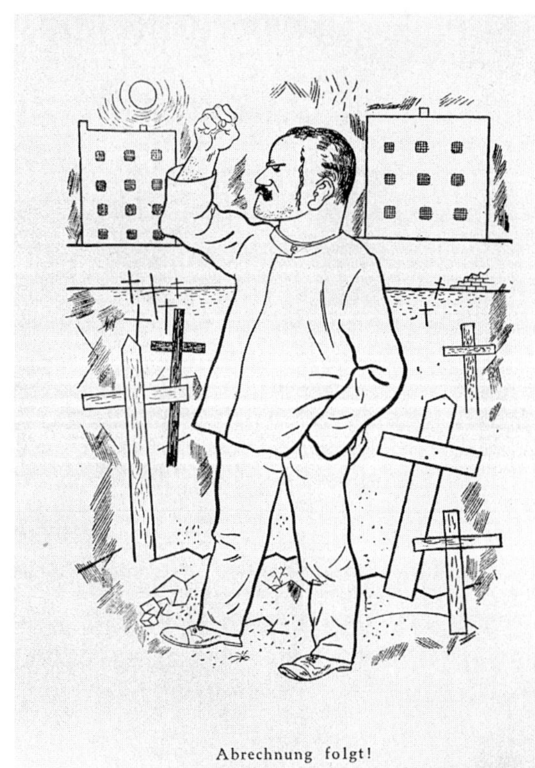

Seite 51:

John Heartfield. *Die Rote Einheit macht euch frei! Wählt Liste 3!* 1932
AIZ/Nr. 30 vom 24. 7. 1932, S. 687 (Titelblatt). Fotomontage im Kupfertiefdruck. 38×27.
Bez. l. u.: John Heartfield
Vgl. Pfäfflin 5/32

Titel u.; Montage der Fäuste eines Kommunisten, eines Angehörigen der Eisernen Front (SPD) und eines unorganisierten Arbeiters mit der Fahne der »Antifaschistischen Aktion«. Die Antifa wurde im Mai 1932 auf Anregung Ernst Thälmänns ins Leben gerufen. Auf dem Reichskongreß am 10. Juli 1932 erklärte der Vorsitzende der KPD: »Wir wollen, daß die kommunistischen und sozialdemokratischen Arbeiter gemeinsam gegen den Faschismus kämpfen!«
Ohne das Abzeichen in der roten Fahne wurde die Montage als Plakat für die Reichstagswahlen am 31. Juli 1932 und in aktualisierter Form am 20. April 1946 anläßlich des Vereinigungsparteitages der KPD und SPD zur SED in der »Freien Tribüne« (London) verwendet.

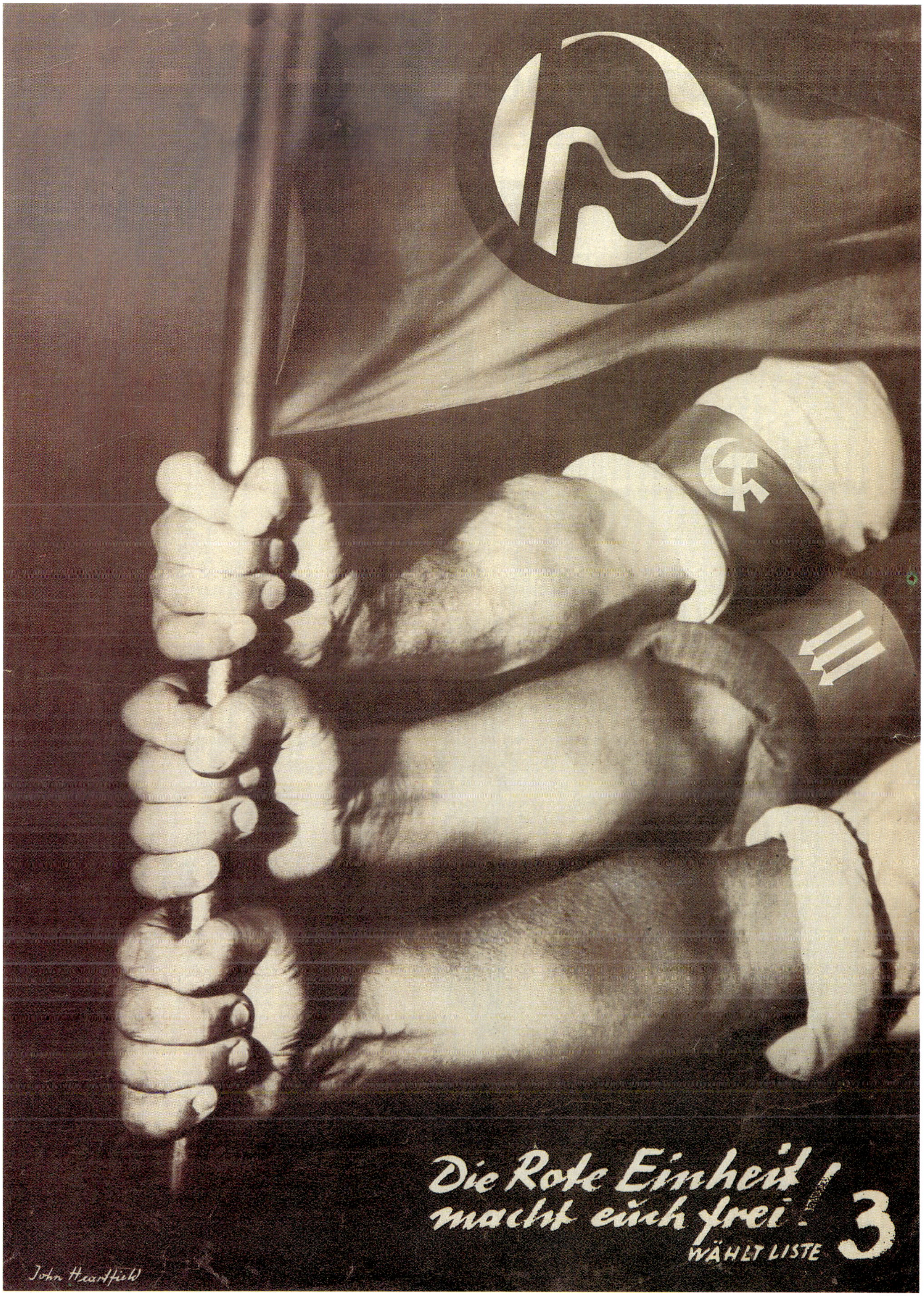
Die Rote Einheit
macht euch frei!
WÄHLT LISTE 3
John Heartfield

John Heartfield. *Die Stimme der Freiheit in deutscher Nacht – auf Welle 29,8.* VI/1937/Nr. 16

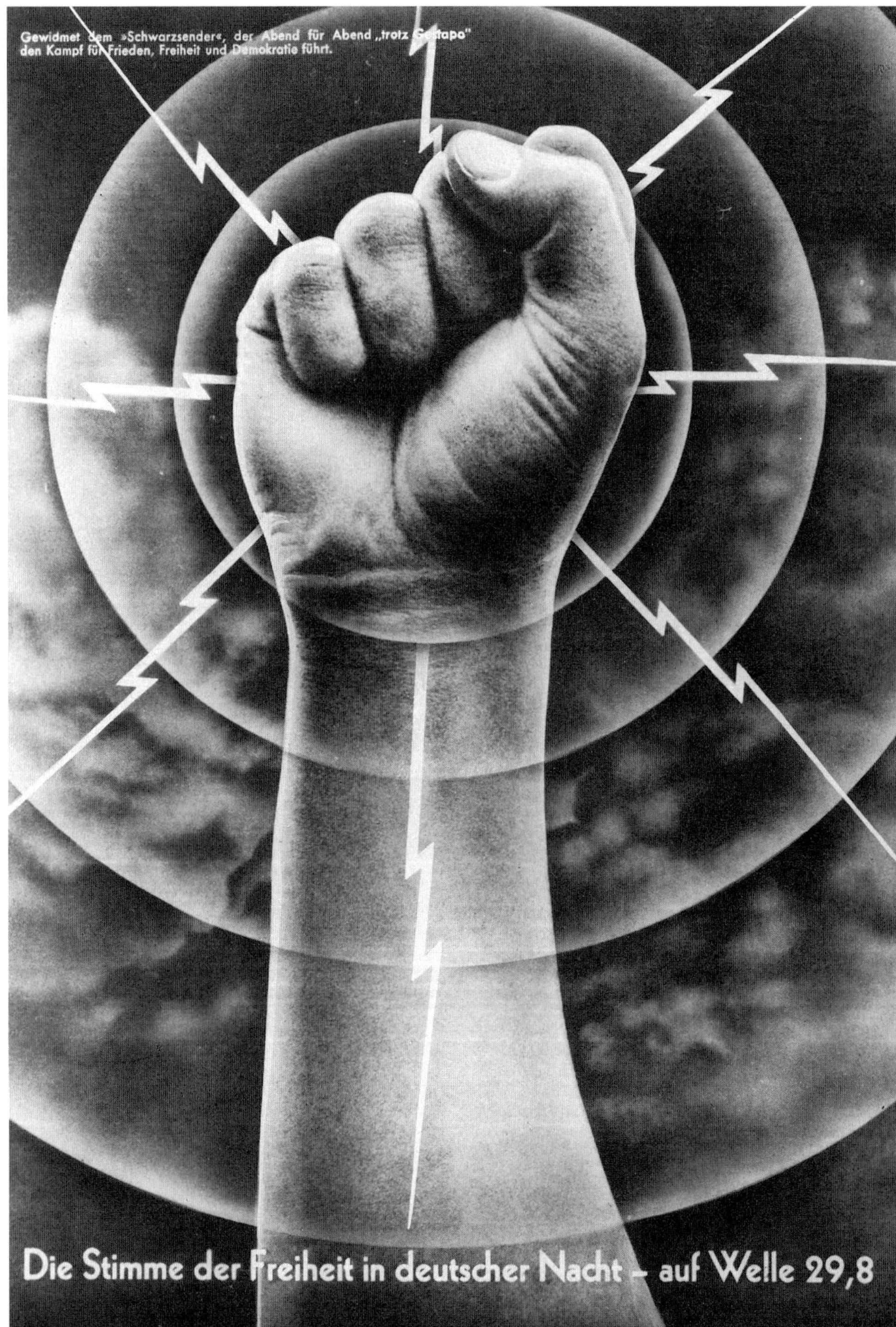
Gewidmet dem »Schwarzsender«, der Abend für Abend „trotz Gestapo"
den Kampf für Frieden, Freiheit und Demokratie führt.
Die Stimme der Freiheit in deutscher Nacht – auf Welle 29,8
Fotomontage: John Heartfield

Seite 53:

John Heartfield.
Alle Fäuste zu einer geballt . . .
AIZ/1934/Nr. 40

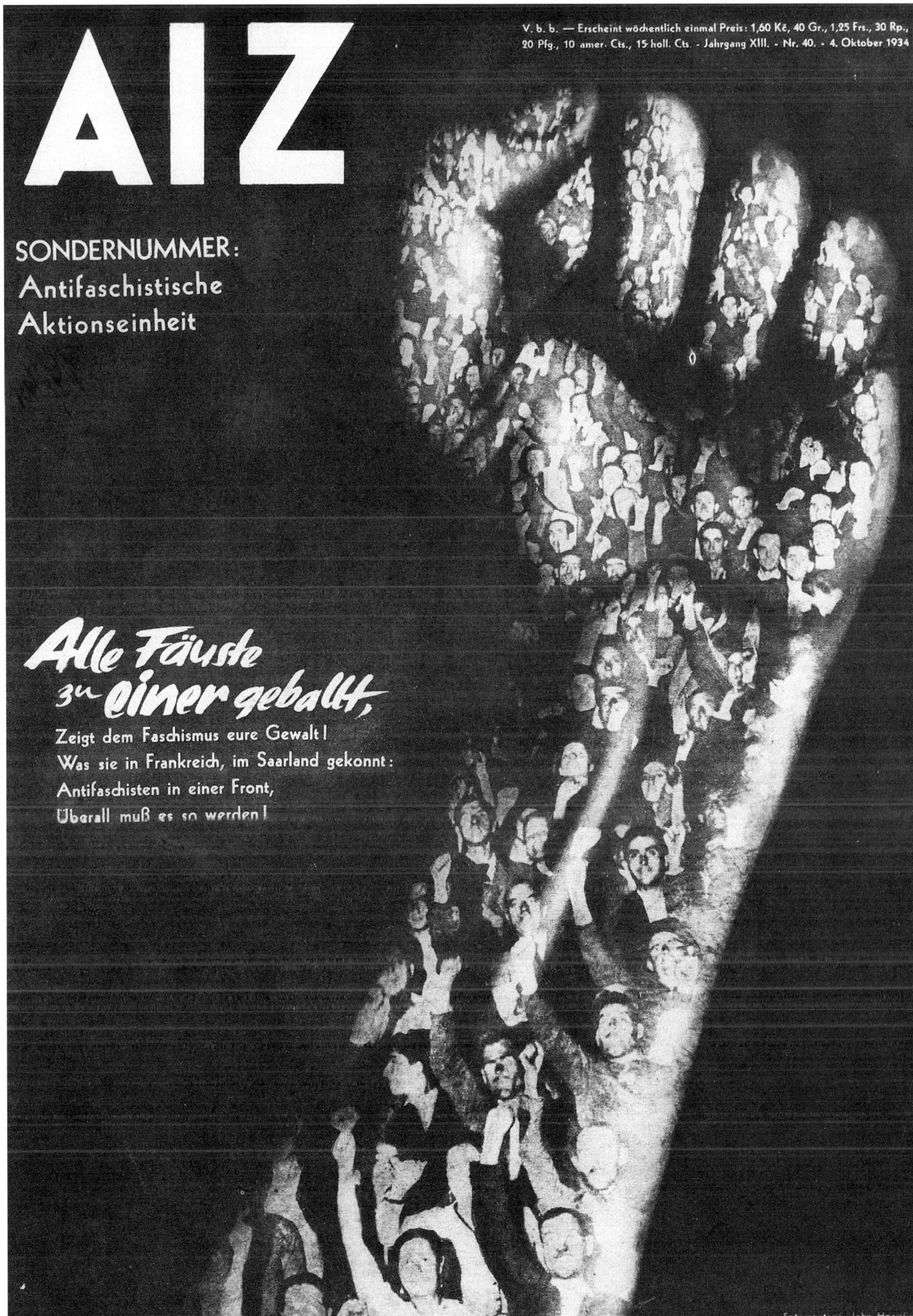
AIZ
V. b. b. — Erscheint wöchentlich einmal Preis: 1,60 Kč, 40 Gr., 1,25 Frs., 30 Rp., 20 Pfg., 10 amer. Cts., 15 holl. Cts. - Jahrgang XIII. - Nr. 40. - 4. Oktober 1934
SONDERNUMMER:
Antifaschistische
Aktionseinheit
Alle Fäuste
zu einer geballt,
Zeigt dem Faschismus eure Gewalt!
Was sie in Frankreich, im Saarland gekonnt:
Antifaschisten in einer Front,
Überall muß es so werden!
Fotomontage John Heartfield

Reichstagsbrandprozeß vor dem Reichsgericht in Leipzig. Georgi Dimitroff bei seiner ersten Rede vor Gericht am 3. September 1933

Hermann Göring vor dem Leipziger Reichsgericht am 4. November 1933. AIZ/1933/Nr. 45

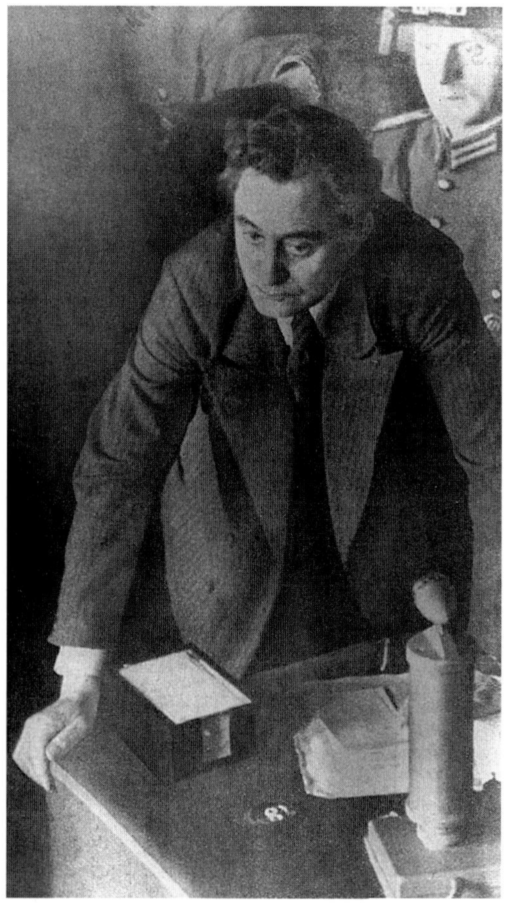

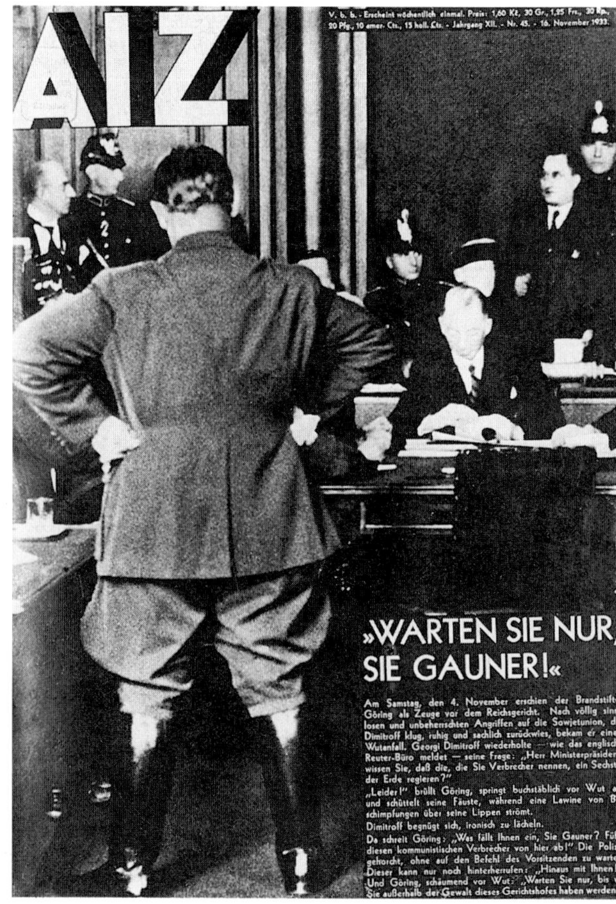

AIZ

V. b. b. - Erscheint wöchentlich einmal. Preis: 1,60 Kč, 30 Gr., 1,25 Frs., 30 Rp., 20 Pfg., 10 amer. Cts., 15 holl. Cts. - Jahrgang XII. - Nr. 45. - 16. November 1933.

»WARTEN SIE NUR, SIE GAUNER!«

Am Samstag, den 4. November erschien der Brandstifter Göring als Zeuge vor dem Reichsgericht. Nach völlig sinnlosen und unbeherrschten Angriffen auf die Sowjetunion, die Dimitroff klug, ruhig und sachlich zurückwies, bekam er einen Wutanfall. Georgi Dimitroff wiederholte — wie das englische Reuter-Büro meldet — seine Frage: „Herr Ministerpräsident, wissen Sie, daß die, die Sie Verbrecher nennen, ein Sechstel der Erde regieren?"

„Leider!" brüllt Göring, springt buchstäblich vor Wut auf und schüttelt seine Fäuste, während eine Lawine von Beschimpfungen über seine Lippen strömt.

Dimitroff begnügt sich, ironisch zu lächeln.

Da schreit Göring: „Was fällt Ihnen ein, Sie Gauner? Führt diesen kommunistischen Verbrecher von hier ab!" Die Polizei gehorcht, ohne auf den Befehl des Vorsitzenden zu warten. Dieser kann nur noch hinterherrufen: „Hinaus mit Ihnen!". Und Göring, schäumend vor Wut: „Warten Sie nur, bis wir Sie außerhalb der Gewalt dieses Gerichtshofes haben werden!"

Seite 55:

John Heartfield. *Der Richter – Der Gerichtete.* 1933 Reproduktionsvorlage für die AIZ/1933/Nr. 45. Geklebte Fotomontage. 44,3×36 Vgl. Pfäfflin 30/33

Konfrontation in der Montage: o. Der Richter: Dimitroff; u. Der Gerichtete: Ministerpräsident Göring. Text in der AIZ, mit Görings Tiraden: »Roter Strolch Verbrecher, Gesindel, Gauner an den Galgen!«

In der Nacht des Reichstagsbrandes wurden auf Görings Veranlassung der bulgarische Kommunist Georgi Dimitroff und 4000 kommunistische Funktionäre festgenommen.
Die Montage erschien bereits 12 Tage nach der Kontroverse zwischen dem Hauptangeklagten Georgi Dimitroff und dem Kronzeugen der Anklage, Göring, während des Reichstagsbrandprozesses am 4. November 1933: »Warten Sie nur, bis wir Sie außerhalb der Gewalt dieses Gerichtshofes haben werden!« (Göring). Der Angeklagte Dimitroff wurde im Prozeßverlauf zum Ankläger: »Sie haben wohl Angst vor meinen Fragen, Herr Ministerpräsident?« Dimitroff und seine Mitangeklagten wurden nach einer internationalen Protestkampagne freigesprochen. Die Montage wurde als Titelblatt im Braunbuch II »Dimitroff contra Göring. Enthüllungen über die wahren Brandstifter«, Edition du Carrefour, Paris, 1934 verwendet.

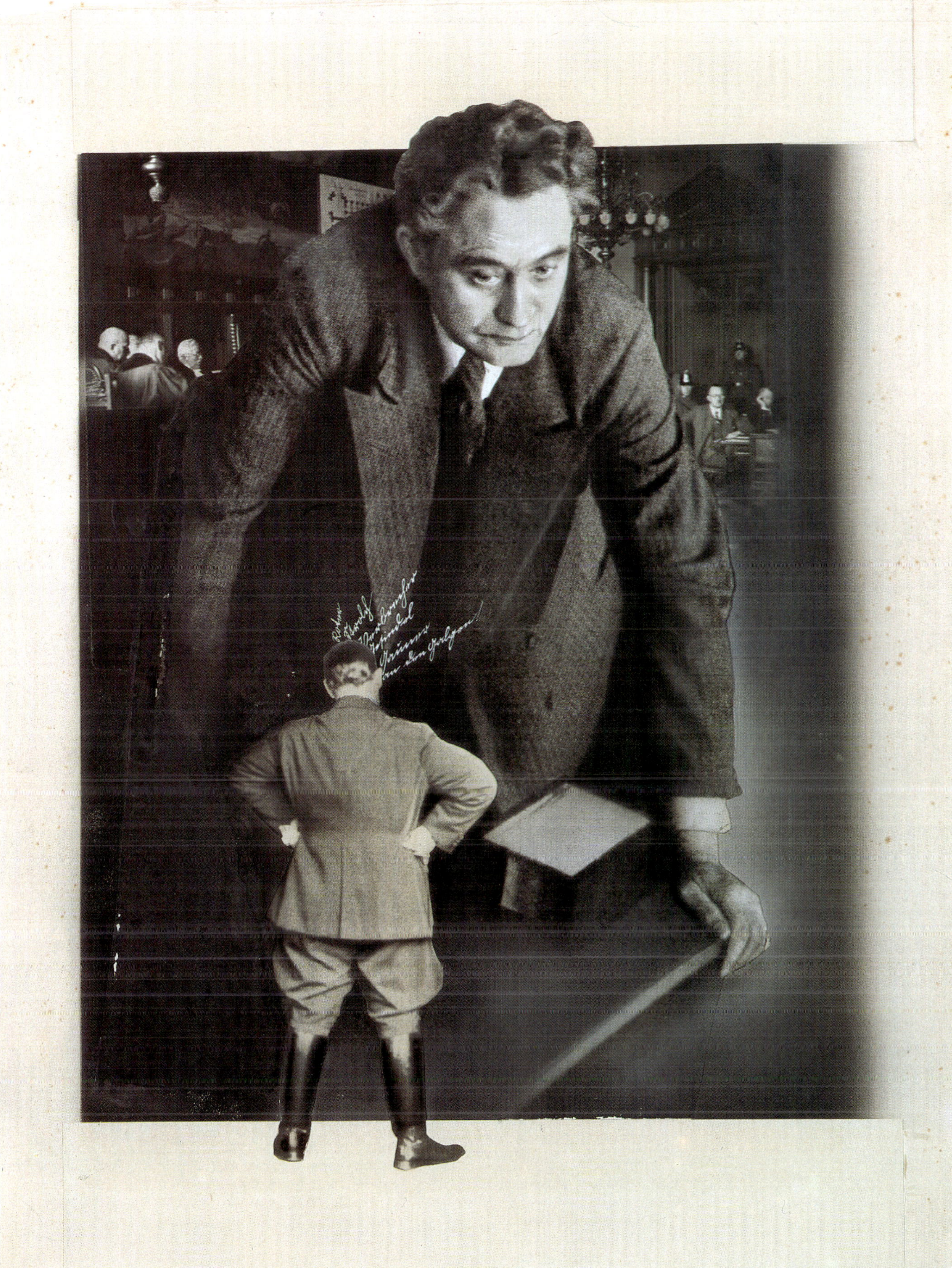

Hitler und Mussolini in Venedig.
Juni 1934

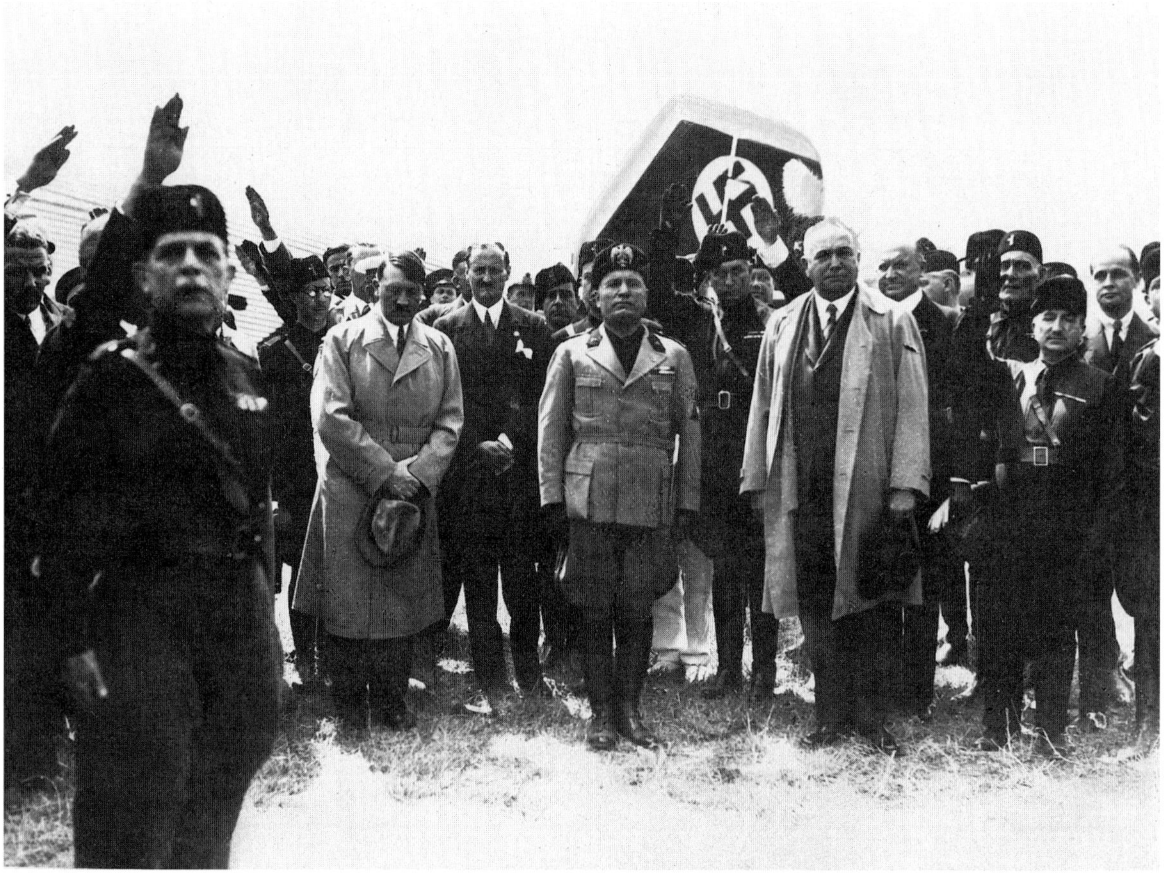

Seite 57:

John Heartfield. *Der Pakt von Venedig.* 1934
Reproduktionsvorlage für die AIZ/Nr. 26 vom 28. 6. 1934, S. 416 (Rückseite)
Geklebte Fotomontage. 44,5×43,1
Vgl. Pfäfflin 25/34

Text in der AIZ: Titel o.; Unterschrift: »Schluß mit dem Friedensgegurre! Stillgestanden! Wegtreten!« Die Befehle gelten den (gezeichneten) Tauben, die vor Hitler und Mussolini über den Marktplatz in Venedig marschieren. Hitlers Österreich-Politik wurde von Mussolini durch Truppenkonzentrationen beantwortet. Im Juni 1934 trafen sich Mussolini und Hitler erstmalig in Venedig.

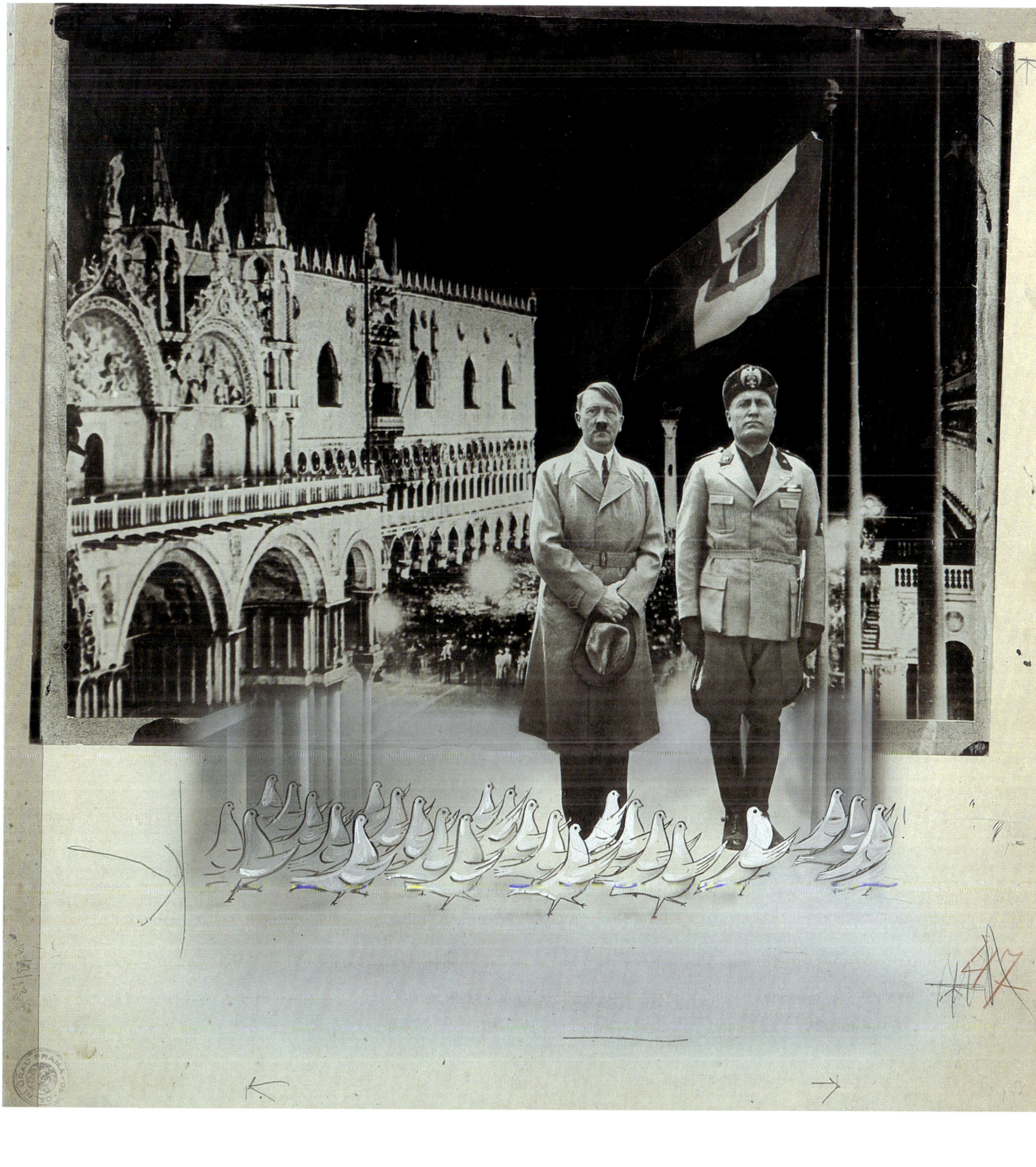

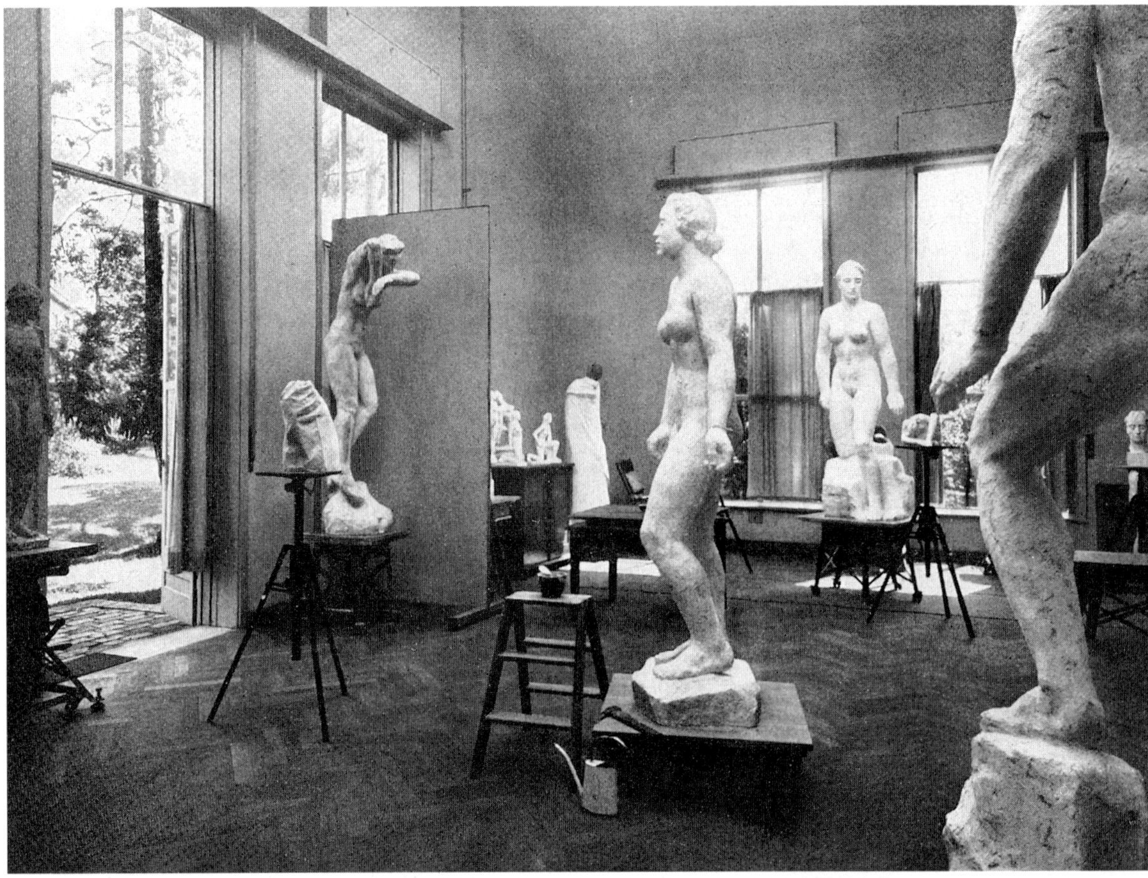

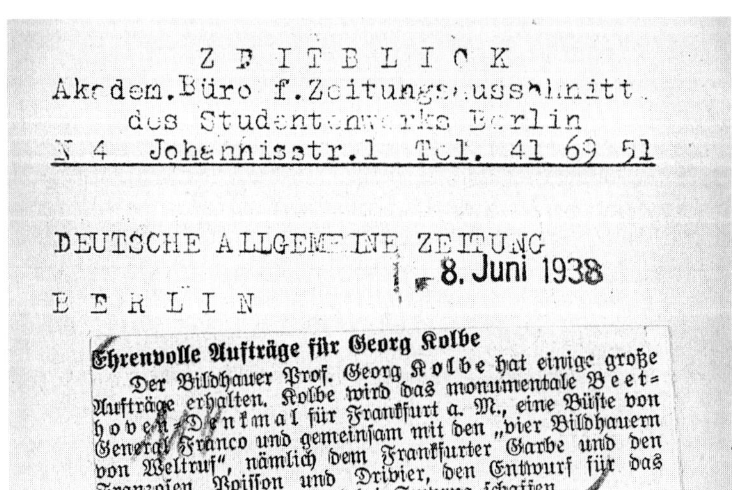

ZEITBLICK
Akadem. Büro f. Zeitungsausschnitt
des Studentenwerks Berlin
N 4 Johannisstr. 1 Tel. 41 69 51

DEUTSCHE ALLGEMEINE ZEITUNG
8. Juni 1938
BERLIN

Ehrenvolle Aufträge für Georg Kolbe
Der Bildhauer Prof. Georg Kolbe hat einige große
Aufträge erhalten. Kolbe wird das monumentale Beet-
hoven-Denkmal für Frankfurt a. M., eine Büste von
General Franco und gemeinsam mit den „vier Bildhauern
von Weltruf", nämlich dem Frankfurter Garbe und den
Franzosen Poisson und Drivier, den Entwurf für das
türkische Nationaldenkmal bei Smyrna schaffen.

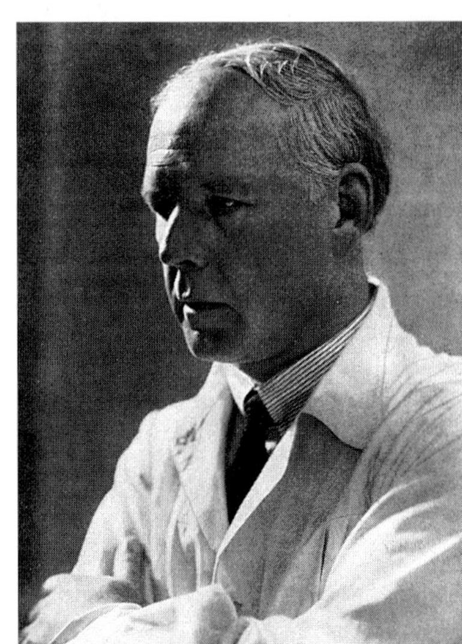

Georg Kolbes Atelier. Um 1933

Ehrenvolle Aufträge für Georg Kolbe. Notiz aus der »Deutschen Allgemeinen Zeitung«. Berlin. 8. Juni 1938

Georg Kolbe. Um 1933

Seite 59:

John Heartfield. *Brauner Künstlertraum.* 1938
VI/1938/Nr. 13. Kupfertiefdruck.
38×27 Bez. r. u.: John Heartfield
Vgl. Pfäfflin 9/38

Titel o.; darunter der nicht authentische Zeitungstext: »Der Berliner Bildhauer Georg Kolbe erhielt den ehrenhaften Auftrag, ein Denkmal des Generalissimus Franco zu schaffen. Gleichzeitig wurde er mit der Herstellung eines Beethoven-Denkmals für die Stadt Frankfurt am Main betraut. Berliner Zeitungsmeldung.«
U. Heartfields Kommentar: Selbstgespräch im Traum: »Franco und Beethoven, wie schaff' ich dies bloß? Am besten mach' ich wohl einen Kentauren, halb Tier, halb Mensch.«
Anlaß für die Montage war eine Notiz in der »Deutschen Allgemeinen Zeitung« (Berlin) vom 8. Juni 1938 (Vgl. Abb.), die Heartfield manipulierte. Ein Denkmal für Franco war nie im Gespräch, dafür entstand eine Bronzebüste.
Das Beethoven-Denkmal beschäftigte Georg Kolbe (1877–1947) seit 1926, es konnte während des Krieges nicht gegossen werden und wurde erst nach Kolbes Tod in Frankfurt/Main aufgestellt (Hinweis von Dr. Ursel Berger, Georg-Kolbe-Museum, Berlin).
Aus Rudolf G. Bindings Kolbe-Monographie benutzte Heartfield das Fotoporträt von Kolbe und eine Atelieraufnahme. Die plastische Figuration aus Beethovenkopf und Francos Uniform ist Heartfields Erfindung.

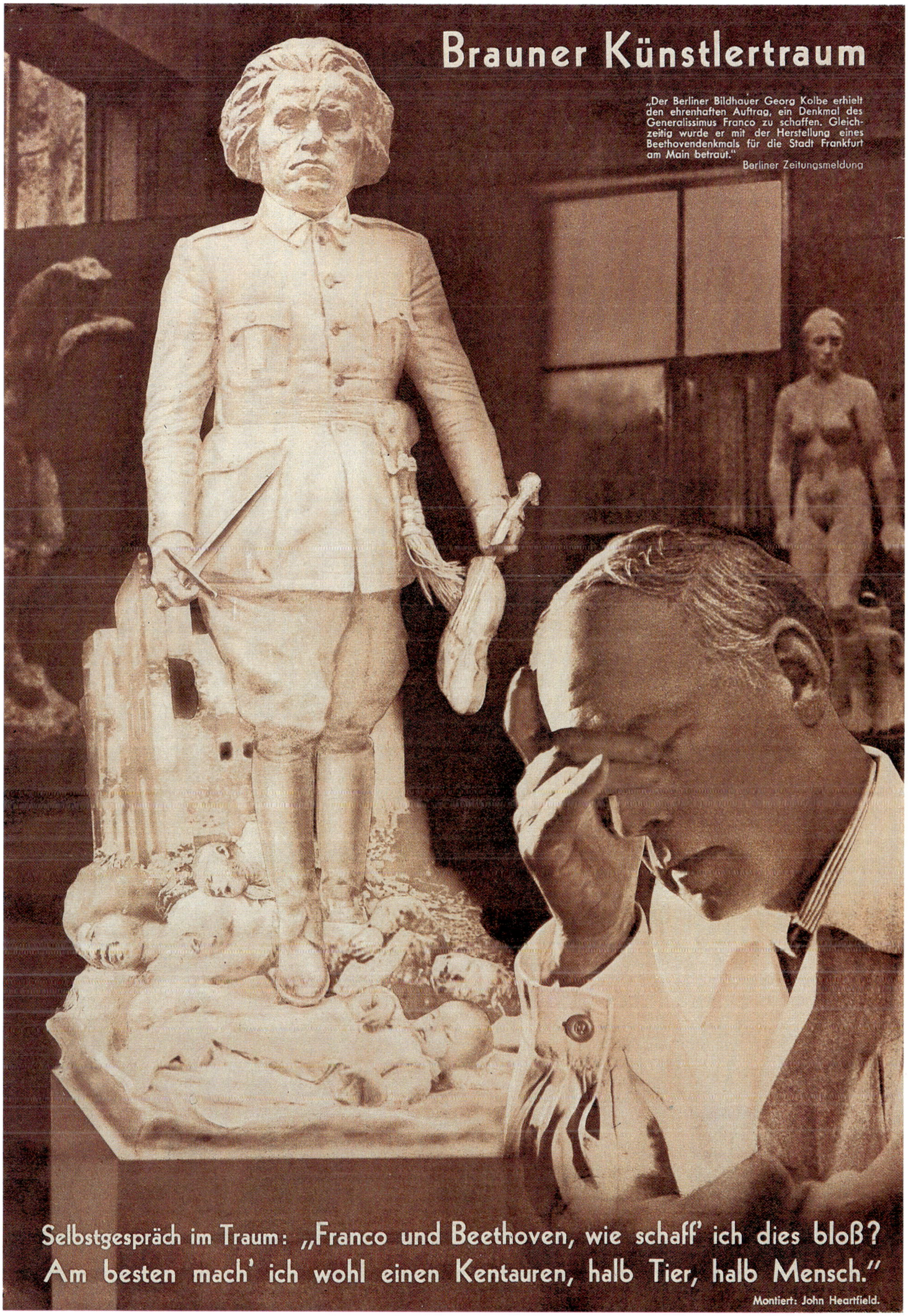
Brauner Künstlertraum
„Der Berliner Bildhauer Georg Kolbe erhielt den ehrenhaften Auftrag, ein Denkmal des Generalissimus Franco zu schaffen. Gleichzeitig wurde er mit der Herstellung eines Beethovendenkmals für die Stadt Frankfurt am Main betraut."
Berliner Zeitungsmeldung
Selbstgespräch im Traum: „Franco und Beethoven, wie schaff' ich dies bloß? Am besten mach' ich wohl einen Kentauren, halb Tier, halb Mensch."
Montiert: John Heartfield.

Gestellte Figur

John Heartfield. *Zwangslieferantin von Menschenmaterial.* 1930
Reproduktionsvorlage für die AIZ/ Nr. 10 vom 12. 3. 1930 S. 183
Geklebte Fotomontage. 51,5×39 (40,5×30,4) Bez. r. u.: John Heartfield
Vgl. Pfäfflin in 2/30

Text in der AIZ: Titel; Unterschrift: Nur Mut! Der Staat braucht Arbeitslose und Soldaten! Vgl. Abb. Seite 124.
Dasselbe Modell der Schwangeren (»Die Gebärmaschine«) in Otto Rühle: Illustrierte Kultur- und Sittengeschichte des Proletariats. – Berlin, 1930, vor S. 1 (Frontispiz); Magazin für Alle. – Berlin, Februar 1931, S. 15.
Spätere Text-Variante in »Leben und Werk«. Tafel 135 nur mit der Unterschrift »Ihr Mütter lasset eure Kinder leben . . .«, Zeile aus Bertolt Brechts Gedicht »An meine Landsleute«, 1950

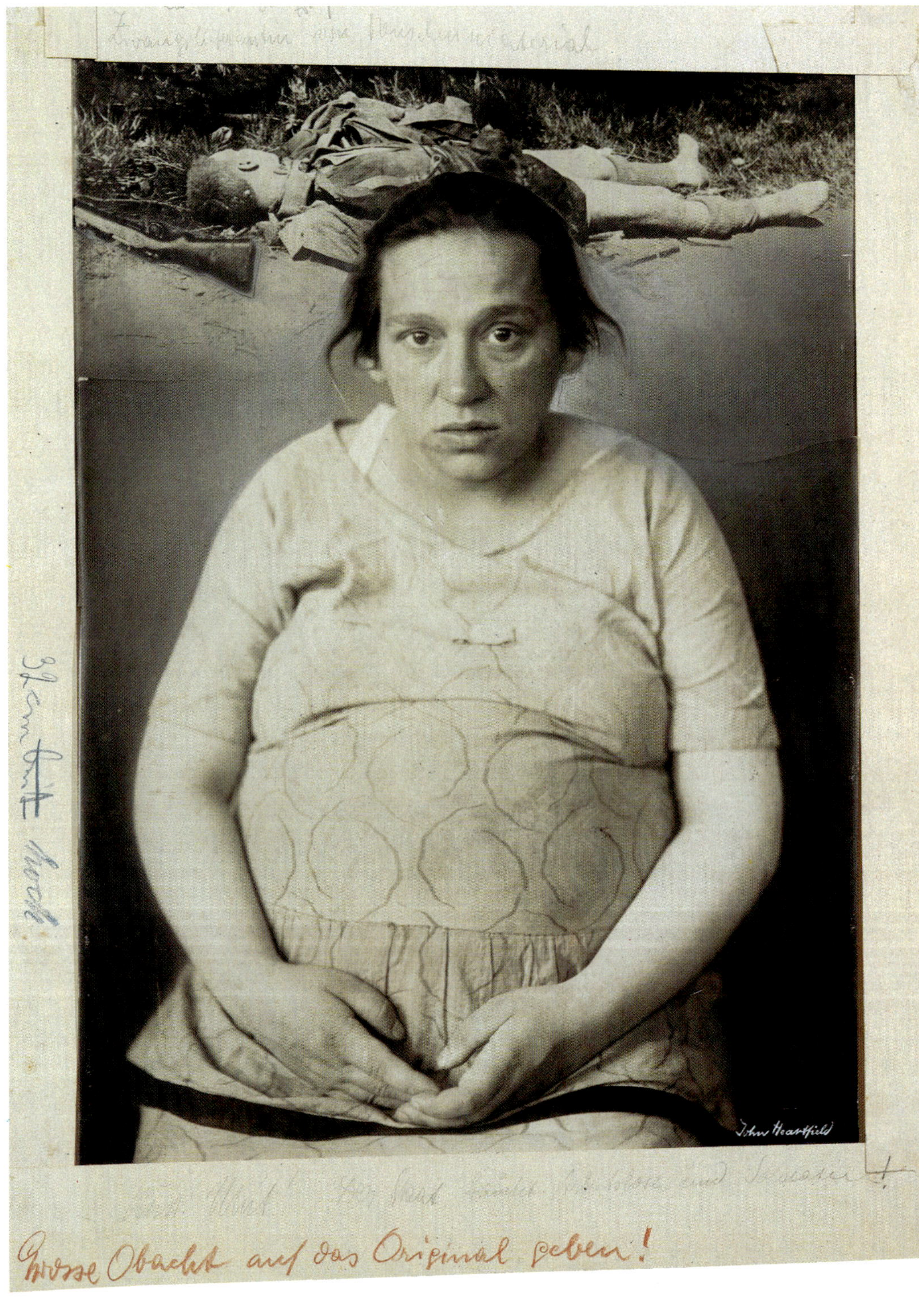

Viele der Bildideen Heartfields konnten nur verwirklicht werden, wenn im Fotoatelier eine Person oder eine bestimmte Geste für die Kamera sinnfällig in Szene gesetzt wurden. Er selbst agierte dabei als Regisseur, wobei ihm seine Erfahrungen als Bühnenbildner zugute kamen: das Hineinstellen von posierenden oder kostümierten Figuren in eine fertige Dekoration. Da der Fotomonteur – von Ausnahmen abgesehen – nicht selbst fotografierte, übertrug er diese Aufnahmen Berufsfotografen wie János Reismann oder Arbeiterfotografen wie Bruno Hess[54], Erich Rinka und anderen. Immer brachte der Regisseur die Inszenierung auf den äußersten Punkt ausdrucksvoller Gebärde, der ganz seiner Bildvorstellung entsprach. Den arg strapazierten Fotografen hat Heartfield dabei stets die optimalsten Bildlösungen abverlangt.

Die gestellte Figur Heartfields hat ihren historischen Hintergrund. Schon zur Jahrhundertwende hatte die Bildnisfotografie im Visitenkartenformat als das »Bild für Millionen« die Familienalben der Bürger und Proletarier erobert. Es gab kaum ein Fotoatelier ohne Kostümfundus mehr. Einmal auf Urlaub, sah sich der Städter unversehens im zünftigen Aufputz des Salontirolers im Atelier vor der gemalten Kulisse mit Almhütte und Bergeshöh wieder. Vom Fotografen war er hineingestellt in eine illusionäre Atelierwirklichkeit von Natur, die – so Walter Benjamin in seiner »Kleinen Geschichte der Photographie« –, doch recht »zweideutig zwischen Exekution und Repräsentation, Folterkammer und Thronsaal«[55] angesiedelt war. Diese massenhafte, schematisierte Bildtypologie war auch für Heartfield eine Konvention, die er politisch pointiert aufbrechen und weiterführen konnte.

Gestellte Figuren und Gebärden finden sich schon in Heartfields Wahlplakaten der zwanziger Jahre. Man denke nur an sein berühmtes Plakat »5 Finger hat die Hand« von 1928, für das Heartfield Hunderte Aufnahmen von Arbeiterhänden fertigen ließ, um dann eine auszuwählen. Auf ähnliche Weise entstand die Montage »Ob schwarz, ob weiß – im Kampf vereint« 1931 in Moskau. János Reismann erinnerte sich: »Die schwarze Hand hatte er schon gemacht, die weiße hatte er noch nicht. Da sagte Johnny zu mir: ›Komm Reissi, wir werden einen weißen Arm mit Faust schon finden‹. Und tatsächlich, wir schlenderten solange auf dem Gelände der Filmgesellschaft ›Meshrapbom‹ herum, bis wir den Mann fanden und ich rasch die Aufnahme machte und er selig damit fortging.«[56]

Das Experimentierfeld der gestellten Figuration aber war der Buchumschlag. »Was geht hier vor?« – steht über dem fotografischen Bilderbogen von János Reismann.[57] – Wenn das keine Baukommission, kein Rekordsitzen und keine Wette ist, was ist es dann? – Der Regisseur dieser kuriosen Gerüstkletterei ist der schmächtige Mann im hellen Anzug, John Heartfield, der hier die Anweisungen für seinen Buchumschlag zu Upton Sinclairs Roman »So macht man Dollars« gibt. So geschehen im Jahre 1931 vor einem Hause unweit des Malik-Verlages in der Passauer Straße in Berlin. Die Akteure dieser Szene sind Bruder Wieland, Paul Urban, Hans Franke und einige anonyme Herren im Frack und Zylinder. Das ist schon ein Gaudi, wie Heartfield da die Herren aus seinem Bekanntenkreis auf und ab sitzen läßt, sie zielstrebig auf den »fruchtbaren Moment« der Bildvorstellung hinlenkte, die Kamera mehrmals Klick machte, bis das geeignete Foto mit den Leuten für das Dollar-S im Kasten war. Ein postdadaistisches Happening mit gezieltem, zweckmäßigen Hintergrund.

In den Jahren der Weltwirtschaftskrise ließ Heartfield im Foto-Studio eine Reihe von Aufnahmen einer schwangeren Proletarierin anfertigen. Eine davon benutzte er 1930 als Frontispiz zu Otto Rühles »Illustrierter Kultur- und Sittengeschichte des Proletariats«. In der Montage »Zwangslieferantin von Menschenmaterial« konfrontierte Heartfield die Schwangere vor einem neutralen Grund mit dem Dokumentarfoto eines gefallenen, jungen Soldaten: eine Situation, die der Mutter in der sinnenden Vorstellung erscheint. »Diese Leiche bildet perspektivisch den Hintergrund des Bildes. Ganz bewußt ist der Übergang von diesem Hintergrund zum großen Vordergrund vertuscht, damit die realistische Perspektive gewahrt bleibt. So ist der Leichnam, der sich in der optischen Perspektive befindet, unvermeidbar auch in der sozialen Perspektive vorhanden. Der aufgetriebene Bauch der schwangeren Arbeiterin und der hinter ihr liegende tote Soldat bilden eine dialektische Einheit. Der Soldat liegt nicht in einer räumlichen, sondern in einer zeitlichen Distanz.« Sergej Tretjakow meinte abschließend: »Diese Arbeit ist die dialektischste und ökonomischste von allen, die Heartfield gemacht hat.«[58]

Wie in seinem Selbstbildnis mit Zörgiebel von 1929, so kombinierte Heartfield auch in seiner berühmten Montage »Der Sinn des Hitlergrußes« aus dem Jahre 1932 Dokumentaraufnahme und gestellte Figur miteinander. Die zeitgenössische Fotografie zeigt den »Führer« bei der Fahnenweihe einer Sturm-Abteilung in der rituellen Haltung weihevoller Selbstversenkung und in der für Hitler so eigentümlich saloppen Ausübung des nazistischen Heilgrußes. Mit unfehlbarem Blick hatte Heartfield die Doppelbödigkeit dieser mythischen Geste aufgedeckt und darin den Vorgang der Bestechung erkannt. Sie ist – so Günther Anders – »Grußhand und die Hand des bezahlten Agenten«. Um dieses zu veranschaulichen, mußte die Figur des Geldgebers im Atelier erst einmal gestellt und dann fotografiert werden. In der gedruckten Fassung der Montage hat Heartfield dann das Gesicht des Mannes teilweise abgedeckt und damit das konkrete Modell in einen anonymen Typus verwandelt. In der gestischen Beziehung und in den Größenverschiebungen ist das Verhältnis der Figuren von größter Prägnanz. Der Teufel steckte aber auch hier im Detail. Die Geldscheine waren im Kontext viel zu klein, sie mußten vergrößert werden, um den Vorgang der Bestechung ins Blickfeld zu rücken: »Kleiner Mann bittet um große Gaben«. Nicht etwa ein Scheck, sondern bares Geld wechselt den Besitzer. Indem Heartfield den »Führer« bei seinen demagogischen Worten »Millionen stehen hinter mir« nahm, entlarvte er die damals noch kaum bekannte Finanzierung der Nationalsozialistischen Deutschen Arbeiterpartei (NSDAP) durch das Finanzkapital.

Gestellte Figur – das konnte auch ein nachgestelltes Vor-Bild sein. Heartfields Freund George Grosz hatte das Anfang der zwanziger Jahre mit dem Großindustriellen Hugo Stinnes vorgeführt, der den sozialdemokratischen Reichspräsidenten Friedrich Ebert als Hampelmann nach seiner Pfeife tanzen läßt. Dieses Bildmuster hat der Fotomonteur mit den Akteuren des Jahrganges 1933 neu ausgestattet: Thyssen und Hitler.

In den Jahren der braunen Barbarei stand Heartfield die Vision vom »finsteren Mittelalter« vor Augen, als er 1934 im Prager Exil seine Montage »Wie im Mittelalter . . . so im Dritten Reich« mit beträchtlichem inszenatorischem Aufwand schuf. Sie führte ihn vom Motiv des mittelalterlichen Märtyrers zu einer sinnbezüglichen Analogie, die für seine Montage zweier deutlich voneinander abgegrenzter Bildfelder strukturbestimmend wurde. Unverändert zitierte er im oberen Feld die spätgotische, 1483–1489 entstandene Reliefdarstellung mit dem Martyrium des heiligen Georg, die sich in einem Maßwerkfenster am Ostende des nördlichen Seitenschiffes der Stiftskirche St. Georg in Tübingen befindet. Bei aller Schönheit der Gestaltung übersieht man leicht die grausamen Umstände des Todes des Märtyrers, dem man die Knochen brach, bevor er aufs Rad geflochten wurde und der erst nach einem langen, qualvollen Leiden starb. Heartfield hat dann das kunsthistorische Vor-Bild nachgestellt, wobei auch das SPD-Wahlplakat von Karl Geiss eine Rolle spielte. Eines war von vornherein klar, die Figur ließ sich aus vorhandenen Fotografien nicht zusammenmontieren. Also mußte sie gestellt, richtiger auf ein einfaches Holzkreuz gelegt werden. Der junge Schauspieler Erwin Geschonneck[59] war Heartfields Modell in Prag. Der Fotomonteur fotografierte diesmal selbst, bei grellem Tageslicht. Eine Schattenbildung auf den Körperpartien war damit ausgeschlossen, sie war das Ergebnis nachträglicher Retusche. Die gleichmäßige Spritzretusche machte so auch den Hintergrund räumlich unbestimmbar. Der naturalistische Körper und das kalt stilisierte Hakenkreuz befinden sich auf diesem Grund in einem eigentümlichen Schwebezustand der Entrückung. Im Gegensatz zur aktiven Gebärde des mittelalterlichen Märtyrers ist Heartfields Modell ein passivischer Zug eigen. Der Gemarterte ist der technisch perfekten Tötungsmaschinerie des im Uhrzeigersinn rotierenden Hakenkreuzes schicksalhaft ausgeliefert. Es hat den Anschein, als hätte Heartfield über den Sinn der Montage hinaus auch dem anonymen Schöpfertum des mittelalterlichen Steinmetzen ein Denkmal setzen wollen. Unverkennbar ist dies auch eine Hommage für die Idee und Praxis kollektiver Arbeit über die Zeiten hinweg, der sich der Fotomonteur immer verpflichtet fühlte.

Seite 63:

Gestelltes Figurenarrangement von John Heartfield für den Buchumschlag »So macht man Dollars« von Upton Sinclair (Aufnahmen von Janós Reismann). Berlin. 1931

John Heartfield. Buchumschlag »So macht man Dollars« von Upton Sinclair. Malik-Verlag, Berlin. 1931

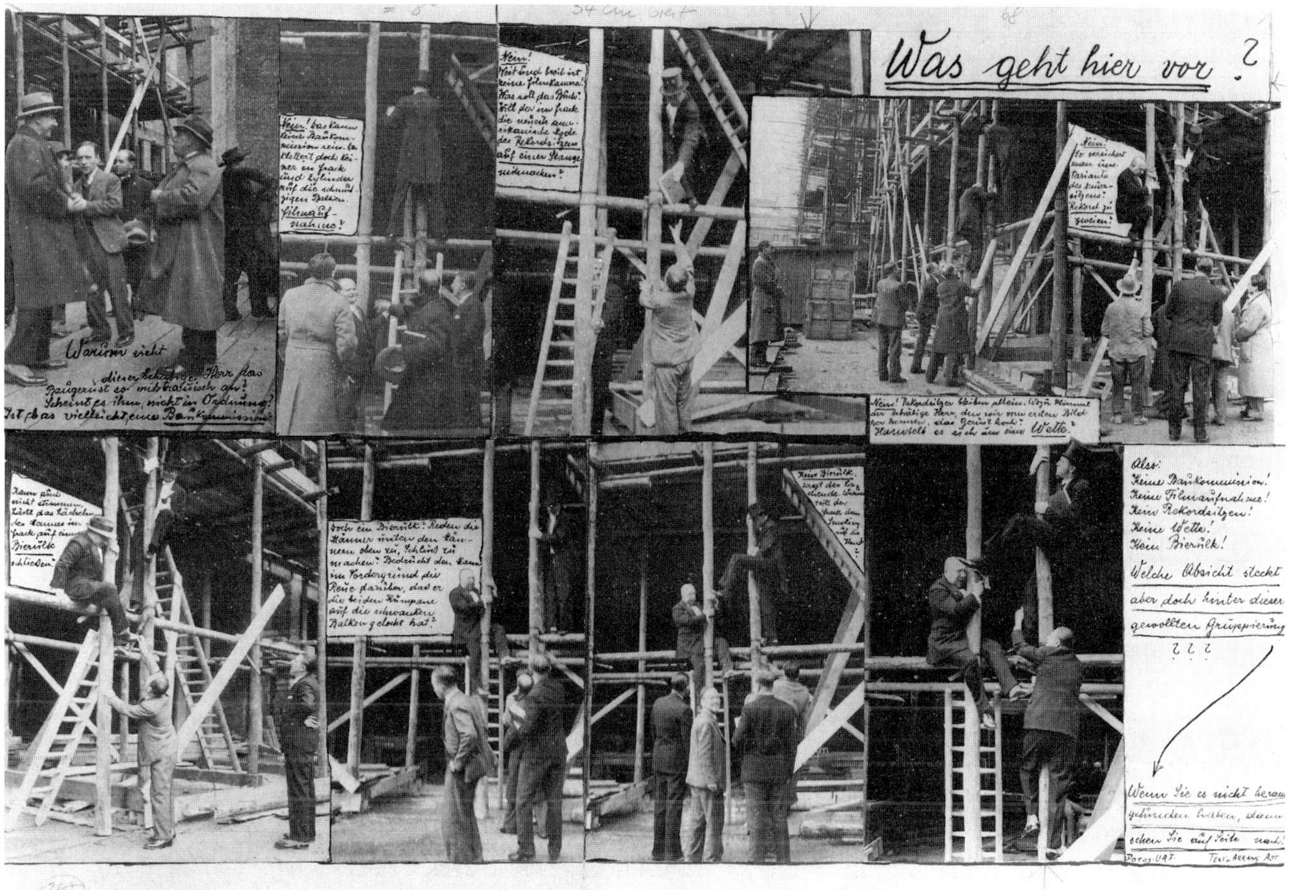
Was geht hier vor?
Also:
Keine Baukommission!
Keine Filmaufnahme!
Kein Rekordsitzen!
Keine Wette!
Kein Bierulk!
Welche Absicht steckt aber doch hinter dieser gewollten Gruppierung
???
Wenn Sie es nicht herausgefunden haben, dann sehen Sie auf Seite nach!
Fotos: URT. Text u. Arrang. A.T.

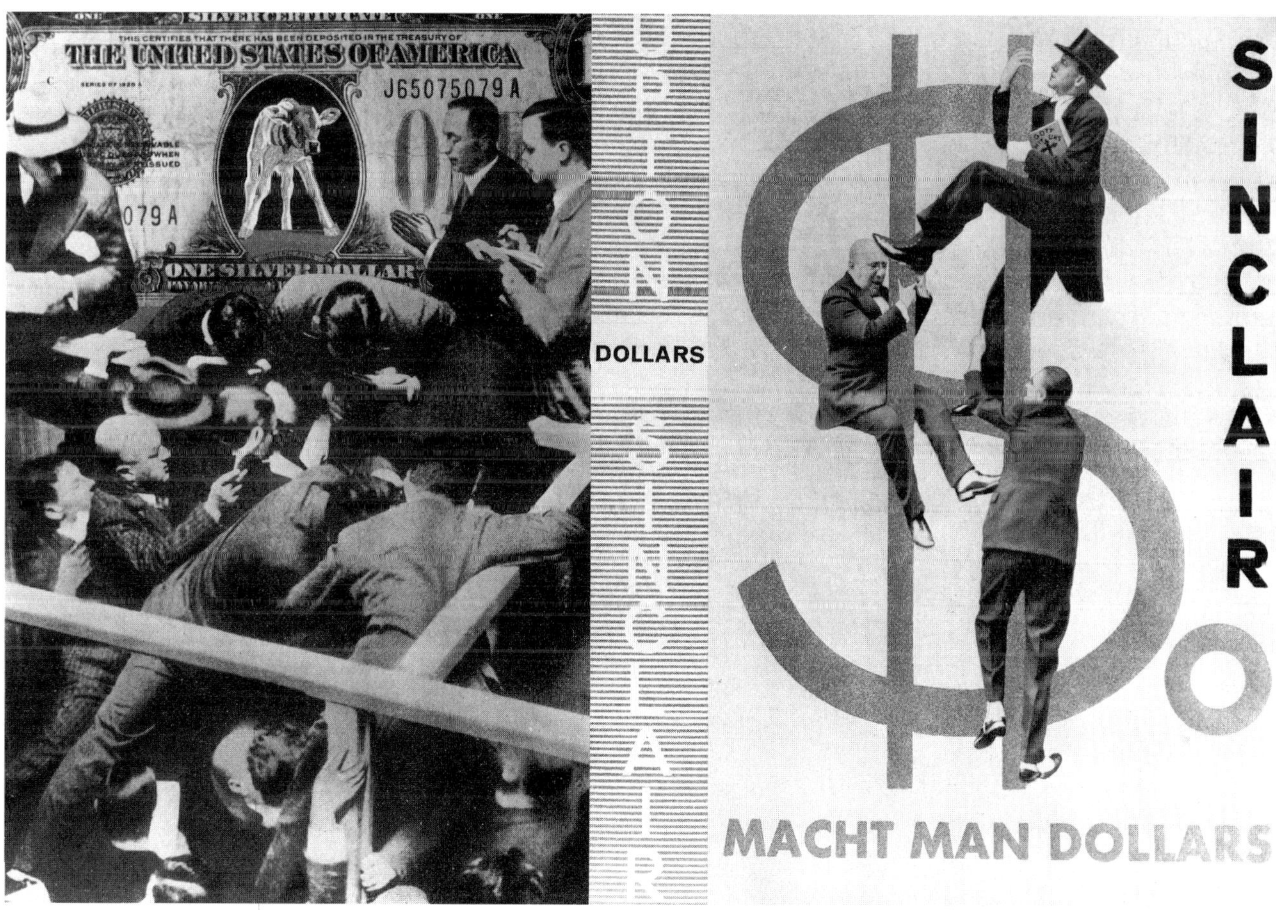
THE UNITED STATES OF AMERICA
J65075079A
ONE SILVER DOLLAR
UPTON SINCLAIR
DOLLARS
SINCLAIR
MACHT MAN DOLLARS

Adolf Hitler bei einer Fahnenweihe der SA

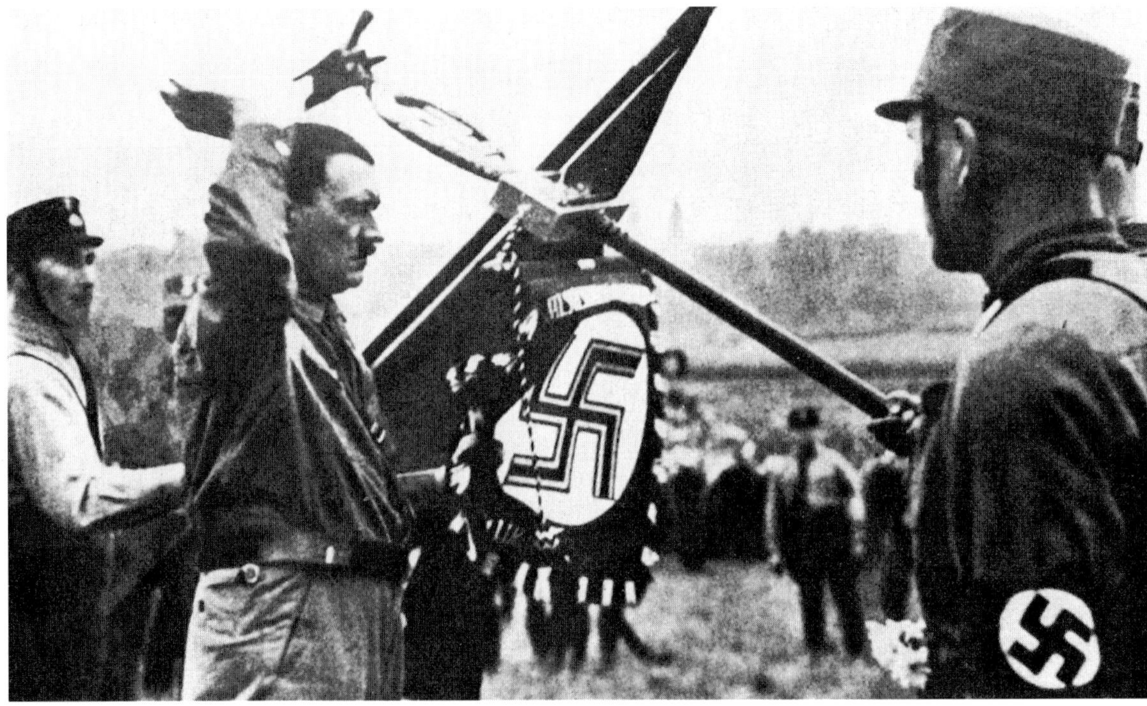

Seite 65:

John Heartfield. *Der Sinn des Hitlergrusses.* 1932
Reproduktionsvorlage für die AIZ/Nr. 42 vom 16. 10. 1932
S. 985 (Titelblatt). Geklebte Fotomontage. 38×27,5
Vgl. Pfäfflin 11/32

Anlaß war die finanzielle Unterstützung Hitlers und der Nazipartei durch das Monopolkapital. So veranlaßte das Rheinisch-Westfälische Kohlensyndikat auf Initiative von Emil Kirdorf die Großunternehmen, pro Tonne geförderter Kohle 5 Pfennige an die NSDAP abzuführen. Am 26. Januar 1932 trugen Hitler und Göring ihre Pläne im Düsseldorfer Industrie-Klub vor. Einen Monat nach Erscheinen der Montage forderten führende Bankiers und Industrielle den Reichspräsidenten von Hindenburg auf, Hitler zum Kanzler zu ernennen. Am 4. Januar 1933 traf sich Hitler mit Franz von Papen im Hause des Kölner Bankiers Kurt von Schröder.
In »Leben und Werk«, Tafel 153, neue, vereinfachte Druckfassung: Millionen stehen hinter mir (o.), Der Sinn des Hitlergrusses (u.).
Vgl. Abb. Seite 174

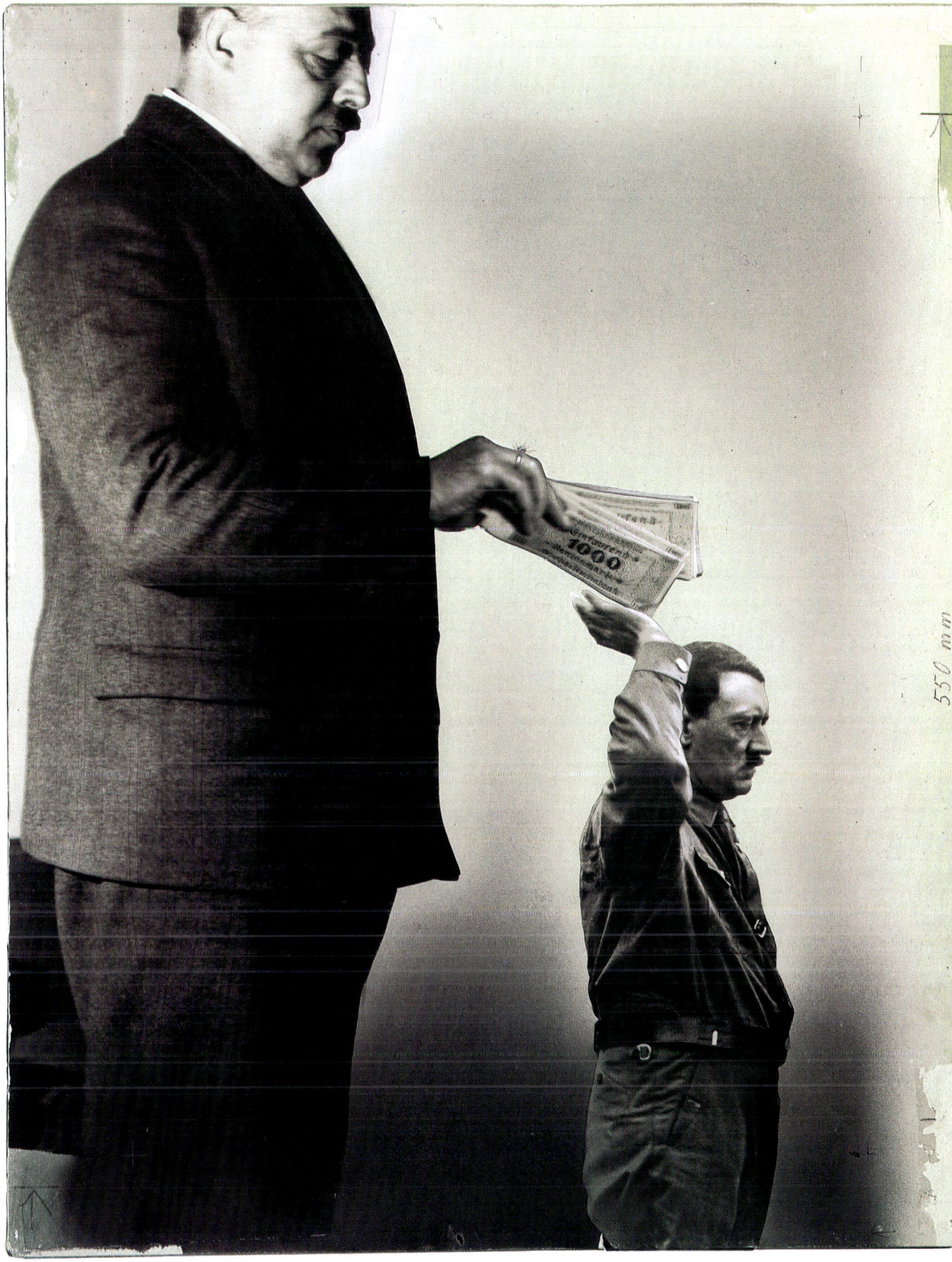
1000
550 mm

Porträt Fritz Thyssen. Aus: AIZ/1933/Nr. 30

George Grosz. *Stinnes und sein Präsident.* Federzeichnung. 1922/23

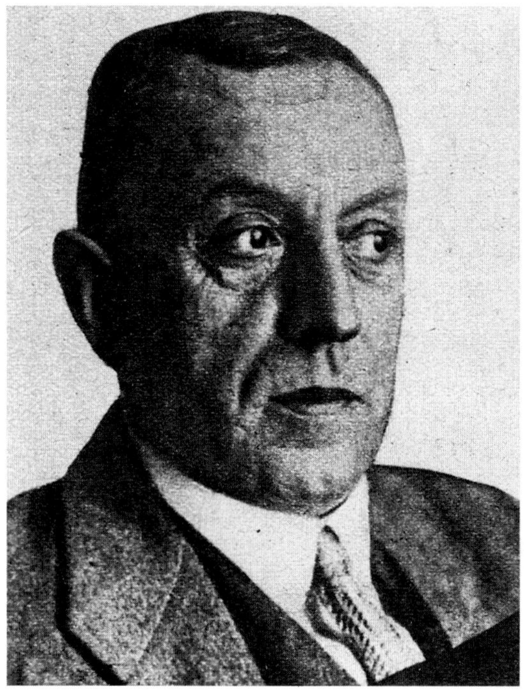

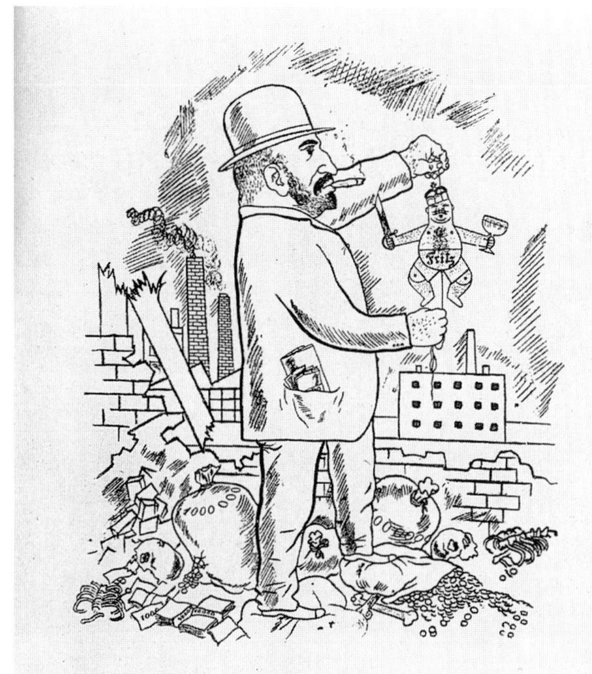

Seite 67:

John Heartfield. *Werkzeug in Gottes Hand? Spielzeug in Thyssens Hand!* 1933 Reproduktionsvorlage für die AIZ/Nr. 31 vom 10. 8. 1933 (Titelblatt). S. 529. Geklebte Fotomontage. 41,6×31,6 (nicht rechtwinklig) Vgl. Pfäfflin 18/33

Text in der AIZ: Titel u.; darunter: Der Führer fühlt sich bei der Vollbringung seiner Aufgabe als »Werkzeug in Gottes Hand« (Kube, preußischer Staatsrat, Oberpräsident der Mark Brandenburg, Führer der Nationalsozialisten im Preußischen Landtag)/Der Großindustrielle Fritz Thyssen, Eigentümer eines Vermögens von 125 Millionen Mark, Leiter eines der größten deutschen Trusts, wurde zum Wirtschaftsdiktator des wichtigsten deutschen Industriegebiets, Rheinland-Westfalen, ernannt.

Eine der Montagen Heartfields, die die Verbindung Hitlers und seiner Partei zum Monopolkapital aufdecken. Bereits Mitte November 1932 hatten die Industriellen Thyssen, Schacht und Vögler von Hindenburg gefordert, Hitler zum Reichskanzler zu ernennen. Am 28. Januar 1933, zwei Tage vor der »Machtergreifung«, trafen sich in geheimer Sitzung Hitler, Göring und Röhm mit Thyssen und weiteren Industriellen.

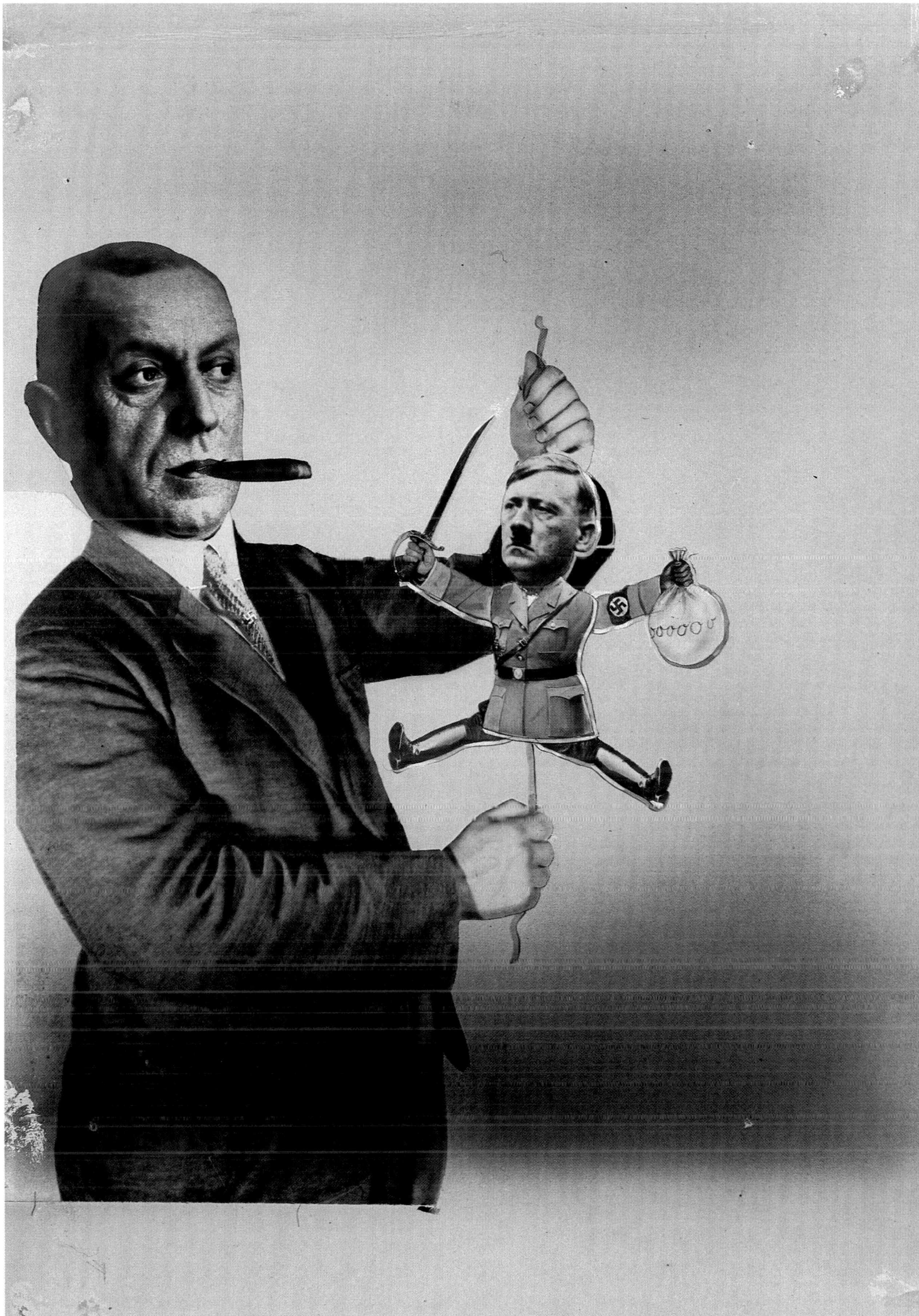

Karl Geiss. *Der Arbeiter im Reich des Hakenkreuzes!* Plakat. 1932

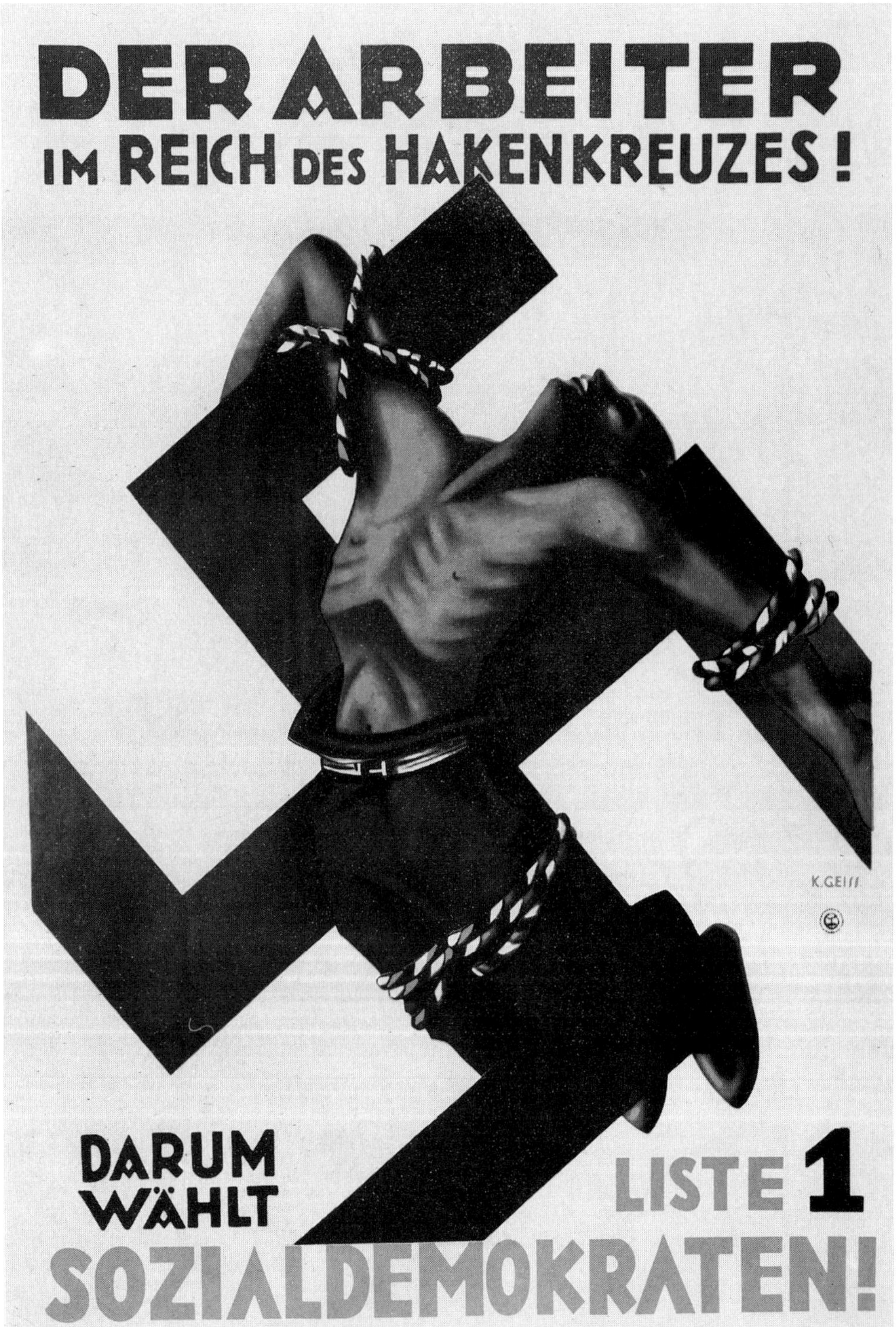
DER ARBEITER
IM REICH DES HAKENKREUZES!
K.GEISS
DARUM WÄHLT
LISTE 1
SOZIALDEMOKRATEN!

Seite 69:

John Heartfield. *Wie im Mittelalter . . . so im Dritten Reich.* 1934
Reproduktionsvorlage für die AIZ/Nr. 22 vom 31. 5. 1934, S. 352. Geklebte Fotomontage. 59,6×35,8
Vgl. Pfäfflin 21/34

Bildnerisches Epitaph für die Opfer der Hitlerdiktatur durch sinnbezüglichen Vergleich mit der Barbarei im Mittelalter. Text in der AIZ: Titel o.; Notiz der Redaktion: »Aufs Rad geflochtener Mann in einer alten Stiftskirche in Tübingen.« Vgl. Abb. Seite 115. Der nackte Mann auf dem Hakenkreuz ist der junge Schauspieler Erwin Geschonneck. Er berichtet: »Es war sehr heiß, als wir die Aufnahmen machten. Wir gingen auf das Dach eines kleinen niedrigen Hauses, auf dem Johnny von Genossen ein Holzgestell hatte errichten lassen, denn er brauchte ungefähr die Haltung des Körpers. Dieses Holzgestell war ein Kreuz, natürlich nicht so ein Hakenkreuz wie auf der Montage, sondern ein Holzkreuz . . . Es war etwa einen Meter über dem Boden, und ich mußte die ganze Zeit nackt darauf liegen, bis er mit seiner Leica alles mehrere Male fotografiert hatte.« In: Geschonneck, Erwin: Meine unruhigen Jahre. – Berlin, 1984. – S. 59

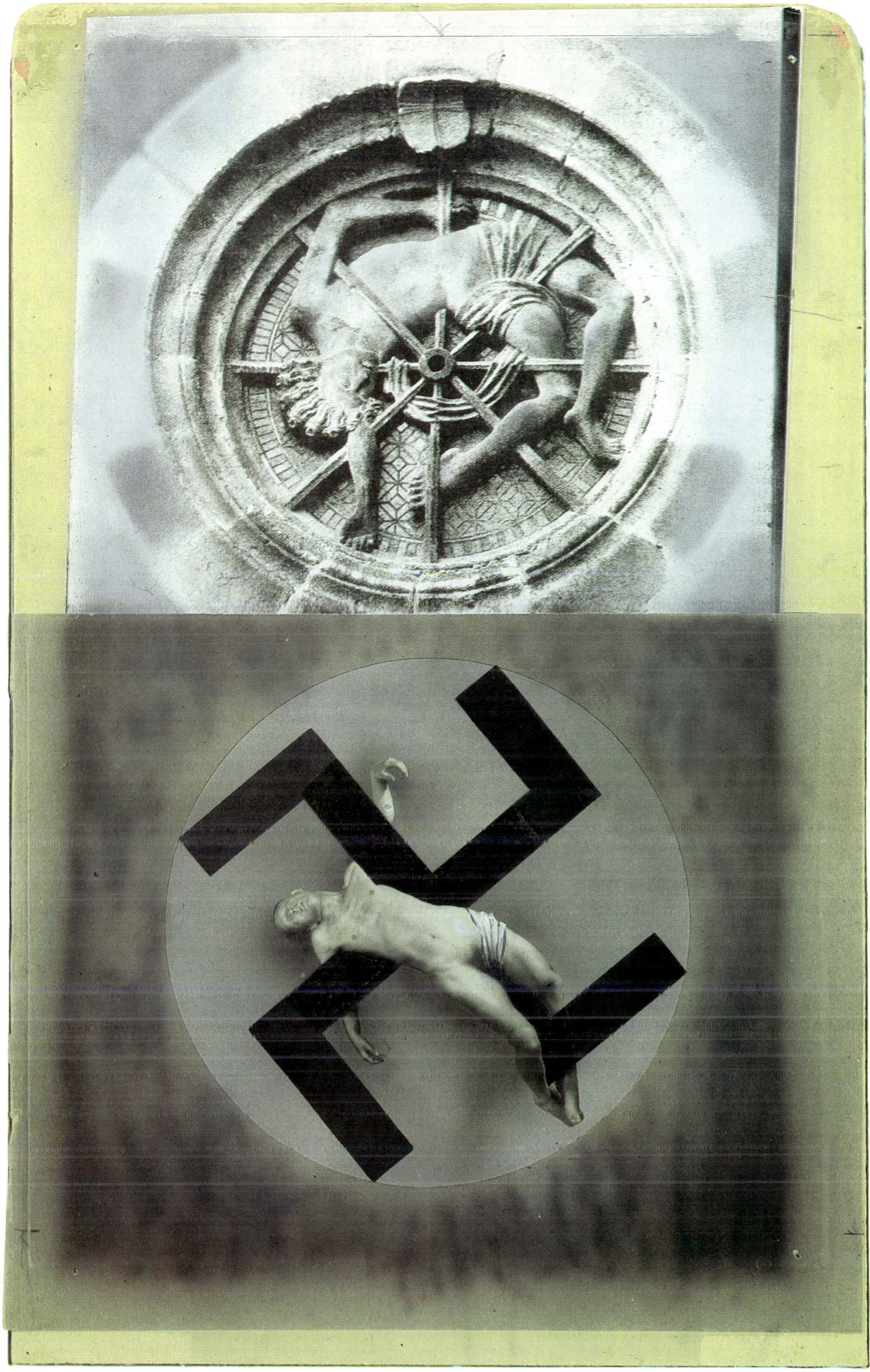

Objekte

John Heartfield hat der gestellten Fotografie nach der lebenden Figur auch das Objekt, die Installation des toten Gegenstandes, hinzugefügt. Diese hatte ihren Ursprung in der grotesken Antikunst-Assemblage des Berliner Dadaismus, die ohne die wegbereitenden »ready mades« von Marcel Duchamp kaum zu denken ist. Bereits 1913 hatte der Franzose einen der radikalsten Schritte innerhalb der Avantgarde vollzogen, als er das Vorderrad eines alten Fahrrades auf den Küchenhocker montierte. Die zufällig gefundene und zweckenthobene Banalität industriell gefertigter Gebrauchsgegenstände wurde so zum Beispiel einer ganz neuen Ding- und Wirklichkeitserfahrung und zum Ausgangspunkt der Objektkunst im 20. Jahrhundert. Dieses »Fahrrad-Rad« Duchamps war Mobile und freche Persiflage auf die tradierte Kunstpraxis, die geheiligte Museumsaura und die konventionelle Plastik. Die Berliner Dadaisten Heartfield, Grosz & Compagnons haben Duchamps Anliegen ohne Umschweife höhnisch ins Zeitgenössische geführt. Auf der »Ersten Internationalen Dada-Messe« 1920 in Berlin ließ sich der »Grosz-Heartfield-Konzern« programmatisch vor einem seiner Objekte fotografieren. »Die Kunst ist tot!« (Abb. Seite 10) war da zu lesen. Hinter den Dadaisten eine »Elektro-mechanische Tatlin-Plastik« mit dem ironischen Titel »Der wildgewordene Spießer Heartfield«. Die beiden Monteure nahmen eine Schneiderpuppe, die sie zu einer mechanisierten Manichino-Figur umfunktionierten. Eine Assemblage mit einem metallischen Stativ an Stelle des Beines, auf der Schulter eine Klingel, eine elektrische Birne als Kopf, Messer und Gabel im Herzen, ein Gebiß als Scham, auf der Brust der preußische Adlerorden und das eiserne Kreuz am Hintern. Der Kriegskrüppel als maßgeschnei-

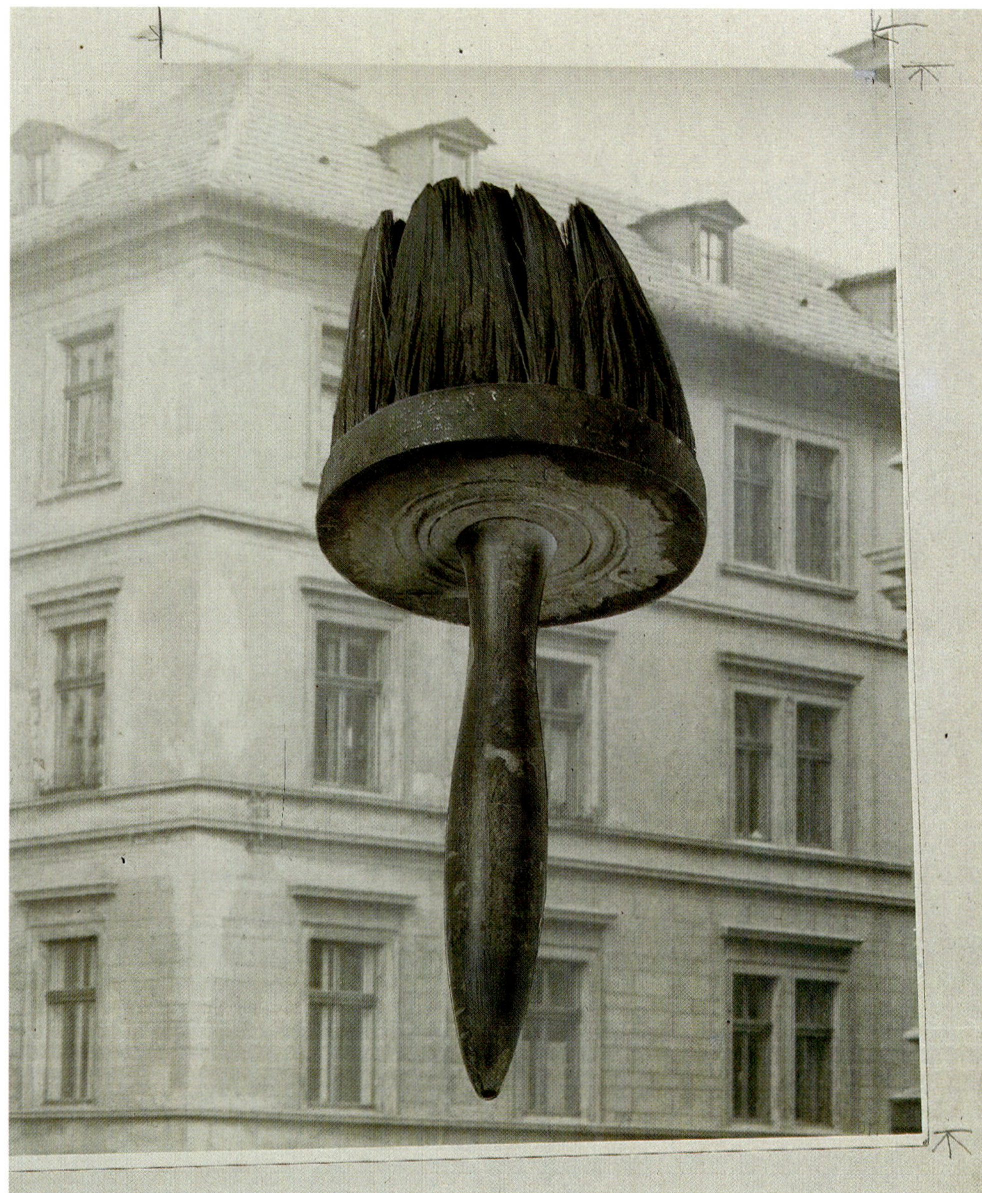

John Heartfield: *Hitlers Programm.* 1933
Reproduktionsvorlage für die AIZ/Nr. 19 vom 18. 5. 1933, S. 339. Geklebte Fotomontage. 44×32,2 (33,5×23). Vgl. Pfäfflin 6/33

Text in der AIZ: Titel o.; Unterschrift: Hitler in seiner Progammrede am 1. Mai: »Zur Behebung der Arbeitslosigkeit wollen wir die Häuser wieder in Ordnung bringen.« Darunter Heartfields Kommentar: Das Volk wäre glücklich angeschmiert, jetzt müssen die Häuser angeschmiert werden!
Die Montage ist zudem eine Anspielung auf Hitlers Neigung zum Maler. Vgl. Bertolt Brechts »Lied von der Tünche«, 1930 und Abb. Seite 29

dertes Allegorieobjekt des satirischen Aufbruchs aus den erstarrten bürgerlichen Lebensverhältnissen, eine Parodie auf das Weiterleben des Militarismus in der Weimarer Republik. »Wozu Geist haben in einer Welt, die mechanisch weiterläuft[60]«, hatte der »Dadasoph« Raoul Hausmann erklärt.

In der Entdeckung und sinnfälligen Behandlung des neuen Materials von schon benutzter Fotografie und aufgegriffenen Gebrauchsgegenständen – beides ist seinem Charakter nach »ready made« – fand Heartfield den Ausgangspunkt für seine dialektische Montageweise der 20/30er Jahre. Das ist früh schon von Walter Benjamin[61] und auch von Ernst Bloch gesehen worden, der 1936 in seiner den Expressionismus verteidigenden »Erbschaft dieser Zeit« schrieb: »Da war (wie in der »Elektro-mechanischen Tatlin-Plastik« von Heartfield/Grosz – R. M.) allerhand Montiertes und dem Beschauer zog es krumm durchs Gemüt, wäre aber sonst nichts zum Spiel hinzugekommen oder in ihm drin, dann könnten nicht nur Joyce, sondern auch die Kommunisten Heartfield und Brecht ihre Künste wieder einpacken.«[62]

Schon in den Buchumschlägen der ausgehenden zwanziger Jahre hat Heartfield seine Objektmontage exemplarisch in Szene gesetzt. Buchgestaltung war gezielte Werbung und Kaufverlockung, angewandte Kunst der überzeugenden Zeichensprache. Das Stilleben erwies dabei sein Allegoriewesen, den Zugriff auf die Realität durch einleuchtende Sinngebung. Ein Umschlag war für Ilja Ehrenburgs Roman »Die heiligsten Güter« zu gestalten, Symbole mußten für den Ideengehalt des Buches gefunden werden. Hauptfigur des Schlüsselromans ist der schwedische Streichholzkönig Sven Olsen alias Ivar Kreuger, eine schillernde Figur der Scheinheiligkeit weltweiter Finanzintrigen, den Ehrenburg sterben ließ, ehe er sich 1932 als »Opfer« der Weltwirtschaftskrise tatsächlich erschoß und der postum als Betrüger entlarvt wurde. Für Kreugers Imperium aus Streichholzschachteln hatte Heartfield ein sinnfälliges Objekt vor Augen: Die Bausteine dafür fand er in naheliegenden alltäglichen Dingen wie Münzen und – Streichholzschachteln. Bruder Wieland Herzfelde hatte ein »Original-Reiseandenken« in Gestalt eines montierten Patronenkruzifixes von den Schlachtfeldern Flanderns mitgebracht. Heartfield baute aus diesen »ready mades« ein Stilleben. »Nature morte« der Sinnfälligkeit. Die drei Zustandsfotos des Objektarrangements belegen den wechselvollen Prozeß recht anschaulich. Aufgenommen hat sie Janós Reismann. Anzahl, Höhe und Lage der Münzstapel wurden mehrfach verändert, zur großen Zündholzschachtel gesellte sich eine kleine, die bald darauf ihre feurigen Kuppen sehen ließ. Heartfield hat dann ein anderes, nicht überliefertes Foto benutzt. Welch feine Arbeit auch im Detail: die Gravur an den Münzrändern mit der Inschrift »Einigkeit und Recht und Freiheit« oder das doppeldeutige Wort »Sicherheit« im Zeichen der preußischen Adler auf den Zündholzetiketten. In der altarhaften Komposition bildet das Kruzifix die konzentrische Mitte. Als »objet trouvé« ist es selbst schon Montage, mit dem Christus im Strahlenkranz am Kreuz aus Patronen. Das ovale, stocknagelähnliche Relief oben am Kreuz weist auf die Herkunft des Souvenirs, auf Ypres, den französischen Namen für die Stadt Ypern in Belgien, wo die Deutschen 1915 erstmals Kampfgas im ersten Weltkrieg einsetzten. Mit deutlicher Ironie prangert Heartfield die »heiligsten Güter« des Kapitals als eine unheilige Allianz von Profit und kriegerischer Brandstiftung an.

Im Jahre 1932 schuf Heartfield eine seiner einprägsamsten Objektmontagen: »Der Sinn von Genf: Wo das Kapital lebt, kann der Friede nicht leben!«.[63] Der zeitgeschichtliche Anlaß: am 9. November 1932 kam es zu einer Protestdemonstration gegen den Faschismus vor dem Völkerbundpalast in Genf, die zu Zusammenstößen zwischen den Arbeitern und der Polizei führte und zahlreiche Tote und Verwundete unter den Demonstranten forderte. Auf die aktuelle Gefährdung der Menschheit durch Krieg und Faschismus antwortete Heartfield mit seiner Fotomontage der Taube auf dem Bajonett, die in der Nummer 48 der »Arbeiter-Illustrierte-Zeitung« am 27. November 1932 auf dem Titelblatt erschien. In einer der vorangegangenen Nummern der AIZ fand der Fotomonteur zwei Abbildungen mit der freischwebenden Taube über dem zerborstenen Schwert und eine in der Moskauer »Prawda« veröffentlichte Karikatur zu den wahren Hintergründen der Genfer Abrüstungskonferenz. Diese satirische Zeichnung mit der aufgespießten Taube auf dem Schwert war das direkte Motiv-Vorbild für die Montage. Heartfield präzisierte seine Vorstellung im Bild von der Taube auf dem Bajonett. Intellektuelle Montage war das, demonstriert als geistige Konfrontation von Krieg und Frieden. Ein geeignetes Foto des Völkerbundpalastes am Genfer See war rasch gefunden, der Hintergrund der Montage war da. Die Taube auf dem Bajonett ließ sich jedoch aus einzelnen Fototeilen nur sehr unvollkommen oder gar nicht montieren. Das Motiv mußte stillebenhaft arrangiert und dann fotografiert werden. Johnny Heartfield ging also auf den Markt, kaufte eine Taube, die dann – welch schmerzliches Ereignis für ihn, den Tierfreund – auf ein Bajonett gespießt werden mußte. Das war für Heartfield unabdingbare Voraussetzung des Gestaltens, kein überzeugender Ausdruck des Gegenstandes ohne Echtheit des Vorganges.

Seit der römischen Antike verkörpert die weibliche Gestalt der Justitia mit ihren Attributen Schwert, Ölzweig, Zepter, Waage, und später Augenbinde die Gerechtigkeit. Im Alltag ein mythisches, ins Triviale herabgesunkene Klischee und in der Kunstgeschichte ein tradierter, fest umrissener Topos. Auf dieses Bildmuster griff Heartfield zurück, als Hermann Göring während des Reichstagsbrandprozesses 1933 in einer ahnungsvoll-dunklen Rede verkündete: »Für mich ist das Recht etwas Blutvolles.« Für seine Justitia hat Heartfield in Prag eine Gipsfigur modellieren lassen. Ein gebrochenes Objekt, funktionsuntüchtig zubereitet. Die geschändete Gestalt der Gerechtigkeit ist mit Mullbinden mundtot gemacht. Das schwarze, tote Auge starrt ins Leere, Unheil verheißend. Klagend ragt der amputierte Arm mit der Waage empor. Wahrscheinlich hat sich Heartfield in diesem Zusammenhang – wie einst George Grosz als dadaistischer Tod – in persiflierender Pose als Richter fotografieren lassen. Auch bei ihm kehrt das Requisit der Waage wieder. Die allegorische Kunst der Verhüllung in der Justitia, das hatte ihm Man Ray vorgemacht. Surrealistische Überhöhung einer verschnürten Nähmaschine: »Das Rätsel des Isidore Ducasse« von 1920. Verhüllung als Verfremdung, zu sehen auch in einer Fotografie von Herbert List: »Paris 1937«.[64] Josef Thoraks 9 Meter hohe Bronzegruppe »Kameradschaft«, noch verhüllt, am Eingang zum »Deutschen Haus« auf der Pariser Weltausstellung. Das eingepackte Kolossaldenkmal des führenden Nazibildhauers symbolisiert als gespenstisch drohendes Idol die wahren Zustände in Hitlerdeutschland. Analogie der entlarvenden Kritik durch John Heartfield und Herbert List in Fotomontage und Fotografie, Enthüllung der Wahrheit durch Verfremdung der Skulptur.

Immer wieder hat Heartfield die einfachen Dinge des Lebens zu Stilleben komponiert. Briefmarken und Münzen, Granaten und Spielkarten, mal einzeln als Zeichen gesetzt, mal zu architektonischen Gebilden aufgetürmt. Die Krönung all dessen verkörpert sein Kartenhaus vom »Tausendjährigen Reich«. Eine Objektmontage aus mehreren fotomontierten Spielkarten, die vorher einzeln gezeichnet, gemalt und geklebt worden waren. Das Vabanquespiel des Aufbaus und Einsturzes des Kartenhauses, wieder und wieder versucht, war nervenaufreibend, bis die entscheidende Aufnahme unter Zuhilfenahme feiner, kaum sichtbarer Glasscheiben in den Etagen endlich gelang.

Euphorische Worte hat Louis Aragon 1935 für diese fotografische Objektkunst John Heartfields gefunden: »Es gibt Stillleben von Heartfield, wie das, wo eine Waagschale sich unter dem Gewicht eines Revolvers senkt, oder Herrn von Papens Brieftasche oder jenes Gerüst aus Hitler-Spielkarten, die mich unfehlbar an Chardin erinnern. Hier hat der Künstler – einfach, mittels Schere und Kleistertopf – das Beste übertroffen, was die moderne Kunst, die Kubisten eingeschlossen, in der Sackgasse des geheimnisvollen Alltags versucht haben. Einfach sind auch die Gegenstände, wie einst bei Cézanne die Äpfel und bei Picasso die Gitarre. Aber hier kommt noch der Sinn hinzu, und der Sinn hat die Schönheit nicht entstellt.«[65] Das sind Worte, die aus aktuellen Anlaß entstanden, aber die hermetische Sinngebung der Kubisten zu wenig bedenken.

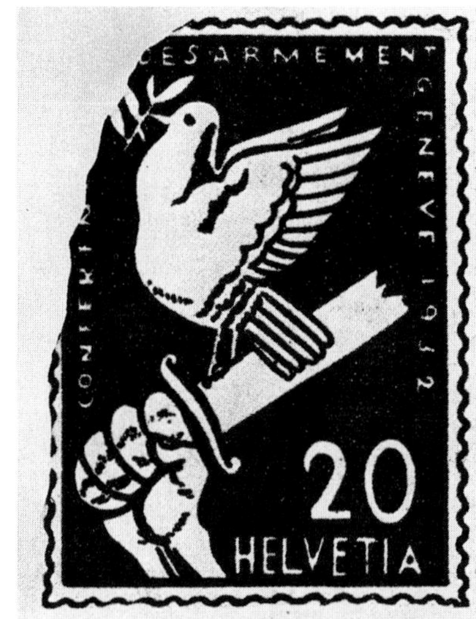

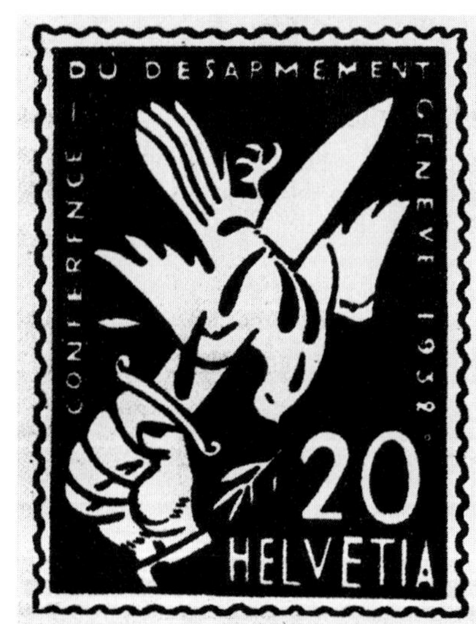

Die von der Schweiz anläßlich der Abrüstungskonferenz herausgegebene Briefmarke, darunter die von der Moskauer »Prawda« veröffentlichte Karikatur. Aus: AIZ/1932/Nr. 26

Seite 73:

John Heartfield. *Der Sinn von Genf. Wo das Kapital lebt, kann der Friede nicht leben!* 1932 Reproduktionsvorlage für die AIZ/Nr. 48 vom 27.11.1932, S. 1137 (Titelblatt). Geklebte Fotomontage. 49×35,6 (38×29,5). Vgl. Pfäfflin 16/32 Vgl. Abb. Seite 74

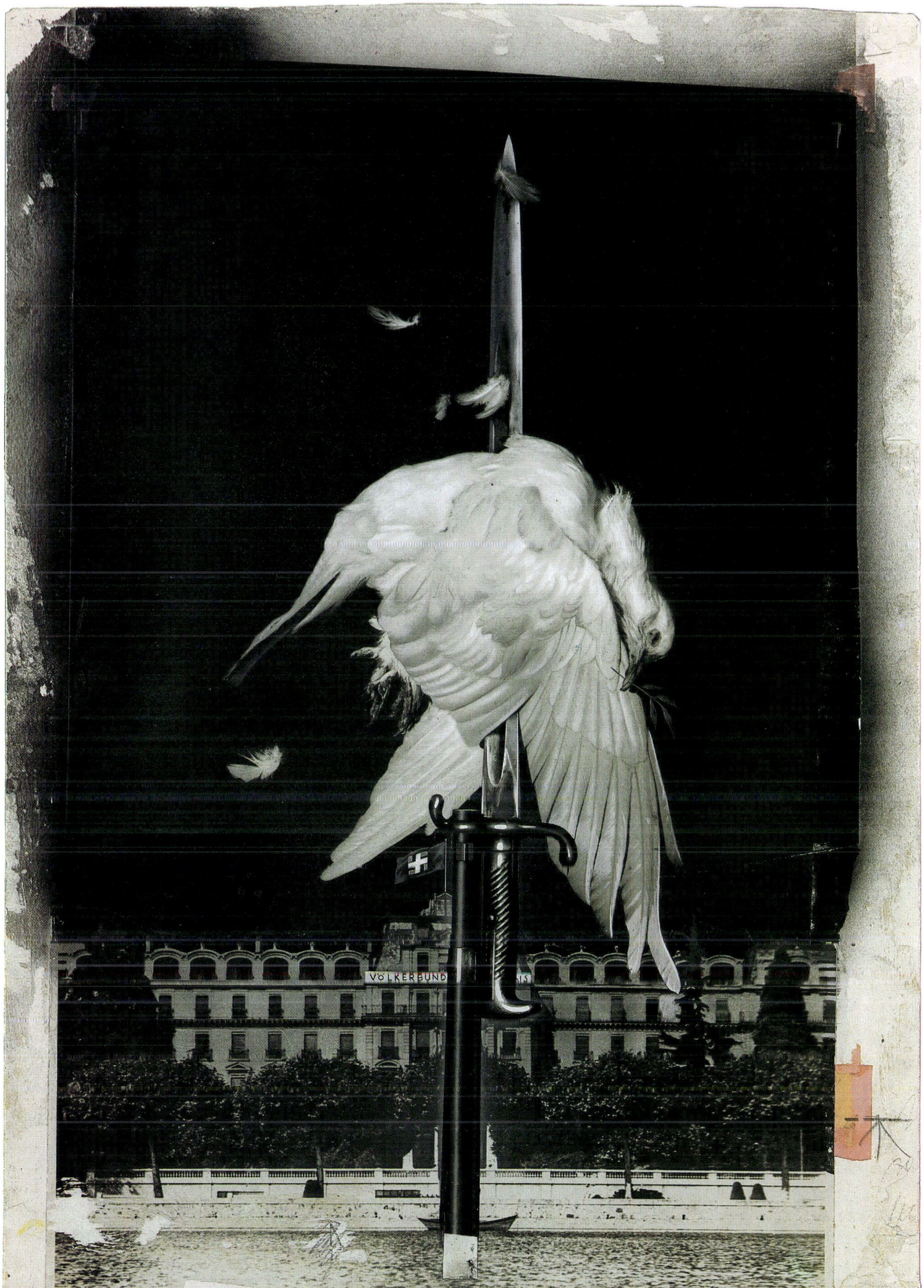
VÖLKERBUND

John Heartfield. *Der Sinn von Genf. Wo das Kapital lebt, kann der Friede nicht leben!*
1932
AIZ/Nr. 48 vom 27. 11. 1932, S. 1137 (Titelblatt).
Fotomontage im Kupfertiefdruck. 38×27.
Bez. r. u.: John Heartfield
Vgl. Pfäfflin 16/32

Text in der AIZ: Titel o.; In Genf, der Stadt des Völkerbundes wurde (am 9. November – R.M.) mit Maschinengewehren in die gegen den Faschismus demonstrierenden Arbeiter geschossen. 15 Tote, über 60 Verwundete blieben auf dem Platze (Ausführliche Bildreportage unseres Sonderberichterstatters auf den Innenseiten).
Am 11. Dezember gestanden England, Frankreich und Italien in Genf Deutschland die militärische »Gleichberechtigung« zu. Nur scheinbar proklamierte daraufhin Deutschland jeglichen Verzicht auf Gewalt bei der Lösung strittiger internationaler Fragen. Damit war die außerpolitische Voraussetzung zur Errichtung der faschistischen Diktatur in Deutschland und zur Rüstungsfreiheit gegeben.
Das Motiv hat Heartfield bis in die 60er Jahre hinein mehrfach variiert, vgl. »Leben und Werk«, Tafel 235. Ferner: März, Roland: Essay. Werkmonographien der Nationalgalerie I. John Heartfield. Der Sinn von Genf . . . Berlin, 1981

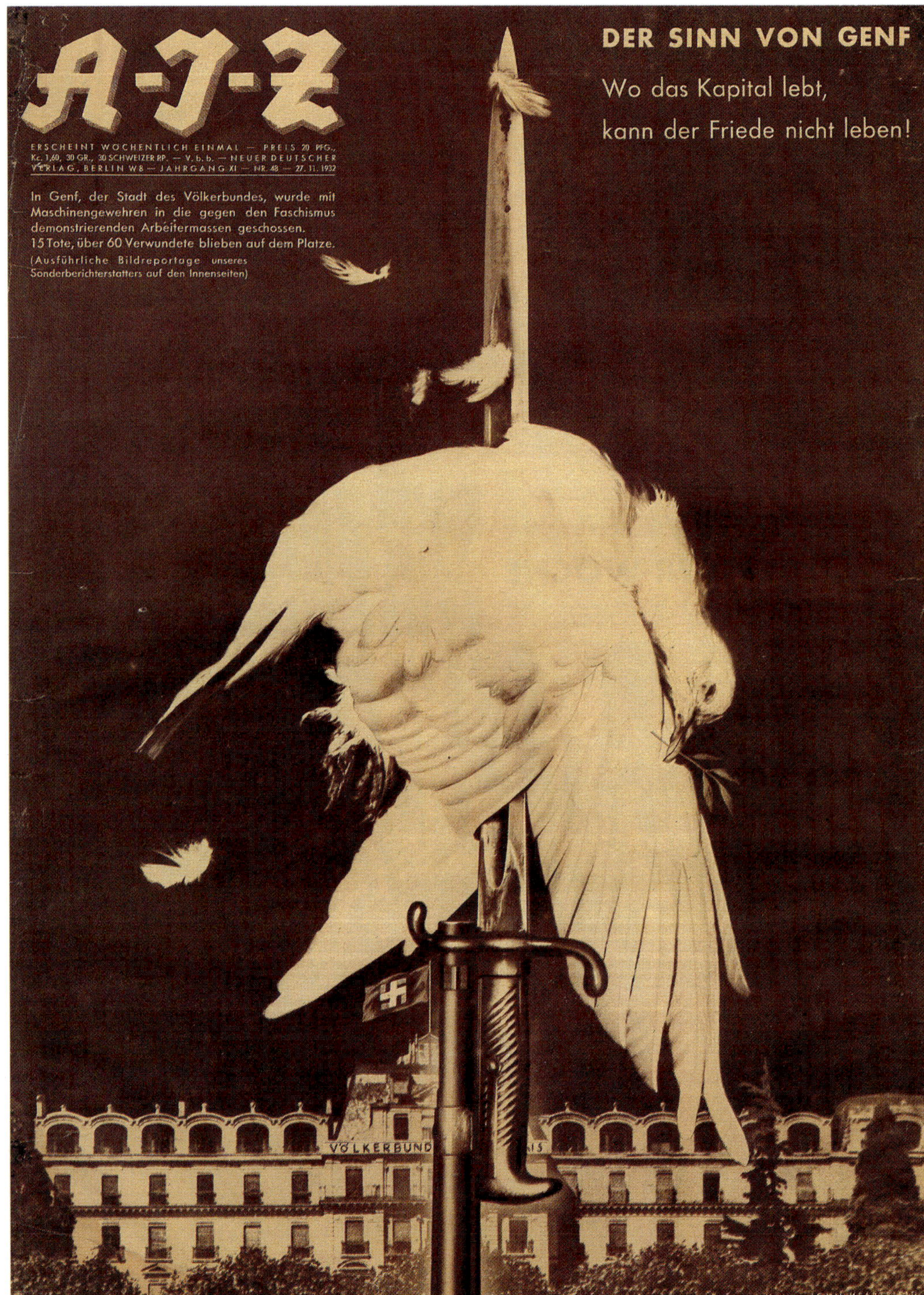

Seite 75:

John Heartfield. *Krieg!* Detail aus »Der Sinn von Genf«, 1941. Fotografie nach Fotomontage, Deckfarbe. 45×31

Entstand anläßlich des Überfalls Hitlerdeutschlands auf die Sowjetunion im Juni 1941 im englischen Exil. Verwendet wurde das zentrale Motiv der Taube auf dem Bajonett aus der AIZ-Montage »Der Sinn von Genf«, Nr. 48/1932. Vgl. Abb. Seite 74

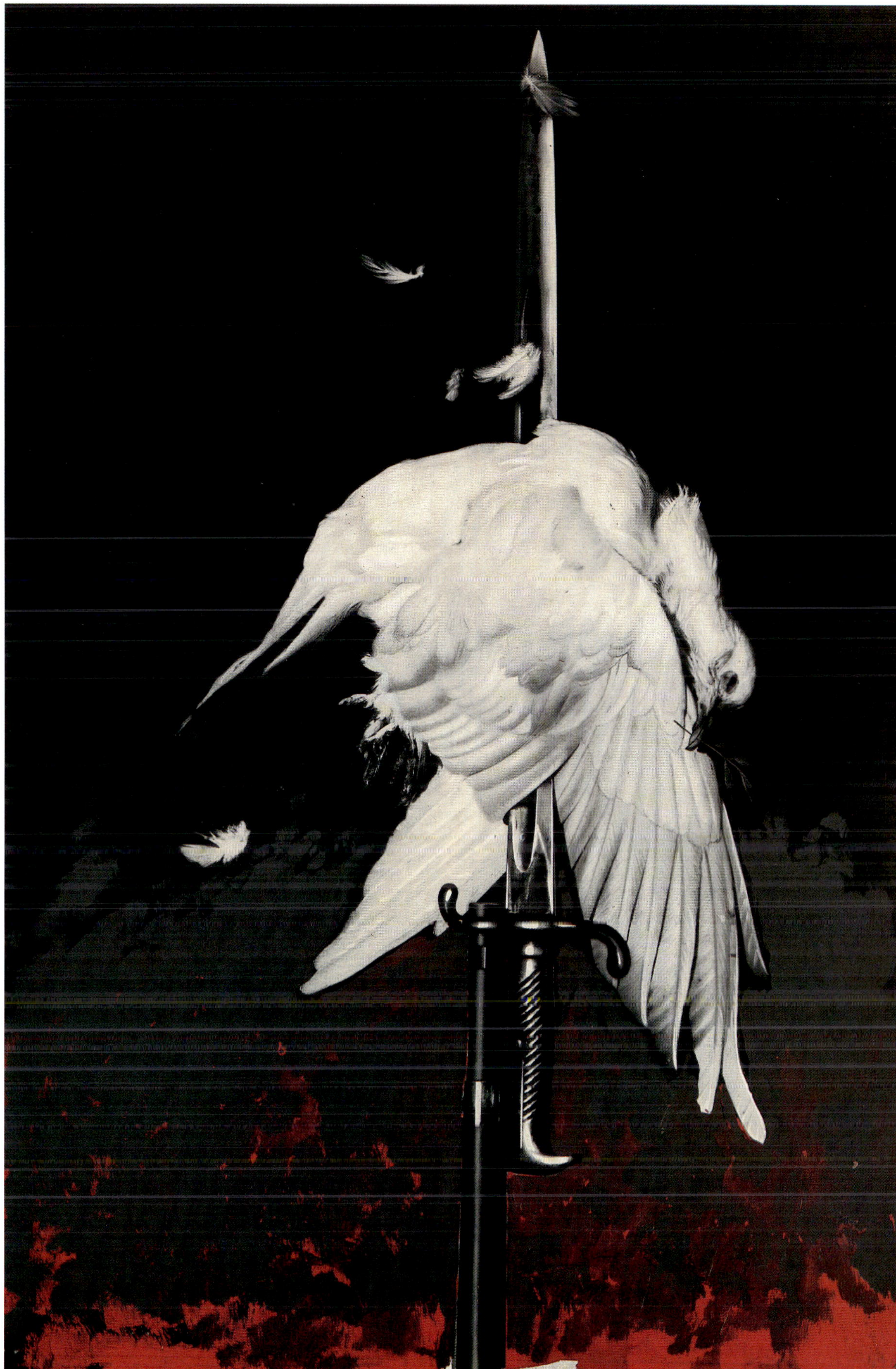

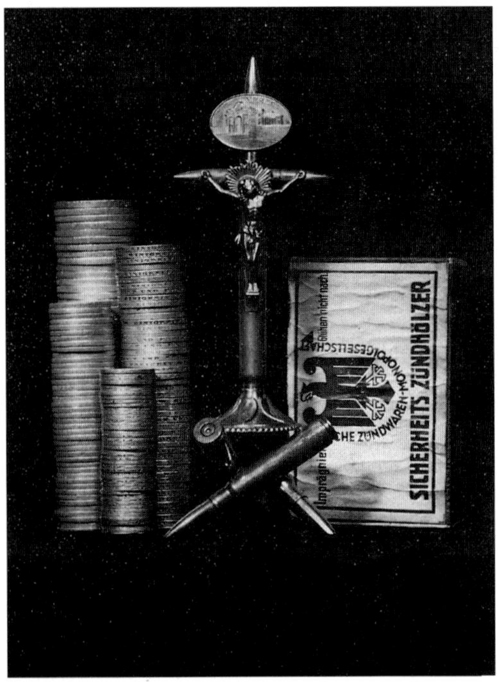

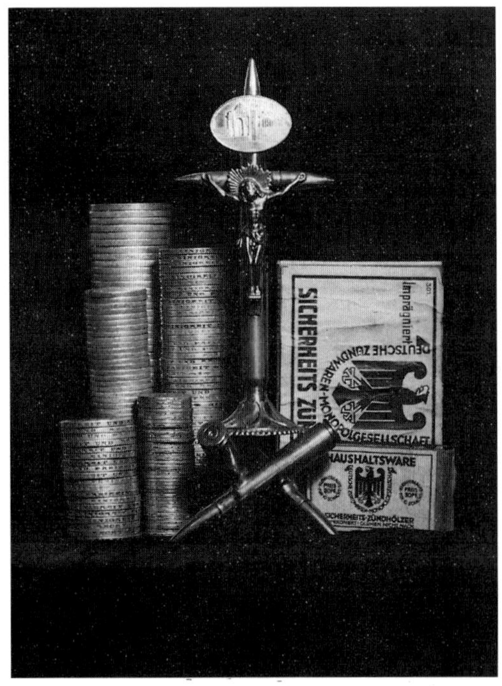

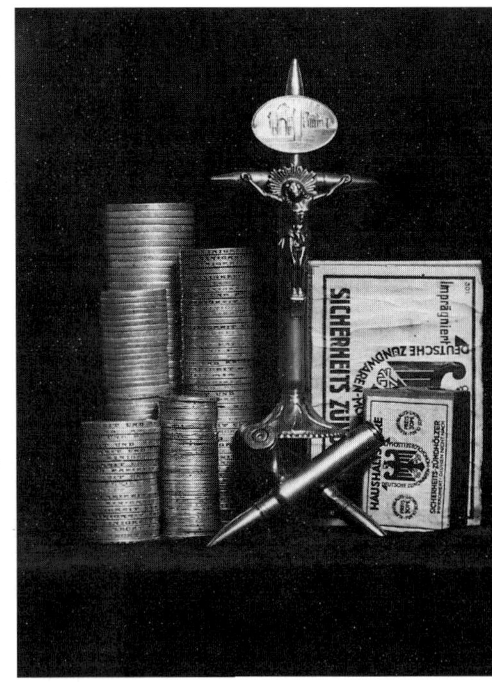

Zustandsfotos von Janós Reismann zu
John Heartfields Buchumschlag
»Die heiligsten Güter« von Ilja Ehrenburg.
Malik-Verlag. Berlin. 1931

Seite 77:

John Heartfields Buchumschlag
»Die heiligsten Güter« von Ilja Ehrenburg,
Malik-Verlag. Berlin. 1931

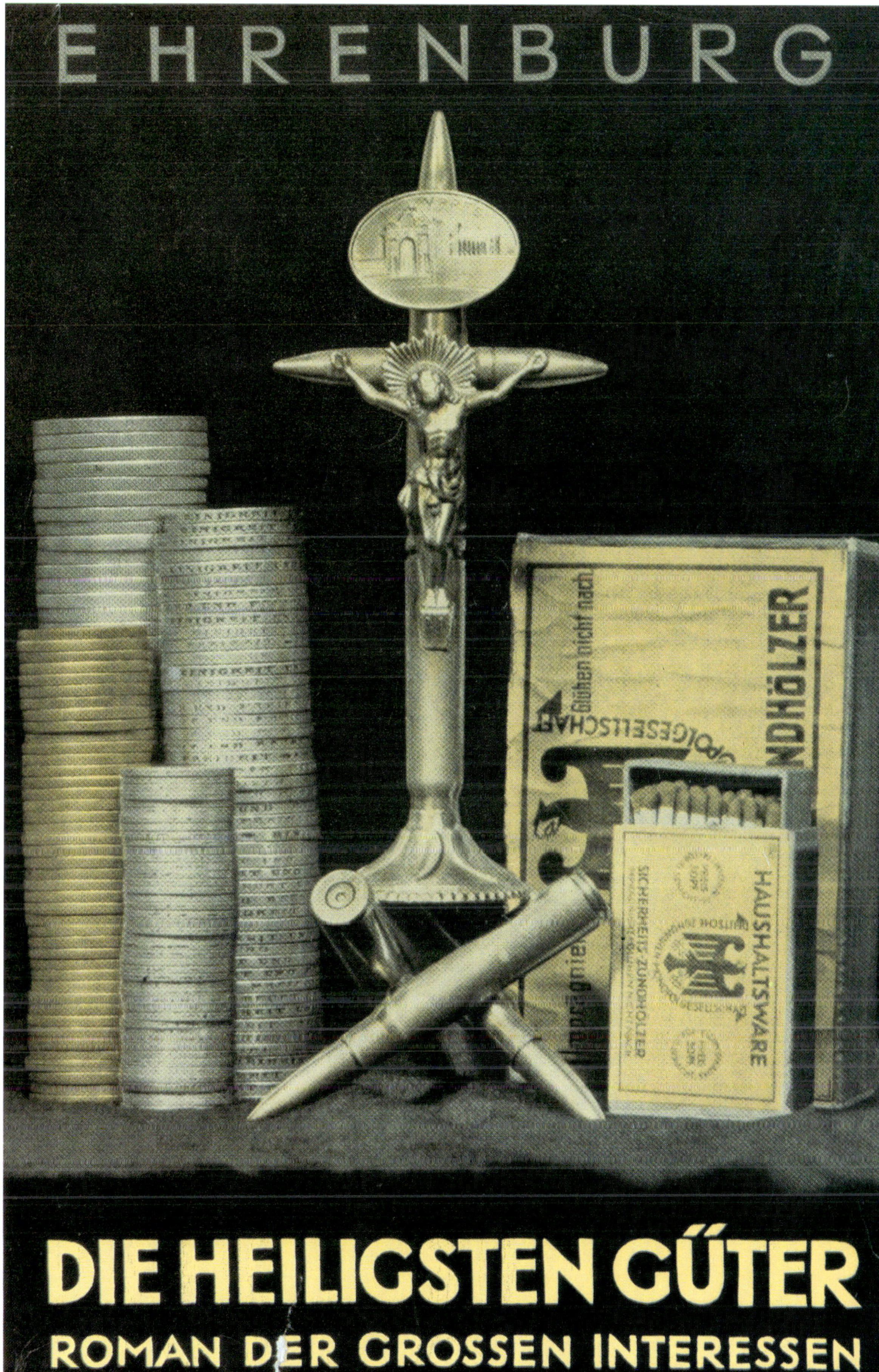
EHRENBURG
Glühen nicht nach
NDHÖLZER
HAUSHALTSWARE
SICHERHEITS-ZÜNDHÖLZER
DIE HEILIGSTEN GÜTER
ROMAN DER GROSSEN INTERESSEN

John Heartfield in der Robe eines Richters. Gestellte Fotografie. Um 1933

John Heartfield (recte Herzfeld), der berüchtigte Fotomontagemacher Willi Münzenbergs, einer der übelsten Hetzer gegen das neue Deuschland, persifliert hier die deutsche Rechtssprechung. Aus: Weltkommunismus. Berlin, 1936

Herbert List. Fotografie von Josef Thoraks 9 m hoher, noch verhüllter Bronzegruppe »Kameradschaft« vor dem Eingang des Deutschen Hauses auf der Weltausstellung Paris 1937

Man Ray. *Das Rätsel des Isidore Ducasse* (L'Enigme d'Isidore Ducasse). 1920. Nähmaschine, in Wollstoff verschnürt. Original verschollen (Rekonstruktion 1971)

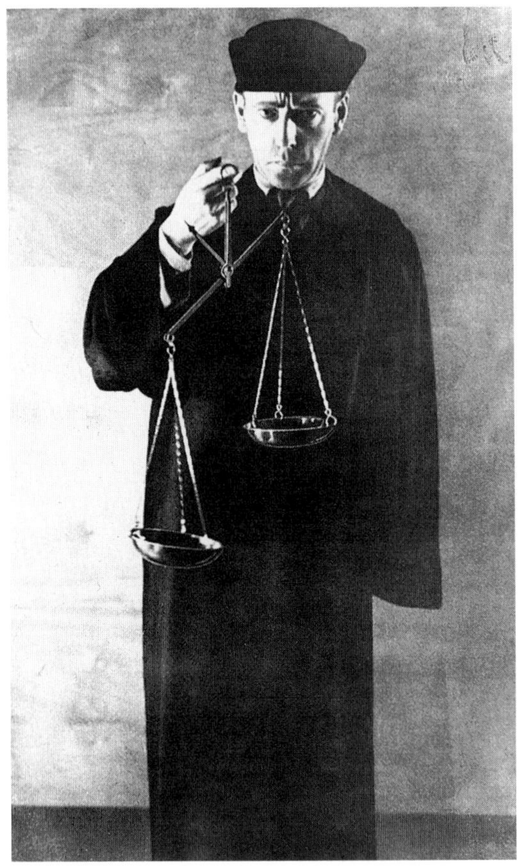

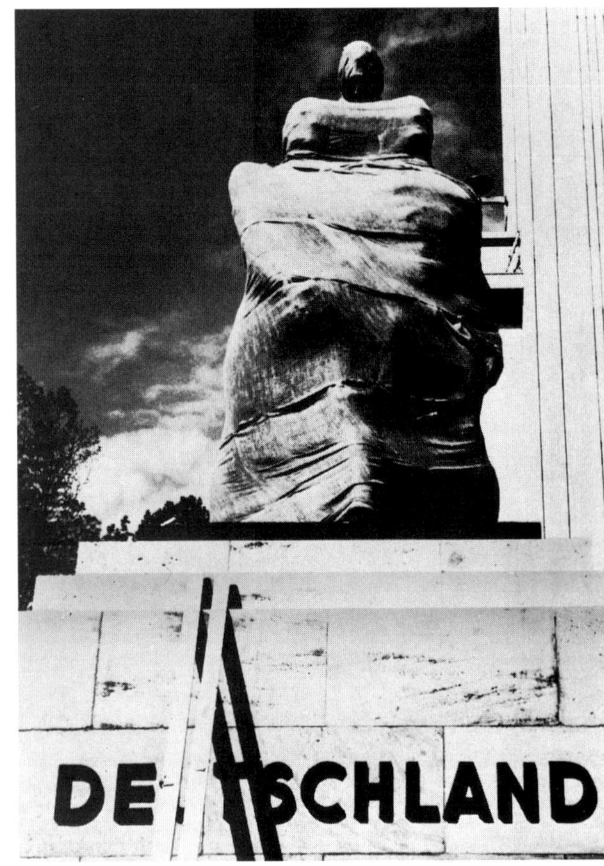

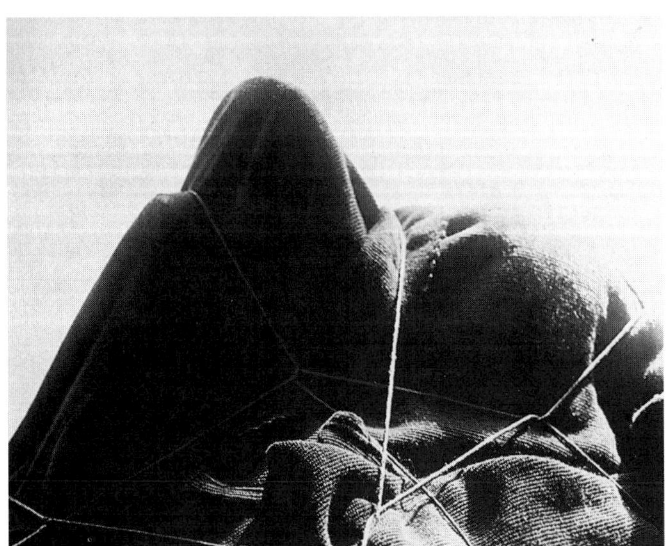

Seite 79:

John Heartfield.
Der Henker und die Gerechtigkeit. 1933
AIZ/Nr. 47 vom 30. 11. 1933, S. 787.
Fotomontage im Kupfertiefdruck.
38×27. Bez. r. o.: John Heartfield
Vgl. Pfäfflin 31/33

Unter dem Titel u. die Unterschrift: Göring im Reichstagsbrand-Prozeß: Für mich ist das Recht etwas Blutvolles. Ohne den Text in »Leben und Werk«, Tafel 171. Auch auf der Vorderseite des Umschlages der 1. Auflage, 1962

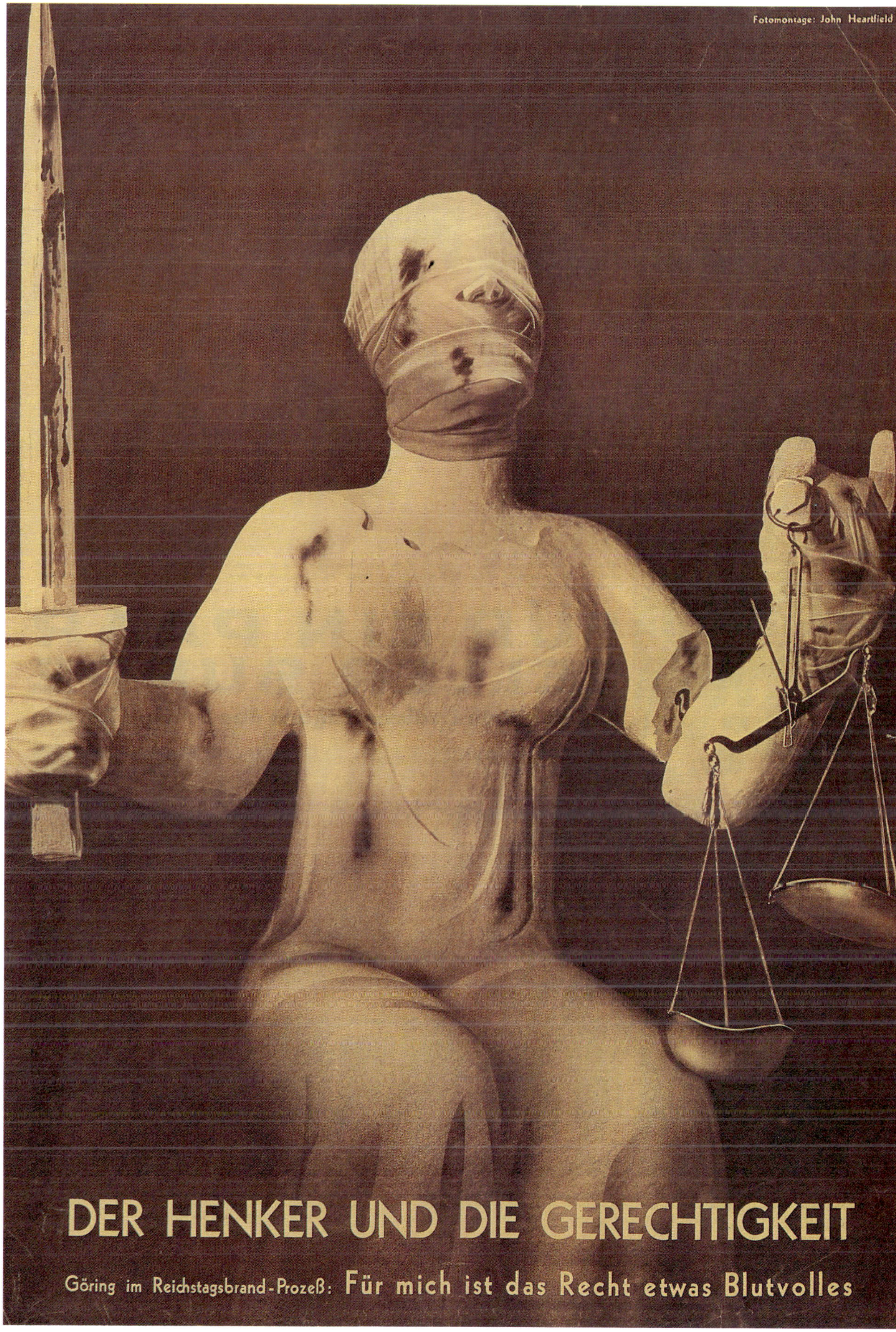
Fotomontage: John Heartfield
DER HENKER UND DIE GERECHTIGKEIT
Göring im Reichstagsbrand-Prozeß: Für mich ist das Recht etwas Blutvolles

John Heartfield. *5 Millionen Nein.*
1934
Reproduktionsvorlage für die AIZ/Nr. 35 vom 30. 8. 1934, S. 553 (Titelblatt). Fotografie nach Objektmontage. 40×30,2
Vgl. Pfäfflin 35/34

Text in der AIZ: Titel l. o.; Unterschrift: Zu leicht befunden! Das Blut und die Tränen wiegen mit!
Adolf Hitler ließ sich am 19. August 1934 (nach Hindenburgs Tod) durch eine Volksabstimmung in »geheimer Wahl« seine Selbsternennung als »Führer und Reichskanzler« nachträglich bestätigen.

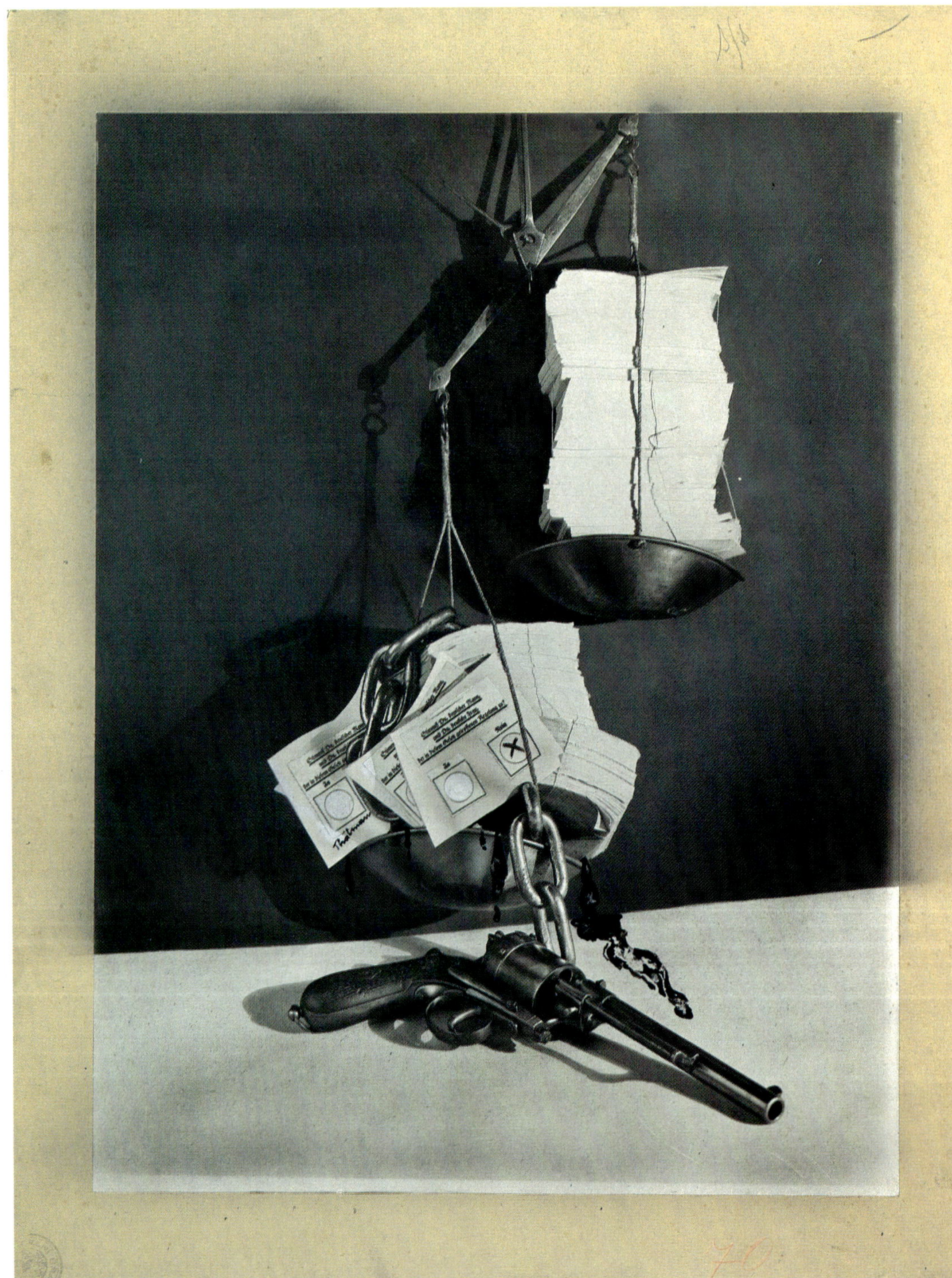

Seite 81:

John Heartfield. *Chor der Rüstungsindustrie: »Ein feste Burg ist unser Genf«*
1934
Reproduktionsvorlage für die AIZ/Nr. 15 vom 12. 4. 1934, S. 240 (Rückseite). Geklebte Fotomontage. 53×38,8
Vgl. Pfäfflin 15/34

Text in der AIZ: Willst Du Rüstungsaufträge, so finanziere Friedenskonferenzen; u. Titel. Auf den Granaten die Inschriften: Bethlehem Steel Company, Krupp & Co., Schneider Creuzot, Vickers Ltd.
Am 14. Oktober 1933 verließ Deutschland die zweite internationale Abrüstungskonferenz und damit den Völkerbund in Genf, auf der nur die Sowjetunion Abrüstungsvorschläge vorlegte, während das internationale Großkapital im stillen die Aufrüstung betrieb und – in der Heartfieldschen Abwandlung des Lutherliedes »Ein feste Burg ist unser Gott« – lediglich heuchlerische Abrüstungsabsichten kundtat.
In »Leben und Werk«, Tafel 180, unter Weglassung aller Texte die aktualisierte Unterschrift: Gesang der Ewig-Gestrigen: Wir beten an die Macht der Bomben.

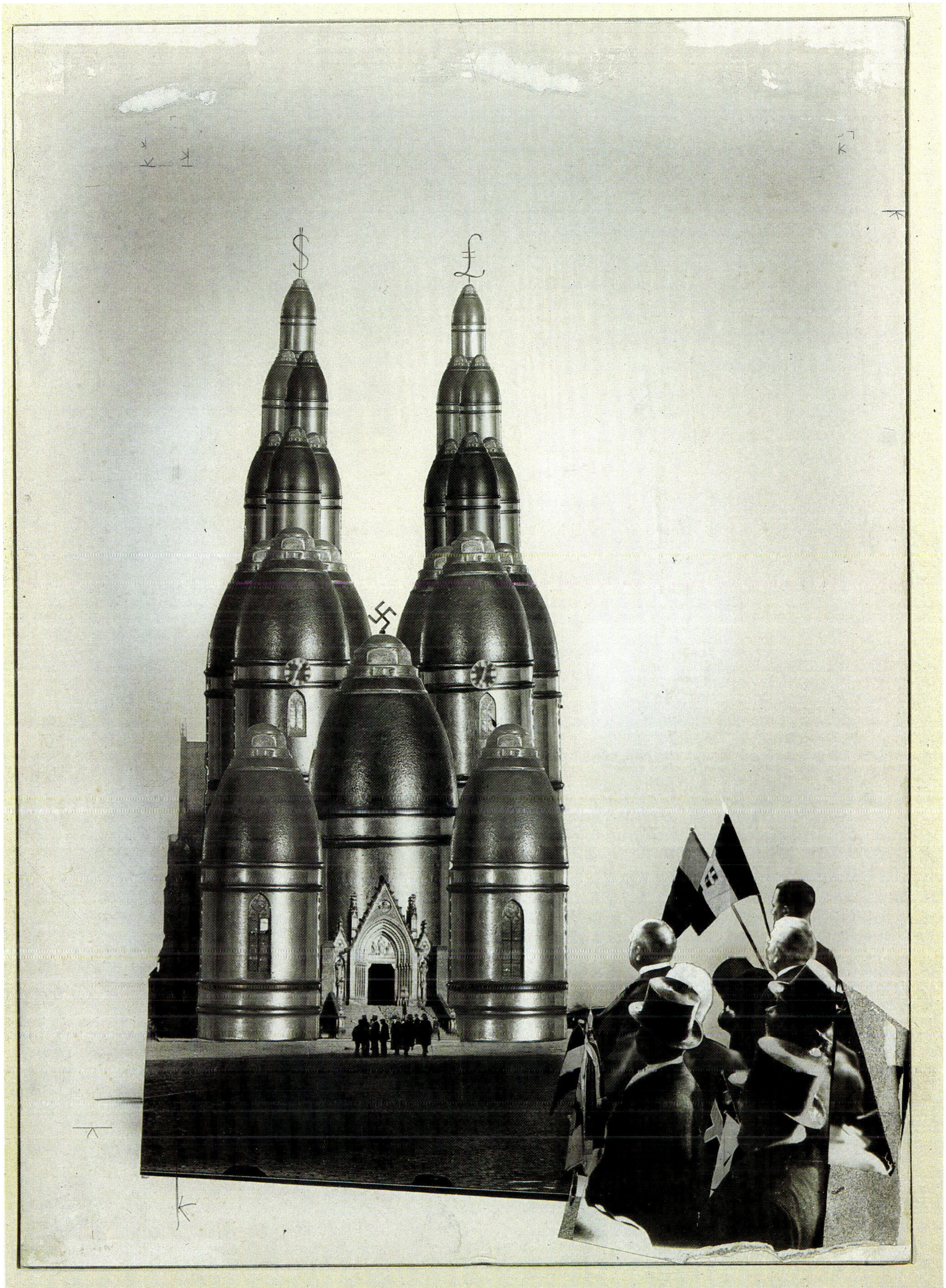

John Heartfield. *»O, du mein humanes Österreich!«* 1934
Reproduktionsvorlage für die AIZ/ Nr. 13 vom 29. 3. 1934, S. 195.
Geklebte Fotomontage. 50,2×40,1 (41,5×31,7)
Vgl. Pfäfflin 13/34

Text in der AIZ: Titel o.; Unterschrift: Je größer das Kaliber, umso größer die Humanität.
Der Einsatz von Kanonen bei den Februaraufständen in Österreich wurde von der Wiener »Reichspost« als besonders humaner Akt gefeiert, »weil sie die Entscheidung beschleunigten und so der Zahl der Opfer eine Grenze setzten«.

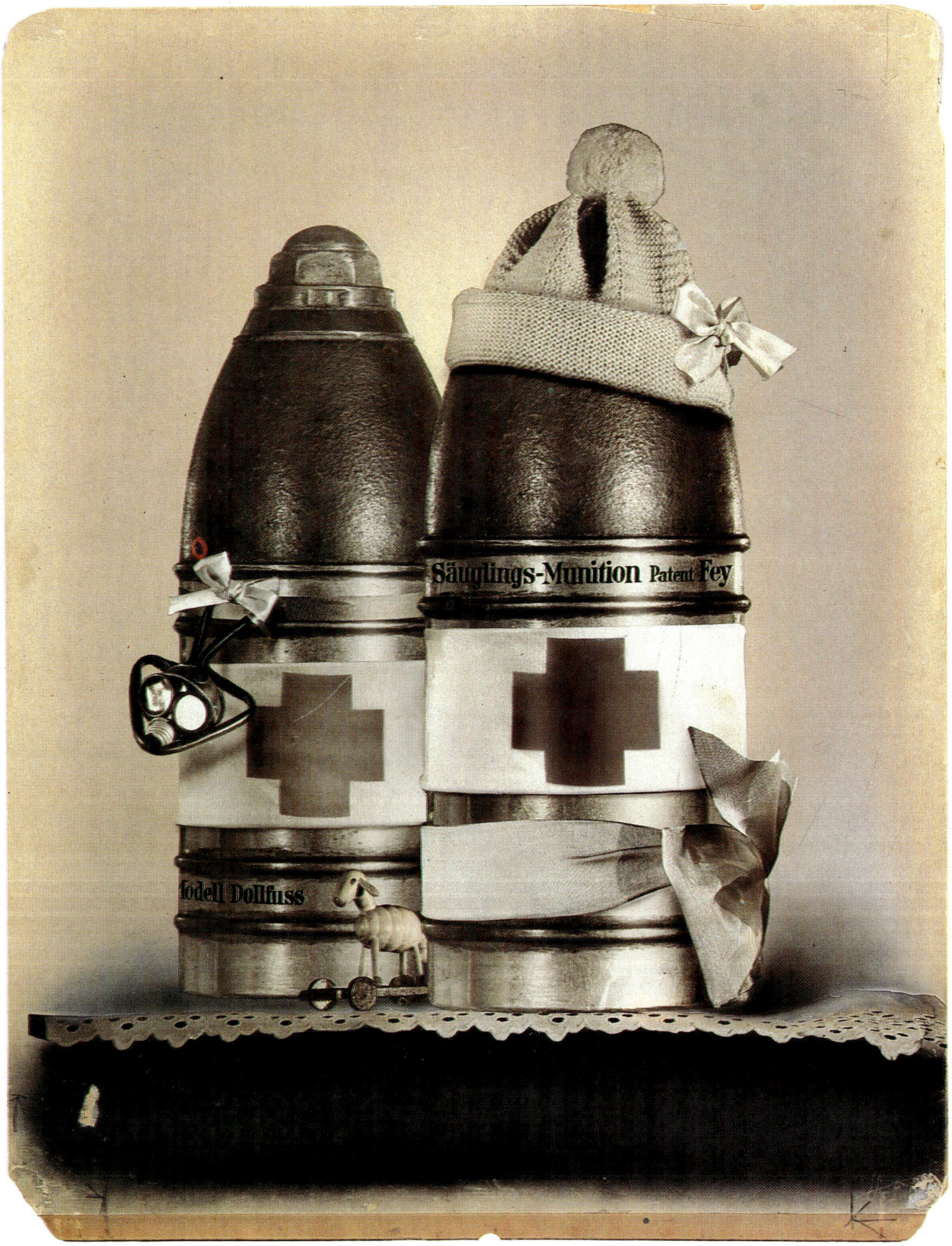

Seite 83:

John Heartfield. *Der alte Wahlspruch im »neuen« Reich: Blut und Eisen. 1934*
Reproduktionsvorlage für die AIZ Nr. 10 vom 8. 3. 1934, S. 147.
Fotografie nach Objektmontage. 37,2×32,5
Vgl. Pfäfflin 10/34

Text in der AIZ: Titel u.; Heartfield bezieht die Worte Otto von Bismarcks auf das »Dritte Reich«. Das faschistische Hakenkreuz als Symbol der Blutjustiz. Wenige Monate zuvor waren in Hamburg vier junge Kommunisten unschuldig zum Tode verurteilt und enthauptet worden. Vgl. Abb. Seite 33.
»Meine Montage ... wurde neben anderen durch die kleinen AIZ-Hefte im ›Reich‹ bekannt und erschien eingeritzt in Häuserwänden und gezeichnet in hektographierten Flugblättern.«
(Aus: John Heartfield. Meine Kunst als Waffe. – In: Neue deutsche Presse. – Berlin 5/1957 – S. 38 f.)

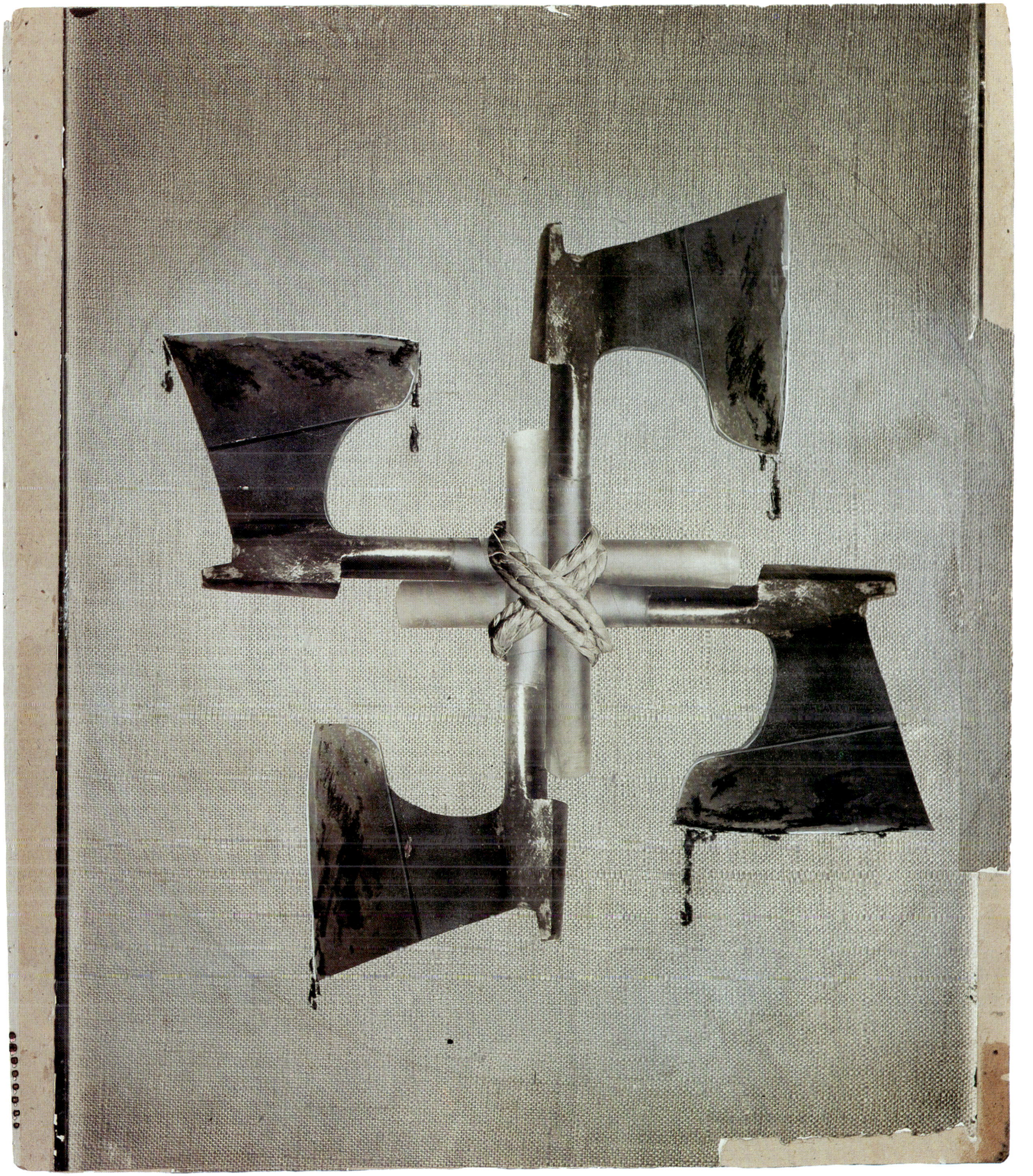

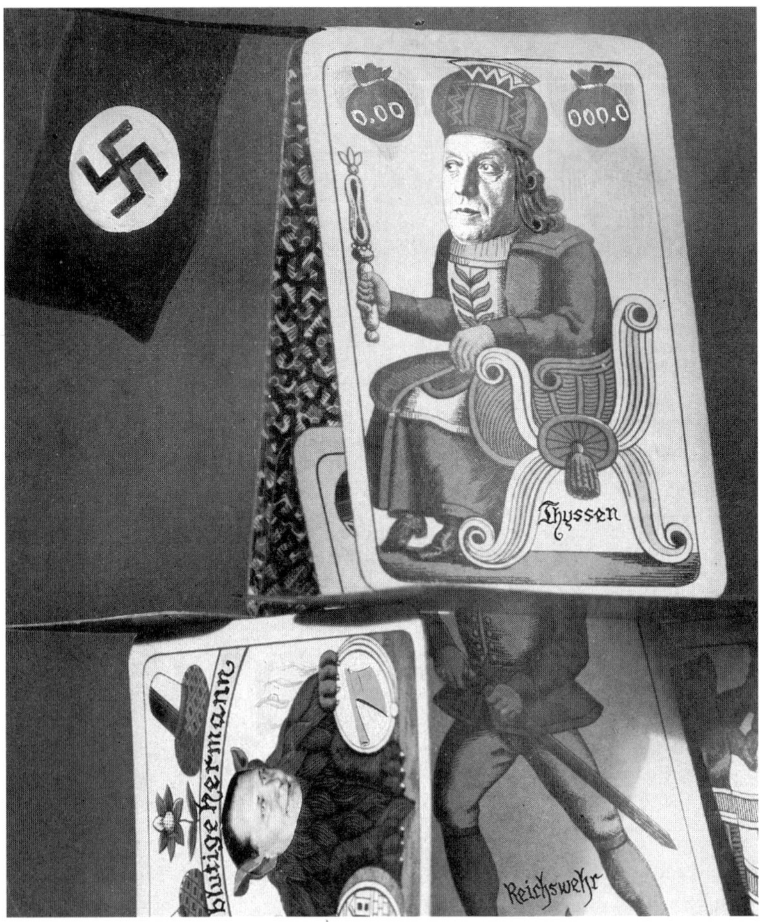

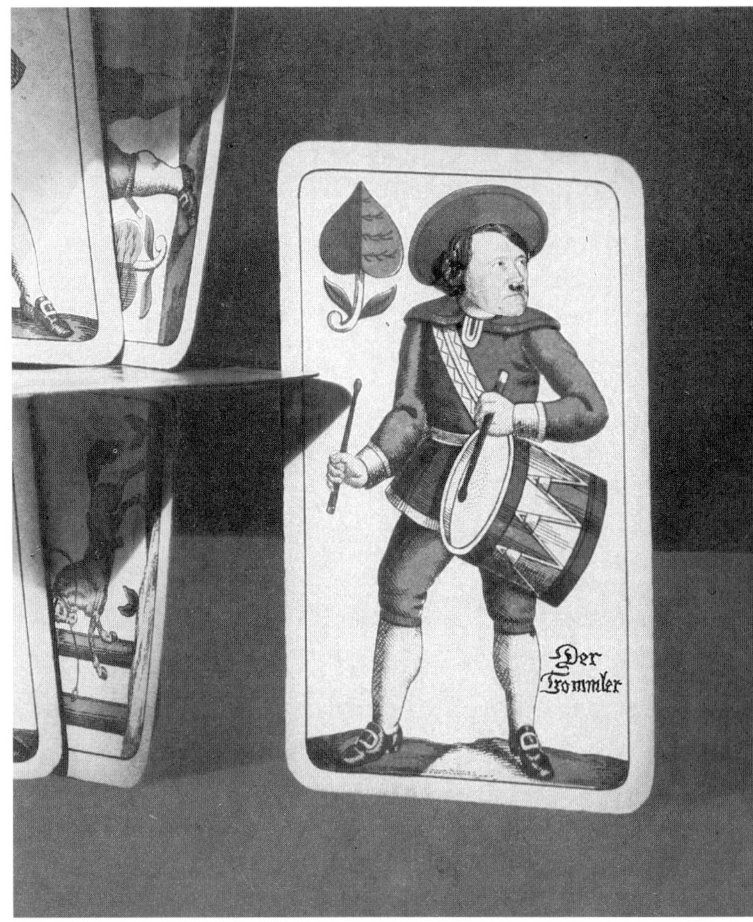

John Heartfield. *Das tausendjährige Reich.* 1934
Zwei Details (Adolf Hitler und Fritz Thyssen).

Seite 85: Reproduktionsvorlage für die AIZ/Nr. 38 vom 20.9.1934, S. 616 (Rückseite). Fotografie nach Objektmontage. 45,8×34,3
Vgl. Pfäfflin 38/34

Text in der AIZ M. r.: »Die deutsche Lebensform ist für das nächste Jahrtausend endgültig bestimmt« – »In den nächsten tausend Jahren findet in Deutschland keine Revolution mehr statt.«
Adolf Hitler auf dem Nürnberger Parteitage; Titel u.
Hitler sprach dort im September 1934 vom »tausendjährigen Reich«. Vgl. Abb. Seite 35
Die Spielkarten, jede für sich eine Montage, hat Heartfield eigens für diese gestellte Objektmontage angefertigt. Sie charakterisieren unter anderem mit Hitler (»Der Trommler für den Krieg«) der SA, SS und Reichswehr, mit Goebbels (»Ia Propaganda-Schellen, bestes Mittel gegen Hunger und Arbeitslosigkeit«), Göring (»Der blutige Hermann«) und dem »Finanz-König« Thyssen die einsturzbedrohte Staatshierarchie des tausendjährigen Reiches«, das nicht mehr als zwölf Jahre währte. John Heartfield berichtet 1967 in einem Interview für einen Fernsehfilm nicht ohne Legendenbildung: »Einen solchen Kartenturm zu fotografieren, ist gar nicht so einfach, wie es hier aussieht. Denn er mußte gezeigt werden in dem Moment, wo er stürzt. Kaum hatte man die Minute, Sekunde erreicht, lagen die ganzen Karten schon immer flach. Also, ich bestand aber darauf, daß man ganz genau die Minute festlegte auf dem Blatt, wo der Turm zusammenstürzt. . . . Immer wieder, gerade in dem Moment, wo das zusammenstürzt, weiß man nicht, kanns auch dem nicht ansehen, soll's man auch nicht ansehen. Aber ich bin eben in dieser Beziehung ein so großer Perfektionist . . .«

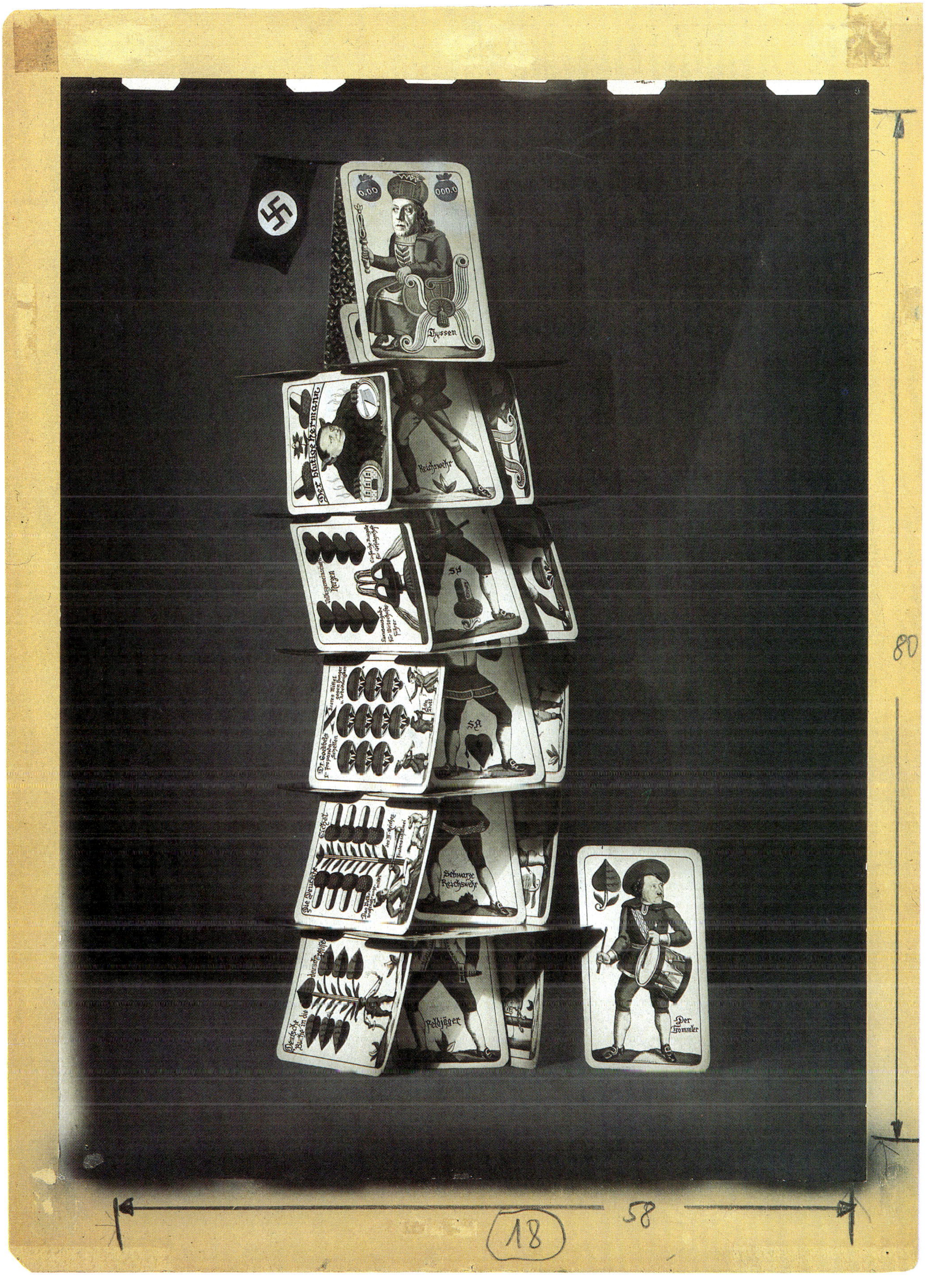
Thyssen
Reichswehr
Schwarze Reichswehr
Feldjäger
Der Trommler
80
58
18

Exkurs: Film und Montage

John Heartfield. *Deutscher Tonfilm.* Fotomontage. Reproduktionsvorlage für Kurt Tucholsky: »Deutschland, Deutschland über alles«, Neuer Deutscher Verlag. Berlin. 1929

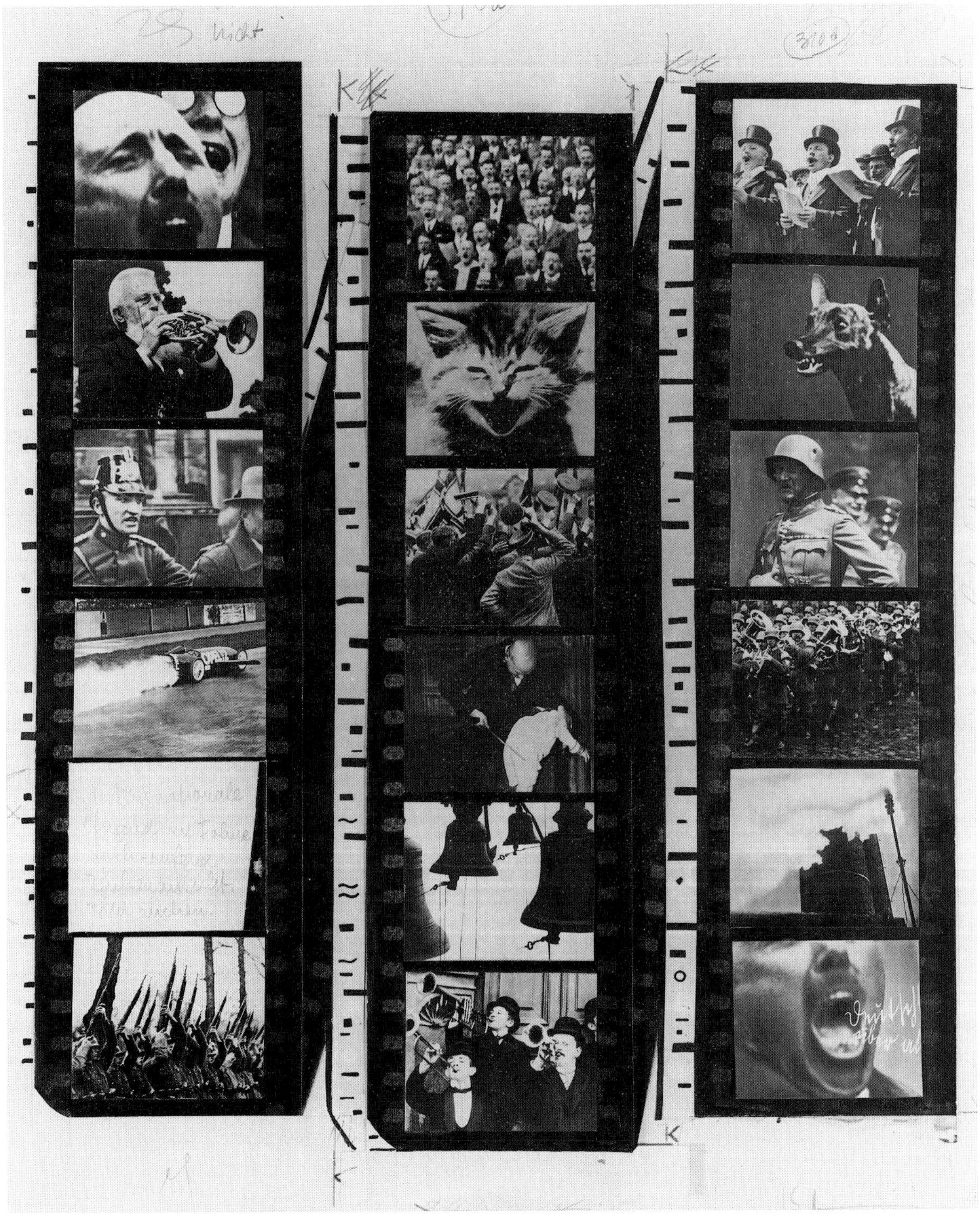

Film und Fotomontage haben ihren gemeinsamen Ursprung in der Fotografie. Beide montieren fotografische Bilder, der Film in bewegter zeitlicher Folge, die Fotomontage in statischer Spannung auf der Fläche. Die Fotomontage steht dem Film auch deshalb besonders nahe, »weil in beiden Fällen das Faktum der Montage unkenntlich oder zumindest schwer erkennbar gemacht wird«[66] (Peter Bürger). Deshalb begreifen beide Medien die Montage nicht primär als Technik, sondern als Veränderung der Statik fotografischer Fakten und als intellektuellen Vorgang des Verknüpfens einzelner Einstellungen. Montage erscheint als visuelle Assoziation, praktiziert als eine »Kunst der Koppelungen« (Sergej Eisenstein), die aus dem Geiste des Konfliktes, des Zusammenpralls hervorging.

John Heartfield hat das früh geahnt, später gewußt. Auf dem Wege zum »Monteur-Dada« fand er 1917 durch Vermittlung von Harry Graf Kessler eine Anstellung bei der »Militärischen Bildstelle«. Gemeinsam mit George Grosz drehte er den Trickfilm »Pierre in St. Nazaire«. Wieland Herzfelde erinnert sich daran: »Für den Trickfilm – es war meines Wissens der erste in Deutschland gedrehte – lieferte Grosz die Zeichnungen, anhand derer Heartfield flache, in den Gelenken bewegliche Figuren schnitt.«[67] Dieser verlorengegangene Film sollte die Landungsabsichten der Amerikaner im verbündeten Frankreich lächerlich machen. Daraus wurde nichts, weil diese schneller an der Westfront waren, als es den deutschen Militärs lieb sein konnte. Auch sahen die deutschen Soldaten im Trick recht komisch aus. Dieser kuriose Propagandafilm gegen den Krieg wurde nicht abgenommen und nur dank ihres Gönners Graf Kessler konnten die beiden Filmemacher ihre Stellung behalten. Die ging erst verloren, als sie im Januar 1919 nach der Ermordung von Karl Liebknecht und Rosa Luxemburg die Belegschaft der »Militärischen Bildstelle«, der Vorläuferin der UFA, zum Streik aufriefen. Heartfield aber arbeitete weiter als Filmausstatter bei den Brüdern Grünbaum. Dann machte der Berliner Dadaismus filmischen Wirbel: Dieser »versuchte, die Effekte, die das Publikum heute im Film sucht, mit den Mitteln der Malerei (bzw. der Literatur) zu erzeugen«[68] (Walter Benjamin). Das war einer der Wege vom Futurismus her, den Sergej Eisenstein sarkastisch so kommentierte: »Die Filmkunst ist ebenso ein Grabstein für alle futuristischen Versuche, die statische Malerei zu dynamisieren«.[69] John Heartfield drängte es von der Bildkunst wieder zum Film. 1920, auf dem Höhepunkt von Berlin-Dada, animierte ihn Franz Jung zu Filmprojekten, die dann doch nicht zustande kamen.[70] So blieb es bei einer Sympathieerklärung John Heartfields und der »Internationalen Dada-Company, Berlin«, die Charlie Chaplin zu ihrem Ehrenmitglied ernannte.

In den frühen zwanziger Jahren hatte der Film die »filmische« Struktur der Dada-Collage längst überrundet. Jetzt bewahrheitete sich uneingeschränkt der Satz von Heartfields Freund Sergej Tretjakow: »›Die Küche der Fotomontage‹ war vor allem der Film«.[71] Die atemberaubend montierten »Russenfilme« von Eisenstein, Pudowkin und Wertow hat Heartfield gesehen und auch das eine oder andere Standfoto aus Filmen wie »Oktober« oder »Panzerkreuzer Potemkin« für seine Buchumschläge[72] benutzt. Der revolutionäre Rhythmus des Films sprang auf die Fotomontage über: »Werden zwei beliebige Stücke aneinandergefügt, so vereinigen sie sich unweigerlich zu einer neuen Vorstellung, die aus dieser Gegenüberstellung als neue Qualität hervorgeht.«[73] Sergej Eisensteins Maxime hätte auch Heartfield unterschrieben, tat er doch nichts anderes seit Jahr und Tag in seinen Buchumschlägen für den Malik-Verlag und viele andere Verlage. Kurt Tucholskys »Deutschland, Deutschland über alles«, 1929 von Heartfield montiert, ist ein Musterbeispiel für »filmisches« Montieren auf den Druckseiten eines Buches. Charakteristisch dafür ist die Folge von 7 Fotografien mit sparsamem Text, eine entblößende Sequenz in Sachen Scheinheiligkeit der Bourgeoisie: »Wo steckt Deutschlands Geld?/Hier?/oder vielleicht hier?/Nein, da ist es/und da . . ./ . . . und da/denn wir sind ein armes, armes Land.« Das waren die »visuellen Kontrapunkte«, wie sie Eisenstein vorgeführt hatte. Gekrönt wurde das Buch durch Heartfields fotomontierten Streifen »Deutscher Tonfilm«, der den deutschen Hurra-Patriotismus verspottete. Marschmusike und Katzenjammer in der Republik von Weimar. »Deutschland, Deutschland über alles . . .«, so tönte es lauthals von Heartfields Stummfilmstreifen herab.

Was hat Heartfield vom Film gelernt? Er hatte seinen Dialog mit Zitaten begonnen und beschloß ihn damit, so aus dem Film »Die Dreigroschenoper« nach Brecht von Georg Wilhelm Pabst. Der Schauspieler Ernst Busch als Moritatensänger. Er ist auch der Hauptakteur in Heartfields Montage »Grosses Monstre-Lügenkabinett« von 1938. Metamorphose eines Zitats von der alten zur neuen Moritat. Dann Heartfields Übergang zur Großaufnahme: die Fotografie des Reichsjägermeisters Hermann Göring vor einem erlegten Elch in imposanter Pose. Ganze Figur. Da war die Faszination der verschwommenen Züge Görings schon im Spiel. Das Aufblitzen einer Idee, der Heartfields genialer Eingriff folgte. Ausschnitt der Totale, dann die Nahaufnahme:

Görings Kopf, die Bildfläche füllend. Die Nahaufnahme als Bedeuten und Hervortretenlassen eines »sprechenden« Antlitzes, im Hintergrund durch Flammen ergänzt. Heartfields Urteil sollte auch das Urteil für die Welt sein: »In seinen Zügen steht geschrieben, was das Gericht verschwiegen hat.« Die Hinterhältigkeit des Brandstifters Göring hat Heartfield dem Betrachter visuell so nahe als möglich gerückt. Die Nahaufnahme als sinnbildliches Antlitz der Lüge.

Auch die Technik des Überblendens finden wir häufig bei Heartfield. Sie kam vom Film wie von der Fotografie. Entlegenes wurde miteinander verbunden, Getrenntes übereinander gedeckt. Das »Gesicht des Faschismus« – auch hier wieder die Nahaufnahme mit der bestürzenden Fahrt nach vorn. Mussolini und der Tod, eine erschrekkende Übereinstimmung, bedrohliche Gegenwart von 1928, auch für das Deutschland der Weimarer Republik.

Fotomontage und Filmmontage bei Heartfield, das ist in praxi sicher mehr Parallele als konkreter Dialog für den Fotomonteur gewesen. Beispiele dafür gibt es genug. Eine filmische Sequenz aus Pudowkins Film »Das Ende von St. Petersburg« (1927), die der Regisseur so beschreibt: »Der mit dem Verstand zutage geförderte Zusammenhang frappiert durch das unmittelbare Schauspiel eines empörenden Widerspruchs ... Wenn in einer Episode, die den ersten Weltkrieg darstellte ... kurze Szenen hektischer Agiotage in der Börse erschienen, die immer wieder mit tragischen Teilstücken vom Untergang von Soldaten, die in eine aussichtslose Attacke gingen, abwechselten, so war das Montage. Der Zusammenhang zwischen den Interessen der Effektenbörse des zaristischen Rußland und den imperialistischen Kriegszielen wurde im schnellen Wechsel kurzer Teilstücke aufgedeckt, und der Zornschrei der Armee: ›Wofür fallen wir!?‹ wuchs daraus als organische unvermeidliche Schlußfolgerung empor.«[74] Börseneuphorie und Soldatentod, das sind die rhythmischen Bilder für einen ursächlichen Sinnzusammenhang. Nicht viel anders verfuhr Heartfield in seiner Montage eines fallenden Soldaten vor einem Aktienstapel. Die Ursache und Wirkung von Profit und Tod ist in argumentativer Schlüssigkeit aufeinander bezogen, um die Unerträglichkeit des Konfliktes einer aktiven Lösung zuzuführen: »Wollt ihr wieder fallen, damit die Aktien steigen?!«

In einem Vortrag 1931 im Polygraphischen Institut in Moskau äußerte der Fotomonteur: »Der Begriff ›einen Film aufnehmen‹ ist unzutreffend, man muß sagen: ›einen Film montieren‹, d. h. er muß aufgebaut, geschaffen werden.«[75] Von der einfachen zur intellektuellen Montage, das war der Weg, den der Fotomonteur Heartfield wie die sowjetischen Revolutionsfilmer in den 20/30er Jahren beschritten. Fred Gehler und Ullrich Kasten[76] haben in ihrem Film »John Heartfield – Er sprach vom Wichtigsten« dafür ein überzeugendes Beispiel der Wahlverwandtschaft gegeben: Die berühmte Kerenski-Montage aus Sergej Eisensteins Film »Oktober« von 1927. Phasenbilder eines Parvenüs, eine Palasttreppe emporsteigend, ständig in eitler Positur. Ein Emporkömmling, der sich spreizt wie ein Pfau vor Napoleonbüsten, um sich dann auf dem Bette des Zaren zu wälzen. Kerenski, der Machtgefällige und Demagoge, eine Gestalt in der Nähe von Adolf Hitlers Charakterschwäche. Heartfields Entsprechung dazu: »Adolf, der Übermensch: Schluckt Gold und redet Blech«, 1932 montiert aus sechs Montagestücken: dem Kopf Hitlers, der Röntgenaufnahme eines Brustkorbes, dem Foto einer Geldsäule, einer Nazibluse, einem Hakenkreuz (und Eisernen Kreuz) sowie dem Titel unten in der Druckfassung der Montage. John Heartfield hat ihn genau beobachtet, den Rhetoriker Adolf Hitler, in Sälen und auf Plätzen und dabei sicher ähnlich empfunden wie Kurt Tucholsky, der 1933 an Walter Hasenclever schrieb: »Manchmal überbrüllt er sich, dann kotzt er ... Keine Spannung, keine Höhepunkte ... Nichts. Kein Humor, keine Wärme, kein Feuer, nichts. Er sagt auch nichts als die dümmsten Banalitäten, Konklusionen, die gar keine sind – nichts«[77] Hitler, der Volkstribun und Schmierenkomödiant, der seine Posen vor dem Spiegel einstudierte. Welch geniale Einfachheit ist doch in Heartfields so überlegt gebauter Montage. Tatsächlich, »Blech reden ist ein mit Genie erfundenes Wort. Es enthält: das Glänzende, das nicht Gold ist; den durchdringenden unangenehmen Klang; das Lebhafte; das Auswalzbare«,[78] so Robert Musil. Des »Führers« angestrengtes Gesicht verrät zudem, daß er Blech redet, weil ihm das Gold bis zum Kehlkopf steht. Die Säule aus Goldstücken ist eine Objektmontage, sie dient als Wirbelsäule, als »Rückgrat« und damit als innere Stütze der Figur. Indem Heartfield Hitler satirisch zum »Übermenschen« überhöhte, gab er ihn der Lächerlichkeit preis.

Im ureigensten Sinne ist der Film immer auch Bildkunst. Dieser Faszination einer Wahlverwandtschaft ist der Fotomonteur John Heartfield ohne viel Aufhebens nachgegangen. Allein das Beispiel vom »Übermenschen« Adolf Hitler zeigt ihn auf einer vergleichbaren Höhe zur filmischen Montagekunst. Mit Fotomontagen solch geistig differierender Bilder reihte Heartfield sich ein in jenes dialektische »Zeitalter des montagegerechten Denkens«, von dem einst Sergej Eisenstein sprach.

Ein republikanischer Innenminister
oder
Zarentreu bis übers Grab

fec. John Heartfield

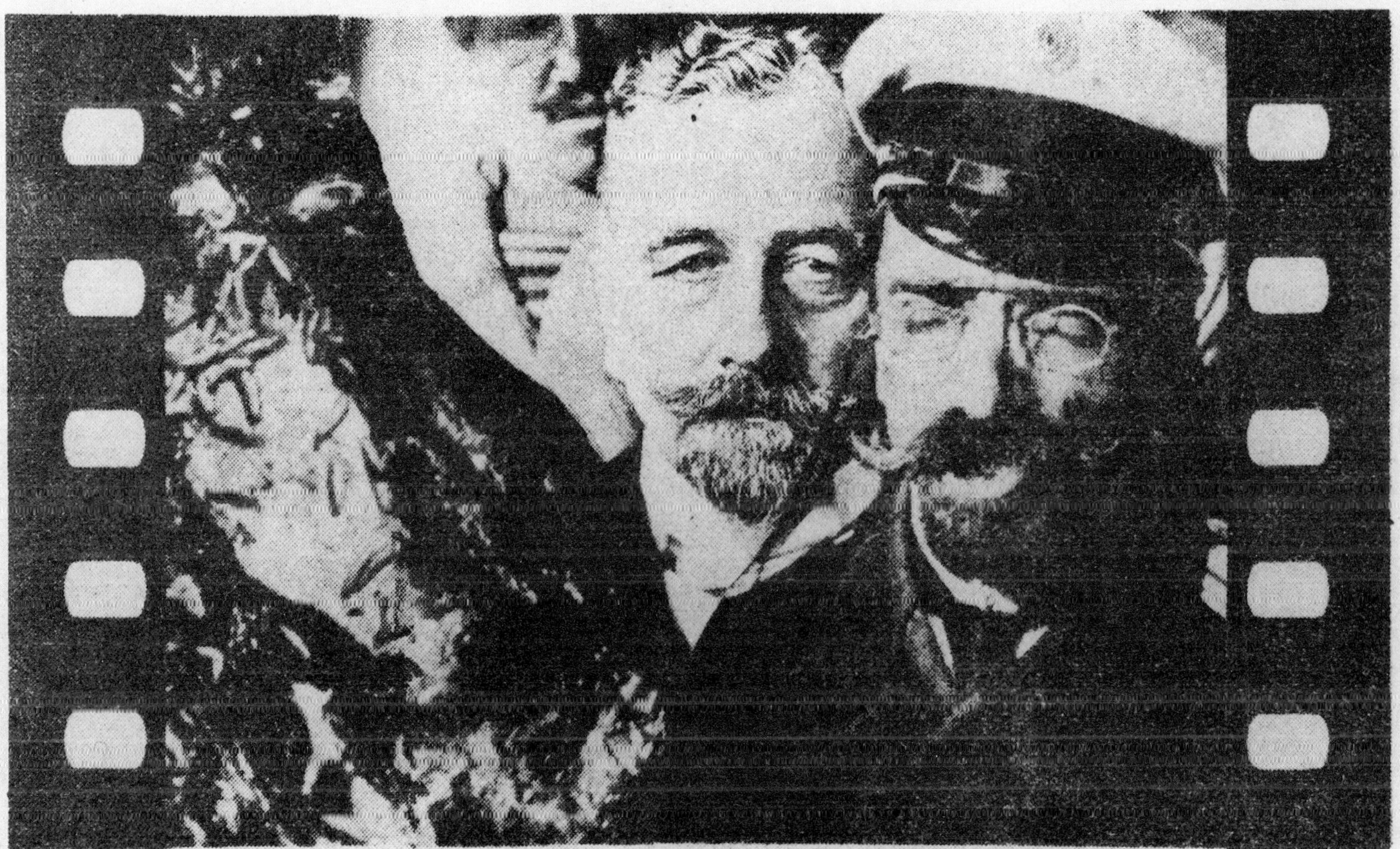

„Das sind keine Maden", sagte der Schiffsarzt, „das sind Fliegenlarven, die man mit Salzwasser abwaschen kann." „Auch das nicht", sagte Herr Külz, „das sind bolschewistische Bazillen. Die kann man nur verbieten."

John Heartfield.
Fotomontage zum Aufführungsverbot des »Panzerkreuzer Potemkin«.
Aus: Der Knüppel/1926/Nr. 2

»Die Dreigroschenoper« (nach Bertolt Brecht) von Georg Wilhelm Pabst. Fotomontage. 1931. Oben Ernst Busch als Moritatensänger. Titelseite aus: Illustrierter Film-Kurier/1931/Nr. 1549

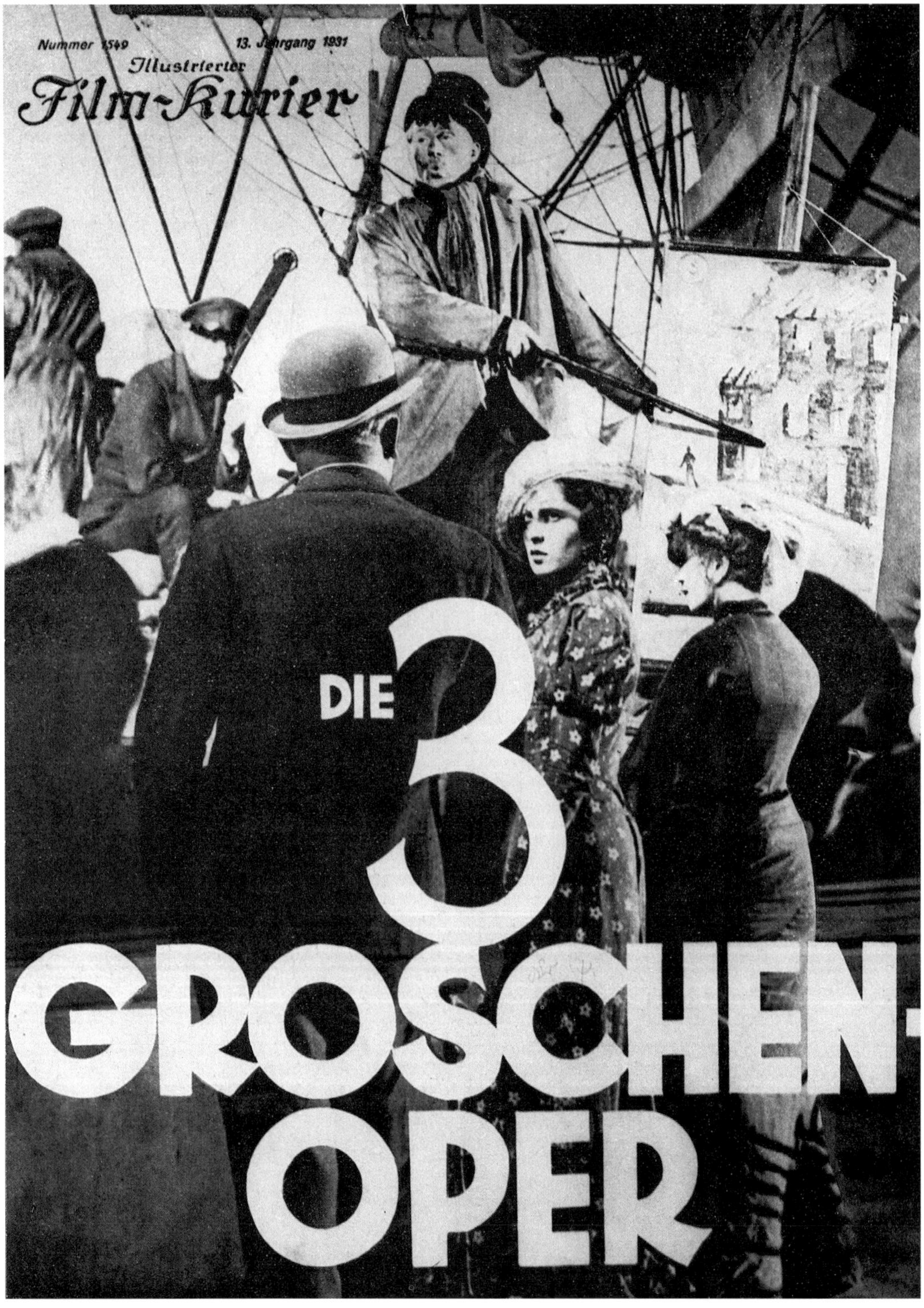

Seite 91:

John Heartfield.
Grosses Monstre-Lügenkabinett.
VI/1936/Nr. 5

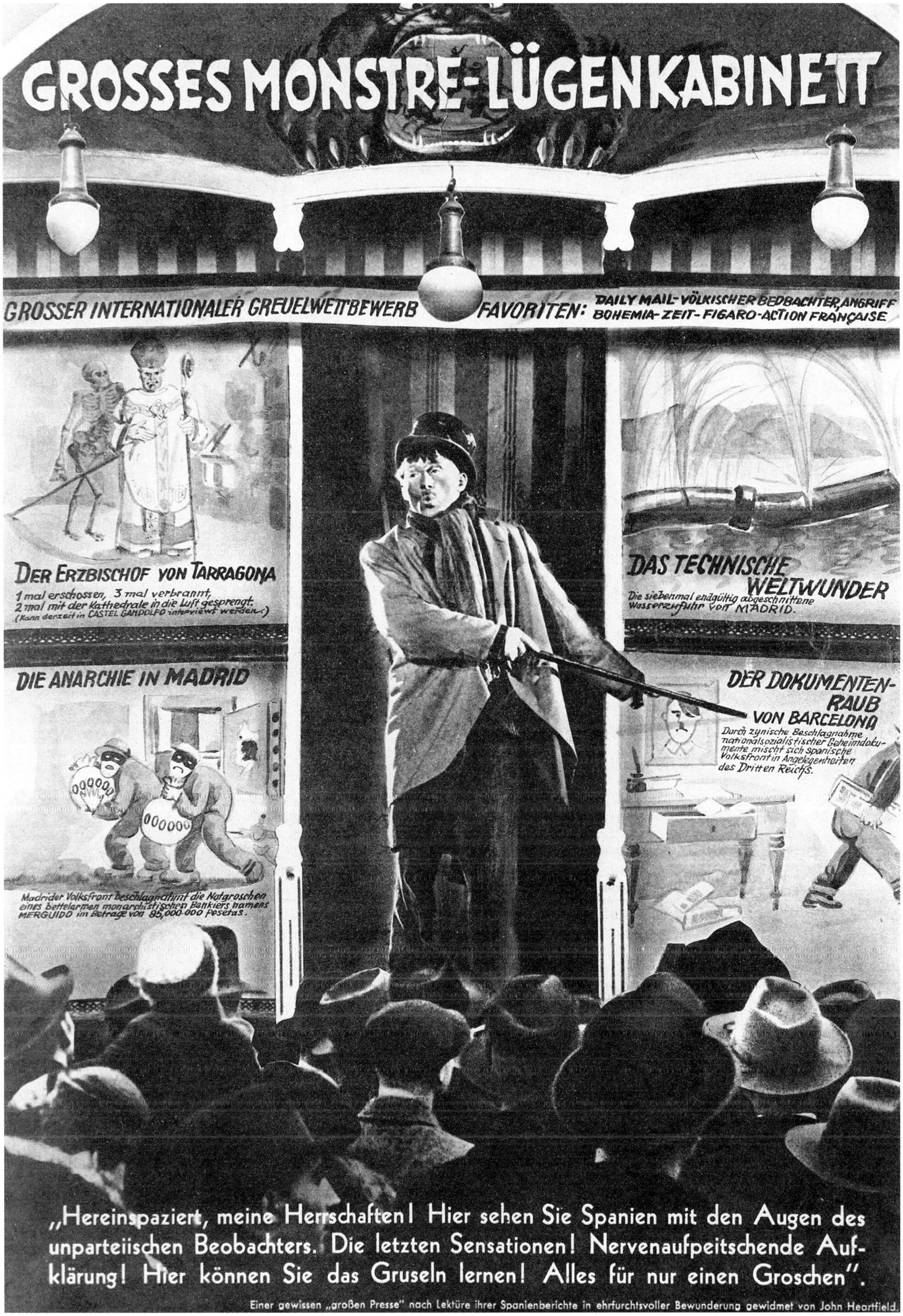
GROSSES MONSTRE-LÜGENKABINETT
GROSSER INTERNATIONALER GREUELWETTBEWERB
FAVORITEN: DAILY MAIL-VÖLKISCHER BEOBACHTER, ANGRIFF
BOHEMIA-ZEIT-FIGARO-ACTION FRANÇAISE
DER ERZBISCHOF VON TARRAGONA
1 mal erschossen, 3 mal verbrannt,
2 mal mit der Kathedrale in die Luft gesprengt.
(Kann derzeit in CASTEL GANDOLFO interviewt werden.)
DAS TECHNISCHE WELTWUNDER
Die siebenmal endgültig abgeschnittene Wasserzufuhr von MADRID.
DIE ANARCHIE IN MADRID
Madrider Volksfront beschlagnahmt die Notgroschen eines bettelarmen monarchistischen Bankiers namens MERGUIDO im Betrage von 85,000.000 Pesetas.
DER DOKUMENTEN-RAUB VON BARCELONA
Durch zynische Beschlagnahme nationalsozialistischer Geheimdokumente mischt sich spanische Volksfront in Angelegenheiten des Dritten Reichs.
„Hereinspaziert, meine Herrschaften! Hier sehen Sie Spanien mit den Augen des unparteiischen Beobachters. Die letzten Sensationen! Nervenaufpeitschende Aufklärung! Hier können Sie das Gruseln lernen! Alles für nur einen Groschen".
Einer gewissen „großen Presse" nach Lektüre ihrer Spanienberichte in ehrfurchtsvoller Bewunderung gewidmet von John Heartfield.

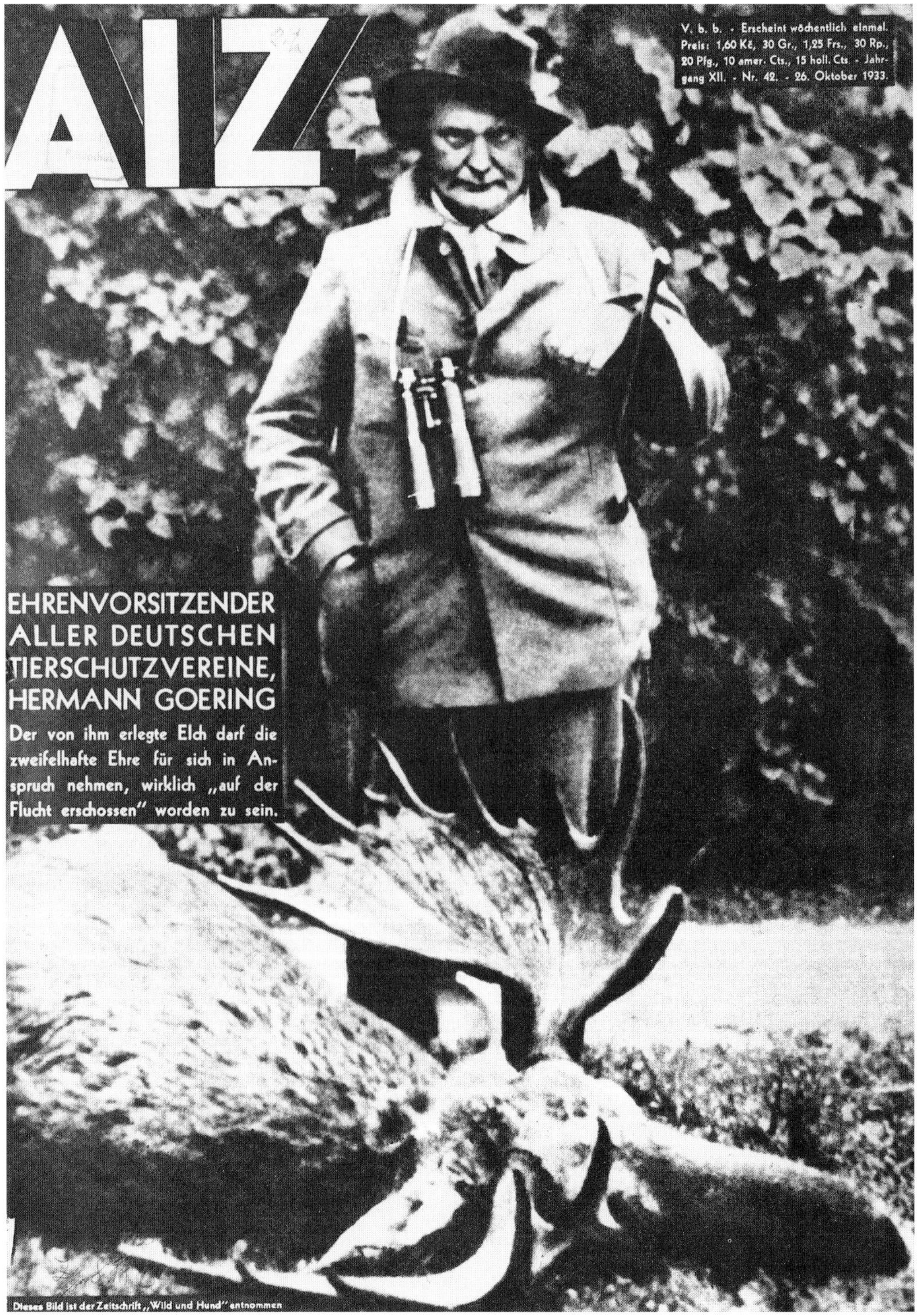

Hermann Goering.
Titelblatt der AIZ/1933/Nr. 42

Seite 93:

John Heartfield. *Das Urteil der Welt!*
Reproduktionsvorlage für die AIZ/ Nr. 51 vom 28. 12. 1933, S. 851
Geklebte Fotografie. 39,7×29,8 (37×26,2)
Vgl. Pfäfflin 33/33

In der AIZ die Unterschrift: In seinen Zügen steht geschrieben was das Gericht verschwiegen hat. Die AIZ brachte auf dem Titelblatt der Nr. 42 vom 26. Oktober 1933 den Nachdruck einer Fotografie aus der Zeitschrift »Wild und Hund« mit dem Text: Ehrenvorsitzender aller Deutschen Tierschutzvereine, Hermann Goering. Der von ihm erlegte Elch darf die zweifelhafte Ehre für sich in Anspruch nehmen, wirklich »auf der Flucht erschossen« worden zu sein. Heartfield benutzte nur den unscharf reproduzierten Kopf Görings, den er vergrößerte, unretuschiert ließ und im Hintergrund mit Flammen und Rauch versah. Damit verdeutlichend: Der scheinheilige Göring ist der wahre Brandstifter des Berliner Reichstages.
In »Leben und Werk«, Tafel 172, ohne Titel, nur mit Unterschrift.

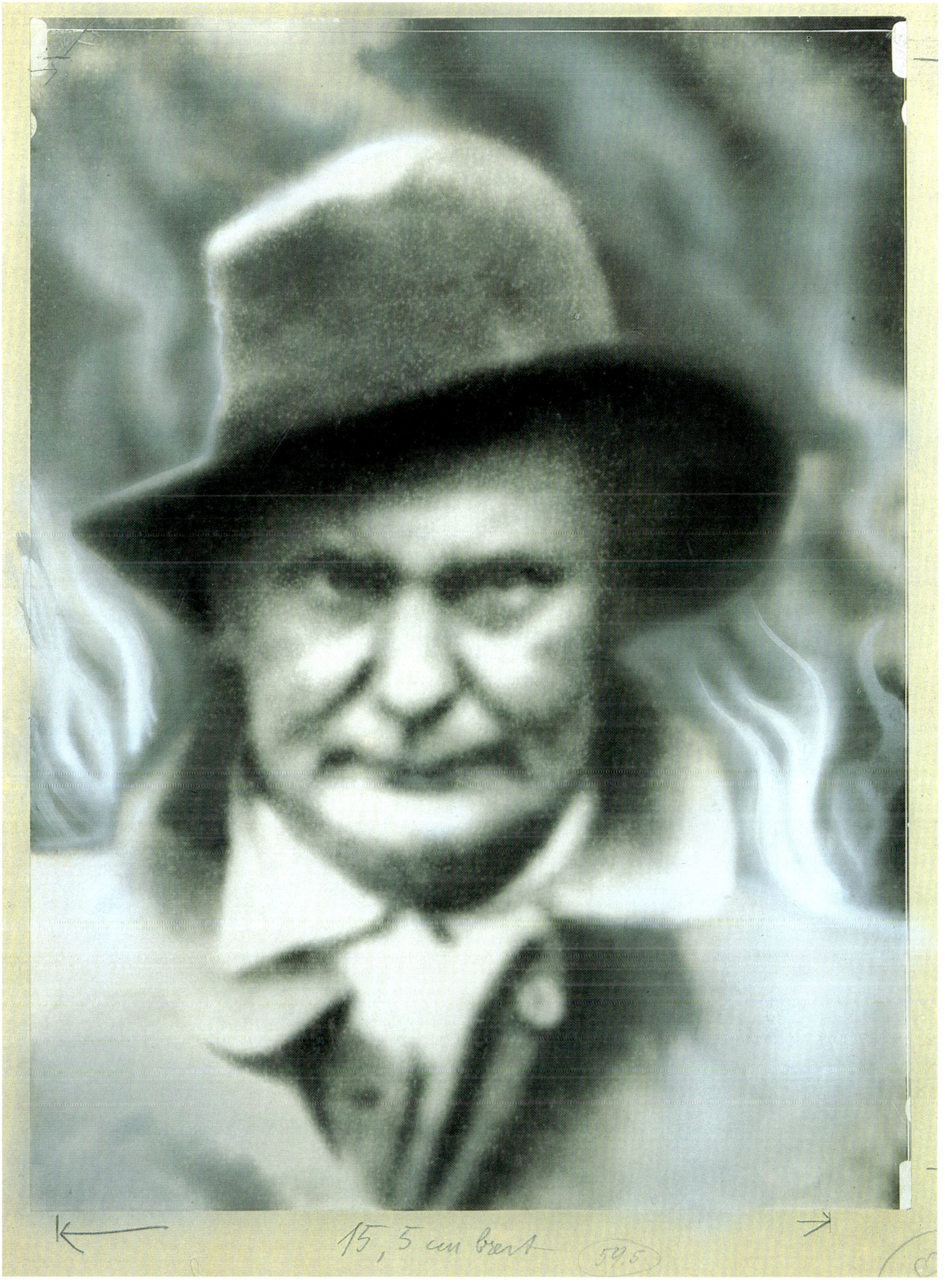
15,5 cm breit
59.5

Börsen-Sequenz aus Wsewolod Pudowkins Film »Die letzten Tage von St. Petersburg«. 1927

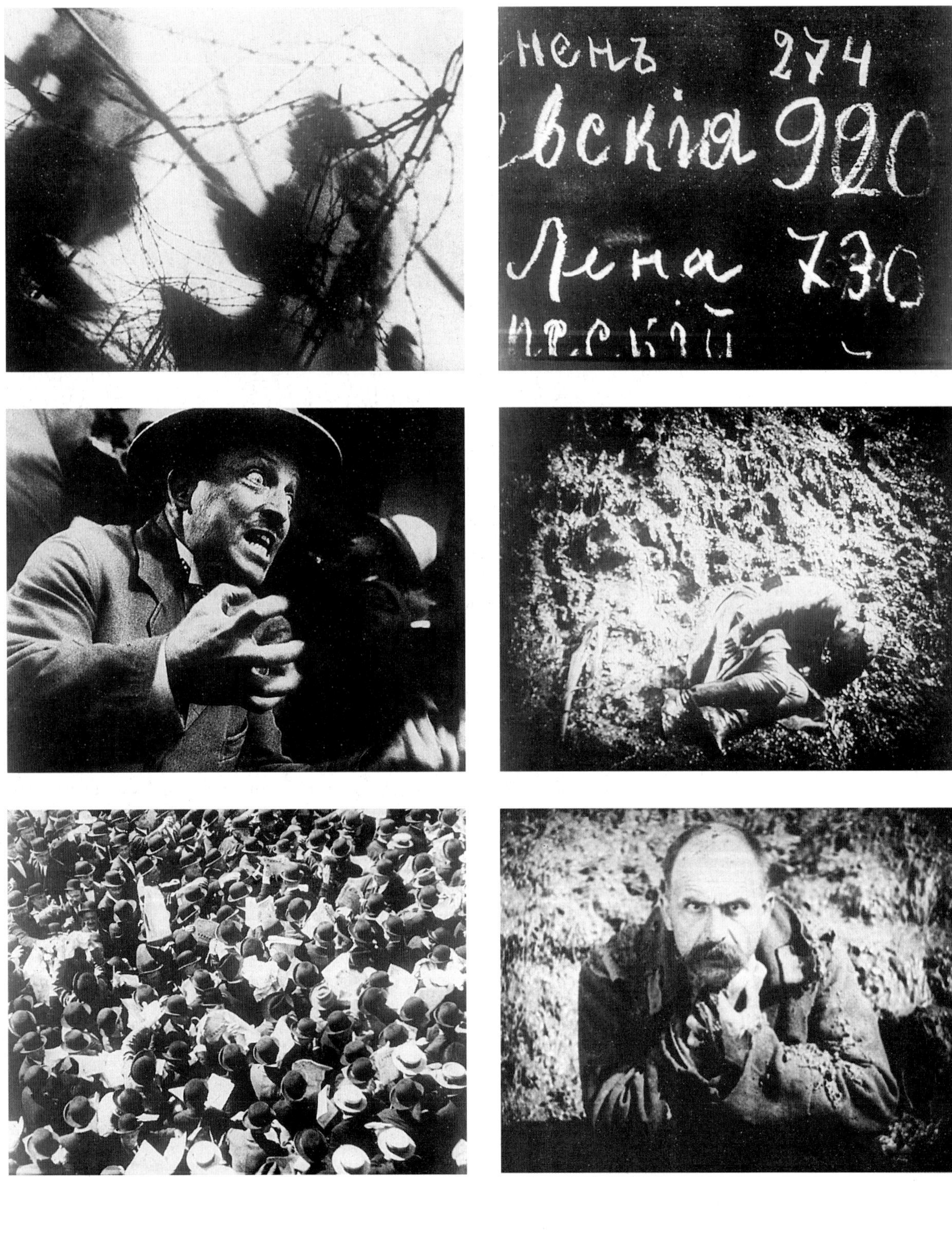

Seite 95:

John Heartfield. *Wollt ihr wieder fallen, damit die Aktien steigen?!* AIZ/1932/Nr. 35

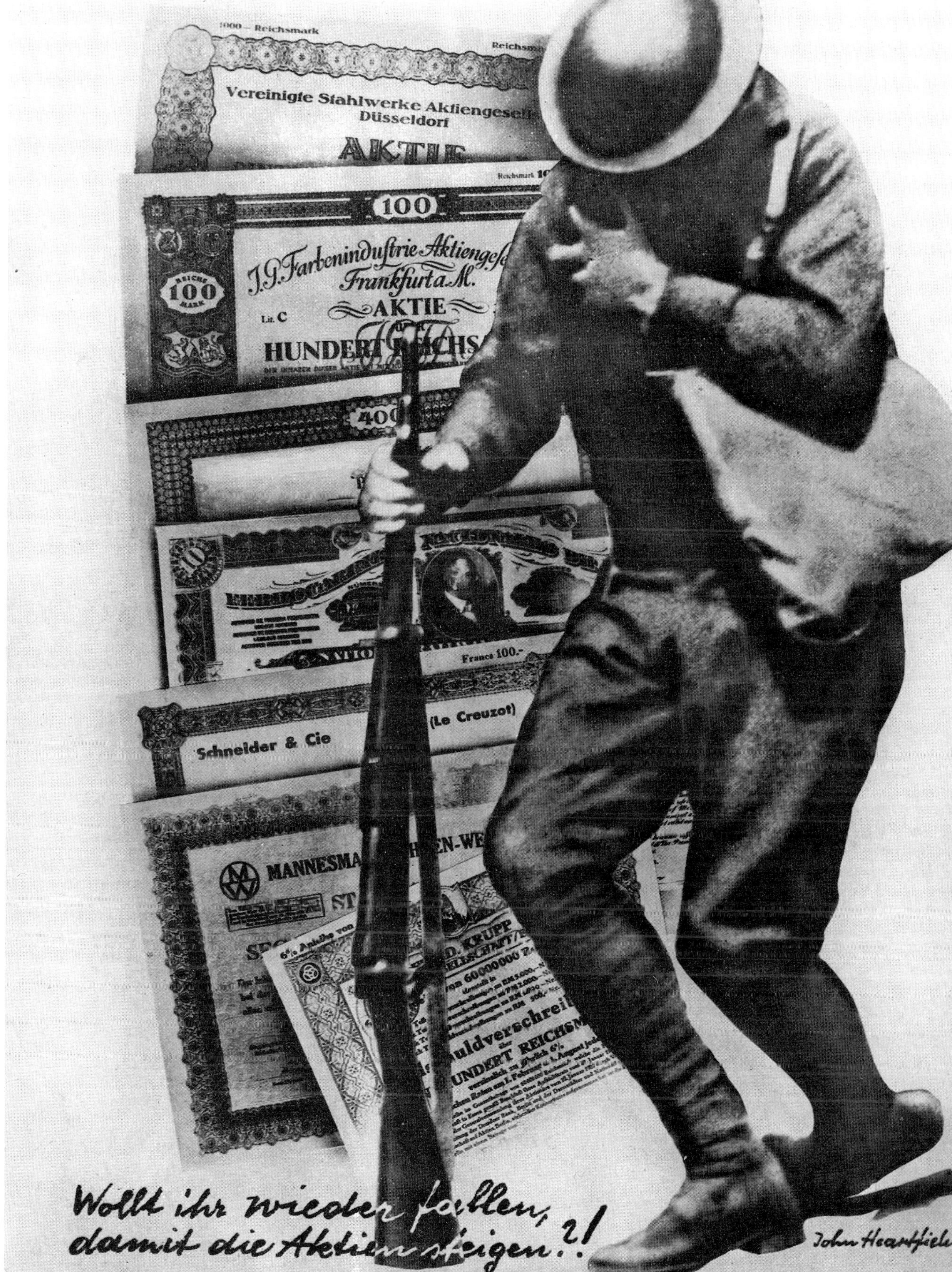

1000 – Reichsmark
Düsseldorf
100
Frankfurt a. M.
Lit. C
Schneider & Cie
(Le Creuzot)
Francs 100.-
Wollt ihr wieder fallen,
damit die Aktien steigen?!
John Heartfield

Kerenski-Sequenz aus Sergej Eisensteins Film »Oktober«. 1927

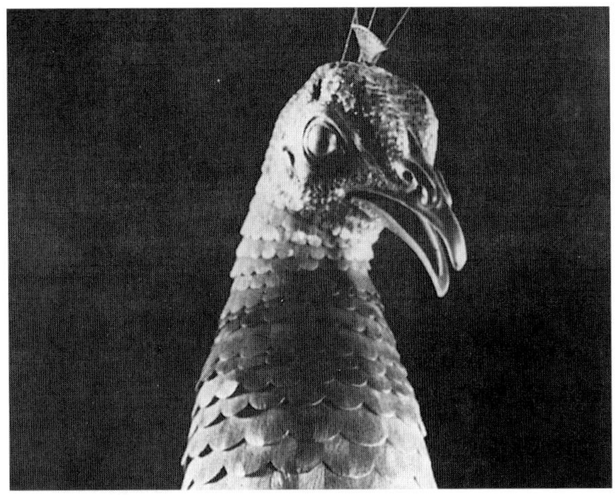
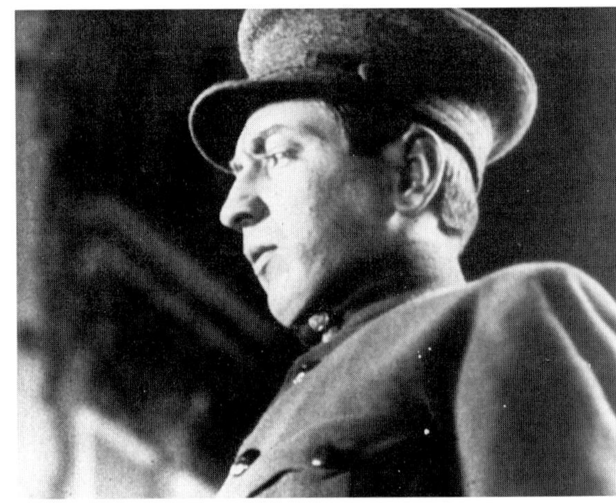
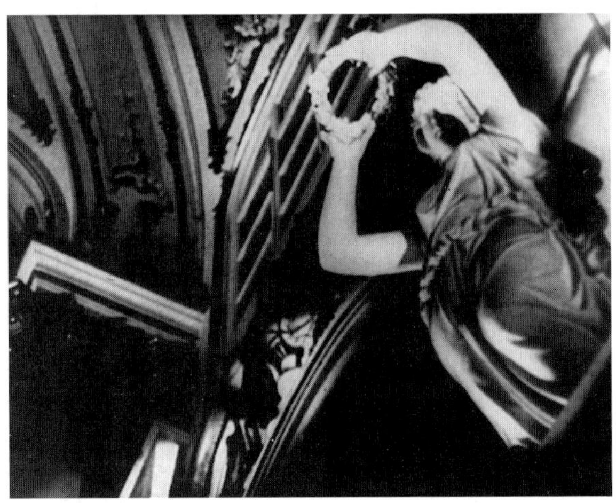
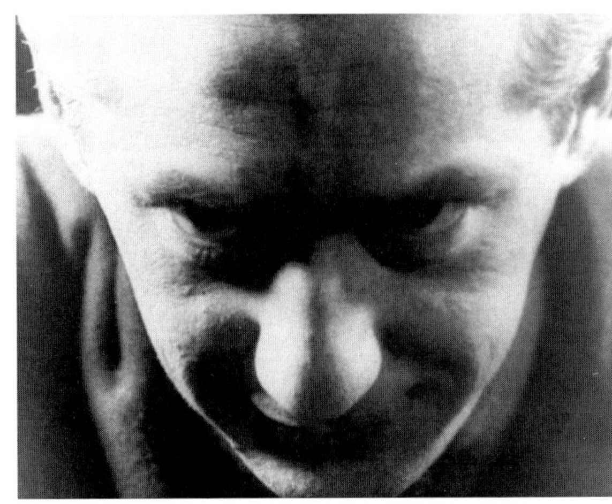
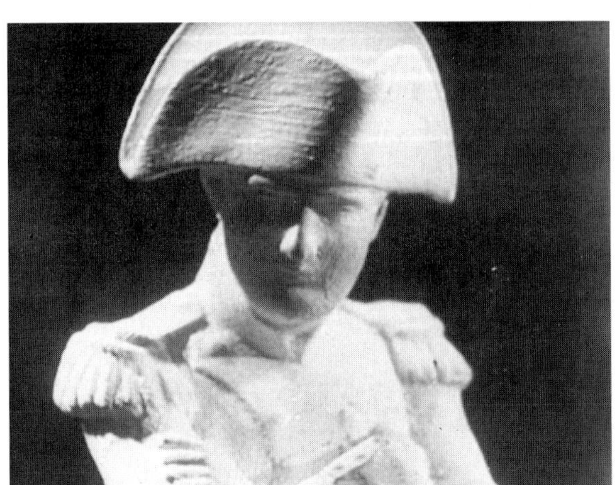
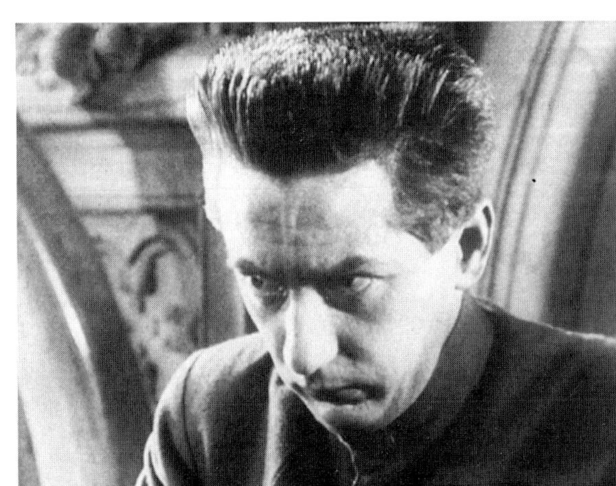

Seite 97:

John Heartfield. *Adolf, der Übermensch: Schluckt Gold und redet Blech.* 1932 Reproduktionsvorlage für die AIZ/Nr. 29 vom 17. 7. 1932, S. 675. Geklebte Fotomontage. 70,5×59
Vgl. Pfäfflin 4/32

Text in der AIZ: Titel u.; Adolf Hitler (1889–1945), faschistischer Politiker, Organisator der NSDAP, 1923 Putsch in Bayern, 1933 Reichskanzler, 1933 »Führer und Reichskanzler«. Diktatorische Vollmachten durch das Ermächtigungsgesetz vom 24. März 1933, Oberbefehlshaber der Wehrmacht.
Ein Porträtfoto und die Röntgenaufnahme mit Goldstücken und dem Hakenkreuz als Herz montierte Heartfield zu einer Karikatur, die das demagogische Imponiergehabe des sendungsbewußten Führers lächerlich macht und zugleich auf eine der Quellen seines Aufstiegs durch das Großkapital hinweist.
Die Montage wurde im August 1932 – finanziert durch Harry Graf Kessler – im Großformat in Berlin plakatiert. Die Plakatierung provozierte Auseinandersetzungen zwischen Faschisten und Kommunisten. (Vgl. dazu: Herzfelde, Wieland: John Heartfield . . . Dresden, 1988. – S. 56; Kat. Harry Graf Kessler. Tagebuch eines Weltmannes. Deutsches Literaturarchiv im Schiller-Nationalmuseum, Marbach a. Neckar, 1988. – S. 476, 478 [23/2]).

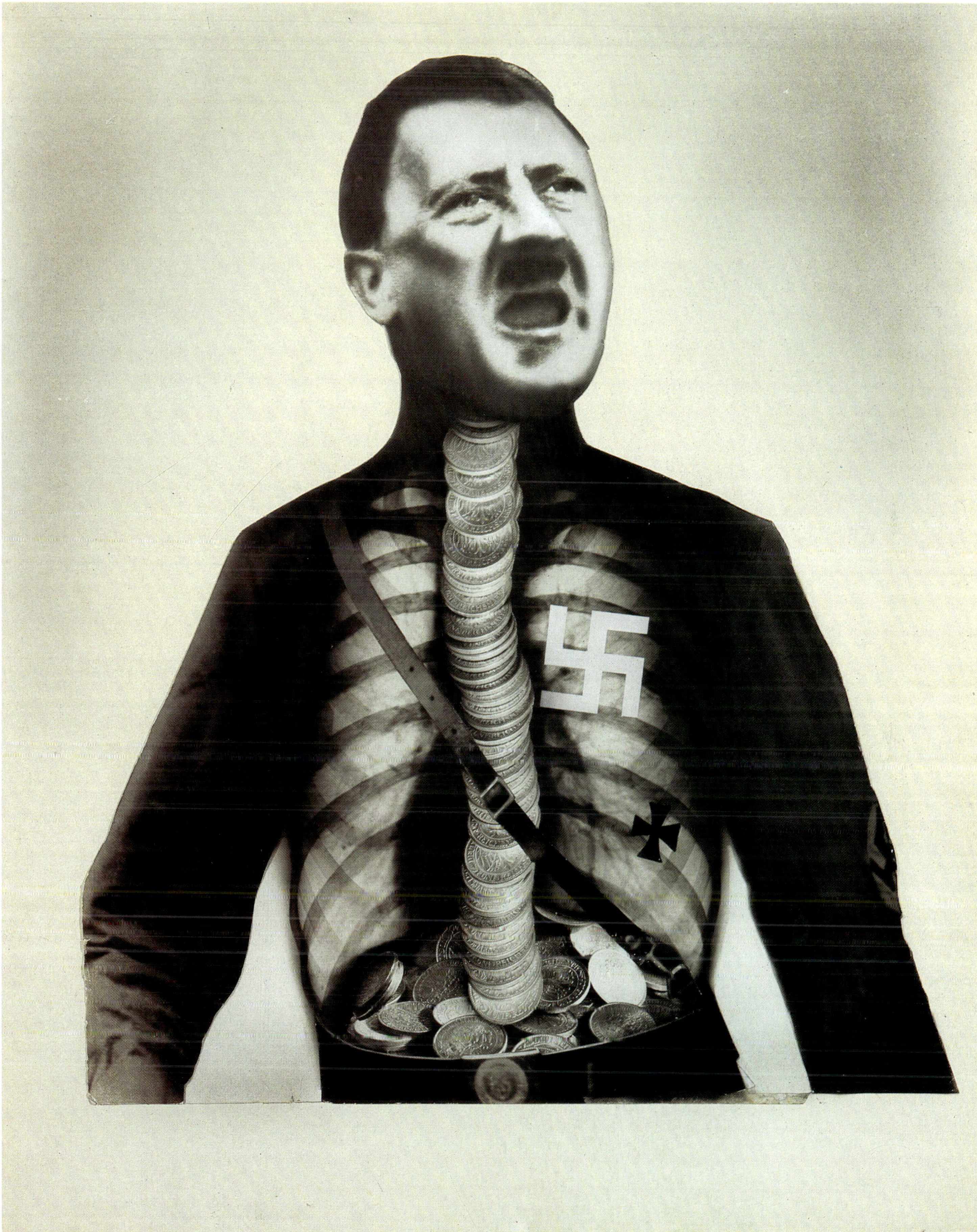

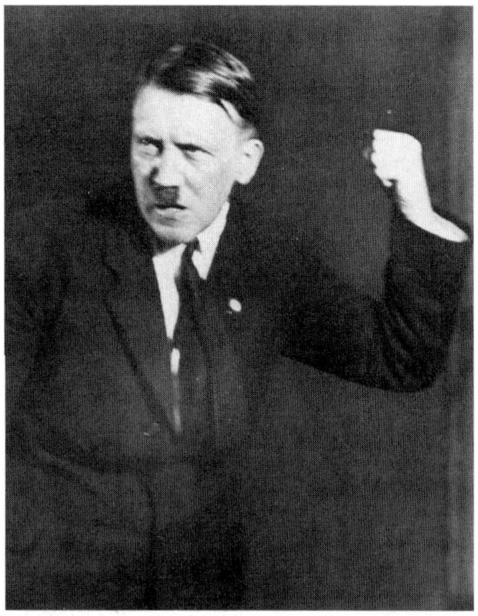
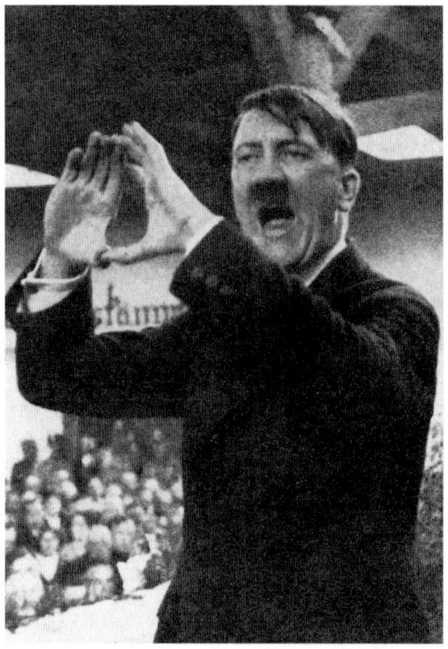
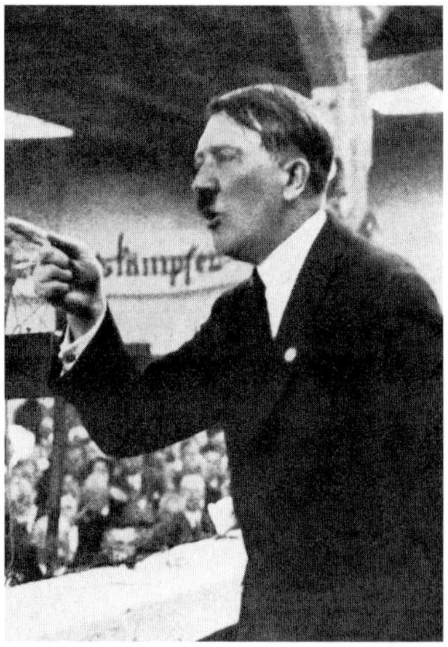

Hitler, der seine Rednerposen vor dem Spiegel einstudierte. 1931

Hitler spricht. Vor 1933

Reichsparteitag der NSDAP 1935 in Nürnberg. Hitler spricht am Tag der Hitlerjugend im Stadion.

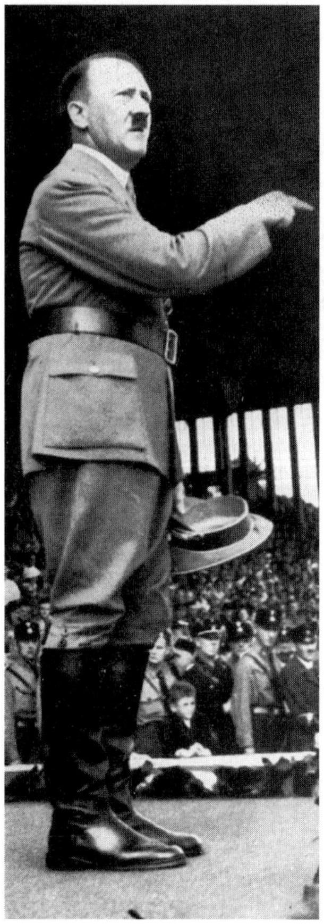
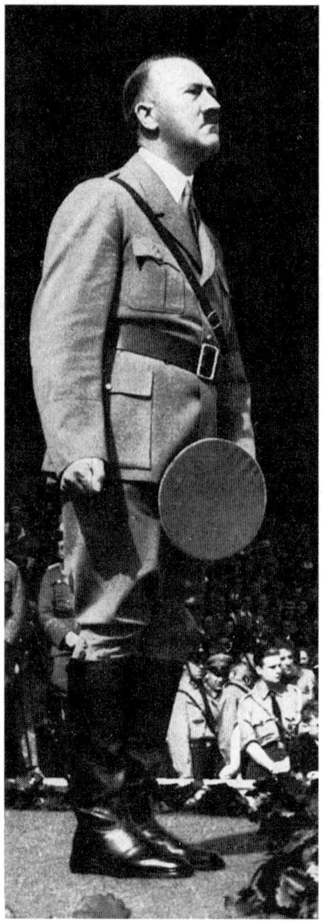
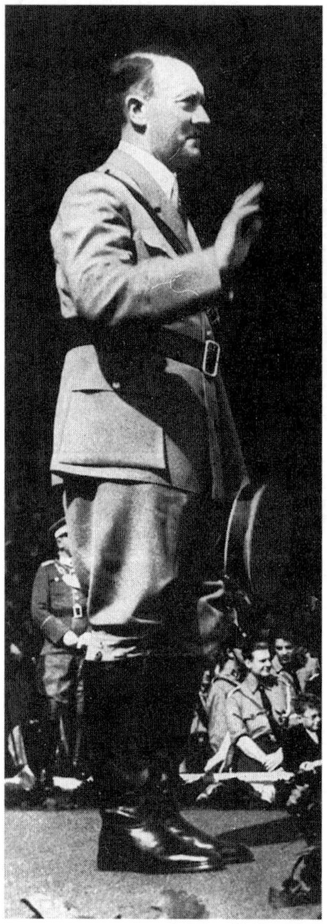
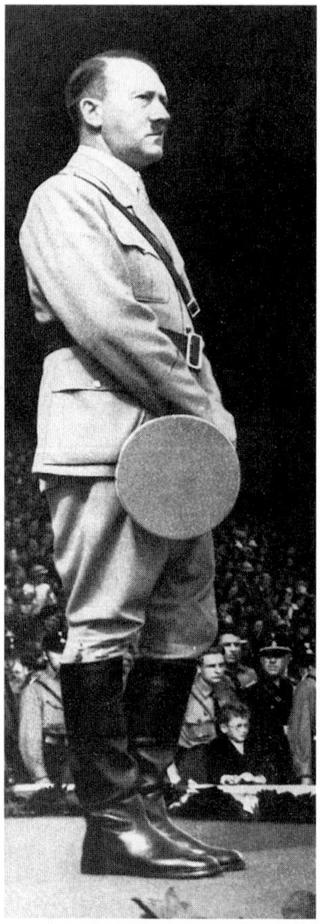

Seite 99:

John Heartfield. *»Spieglein, Spieglein an der Wand, wer ist der Stärkste im ganzen Land?« »Die Krise«*. 1933 Reproduktionsvorlage für die AIZ/Nr. 33 vom 24. 8. 1933, S. 562 (Titelblatt). Geklebte Fotomontage. 41,2×32,8 (36×29)
Vgl. Pfäfflin 20/33

Im Titel Anspielung auf die Frage der Stiefmutter aus dem Märchen vom Schneewittchen, ferner auf Hitlers einstudierte Rednerposen vor dem Spiegel. Heartfields Antwort »Die Krise« bezieht sich auf die gescheiterte Londoner Konferenz (2. 6. – 7. 7. 1933), auf der das angestrebte internationale Währungsabkommen zur Überwindung der Weltwirtschaftskrise nicht zustandekam.

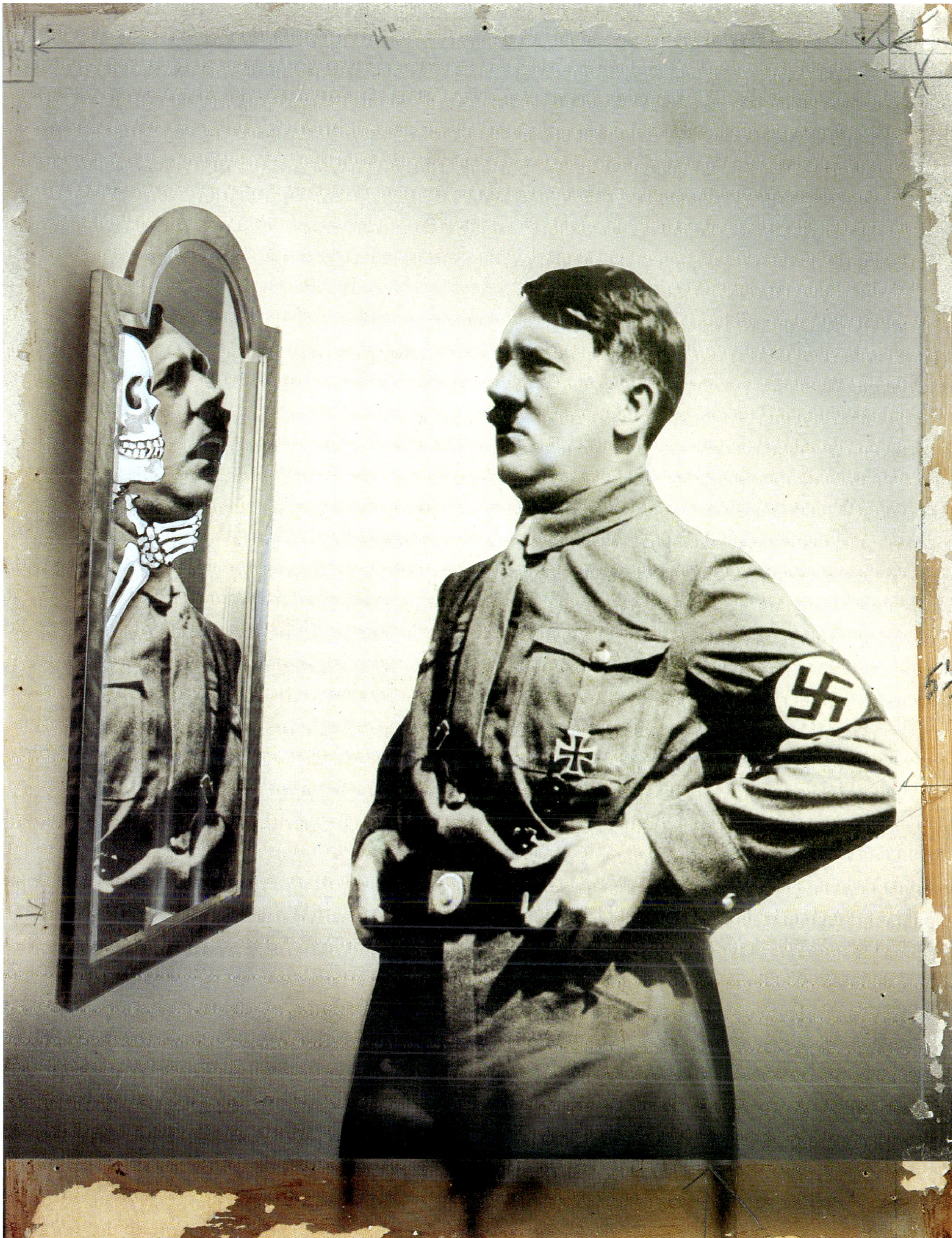

Karikatur und Satire

John Heartfield. *Die drei Weisen aus dem Sorgenland.* 1935
Reproduktionsvorlage für die AIZ/ Nr. 1 vom 3.1.1935, S. 16 (Rückseite). Geklebte Fotomontage.
53,7×42,7 (43,8×32,2)
Vgl. Pfäfflin 1/35

Text in der AIZ: Titel o.; Unterschrift: Und die bilden sich ein: das geht fünfundzwanzigtausend Jahre so weiter! Entstanden anläßlich des Dreikönigsfestes am 6. Januar. Die Heiligen drei Könige werden hier verkörpert durch die Seiltänzer Goebbels, Göring und Hitler.
In »Leben und Werk«, Tafel 186, keine Überschrift, dafür Unterschrift: Der Führer weiß den Weg.

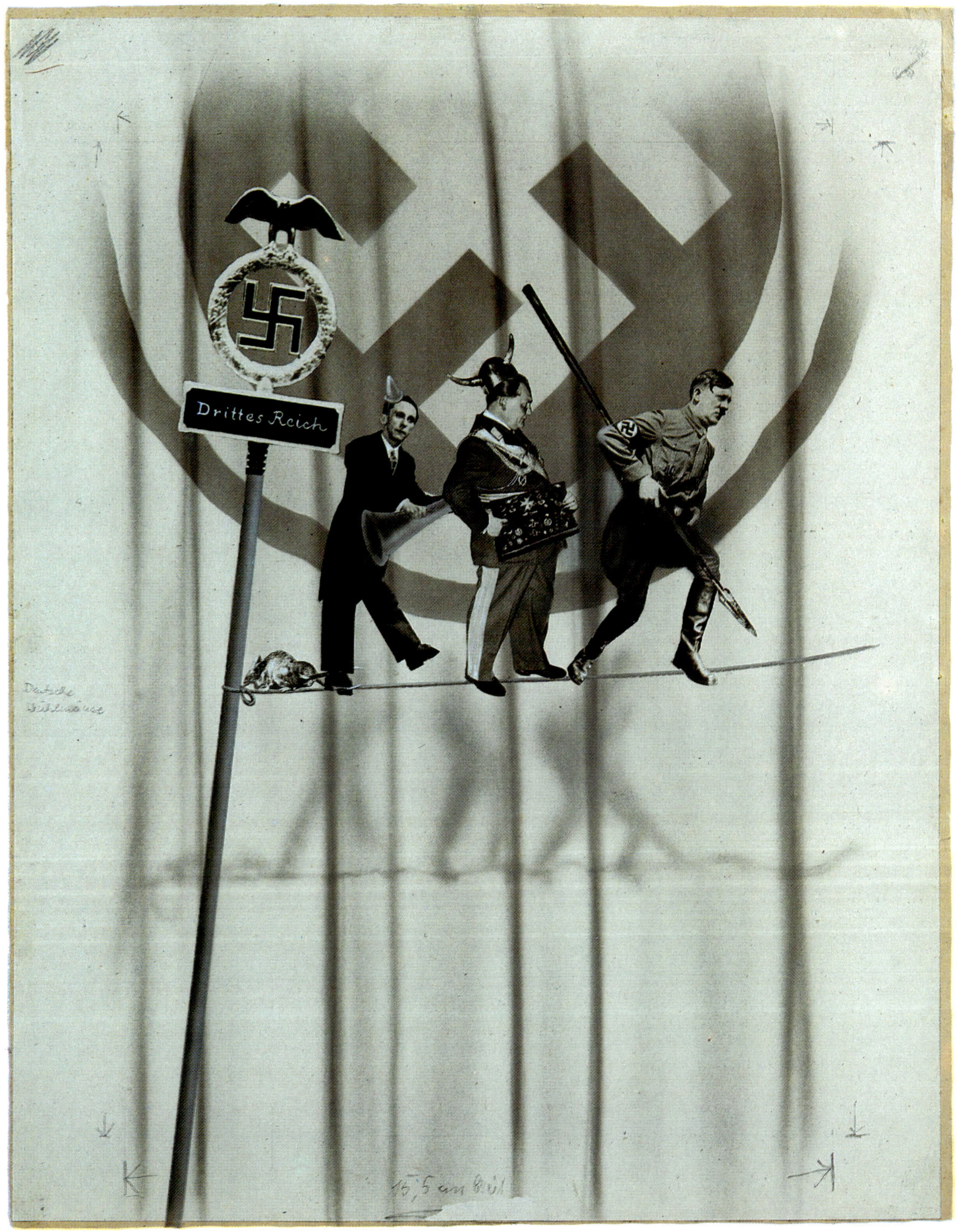

Die Fotomontagen von John Heartfield argumentieren, doch sie belehren nicht. Karikatur und Satire helfen der Beweisführung munter auf die Sprünge. Seine Denkbilder haben ihre eigentliche Heimstatt im weiten Feld des bewußt Komischen, da, wo es »für das Denken« – wie Walter Benjamin einmal bemerkte – »gar keinen besseren Start als das Lachen«[79] gibt. Nicht ohne Grund hat Bertolt Brecht den Fotomonteur einen »großen Satiriker« genannt. Kein Wunder, hat es doch die wahre Satire immer mit dem Ernstfall des Lebens zu tun. Was wäre Heartfields Fotomontage ohne seinen Humor? Sie wäre nichts als ein fades Lehrstück der politischen Langeweile. Heute wissen wir, daß sein souveräner Humor die Gegenstände seines satirischen Angriffes überdauert hat. »Lächerlichkeit tötet«, – man denke nur an die unverschämte »Vernichtung« Adolf Hitlers durch John Heartfield, die ihresgleichen sucht. Wie harmlos nehmen sich dagegen die Hitlerkarikaturen im »Simplicissimus«, dem »Ulk« oder dem »Wahren Jakob« aus. Keiner von seinen Zeitgenossen hat es so verstanden wie er, mit allerschärfster Munition auf den Gegner zu schießen und das mit der Waffe seiner eigenen Form. Was soviel heißt, ihn mit seinen eigenen Waffen zu schlagen. Mit polemischem Engagement und dem Distanzgefühl des Humors hat der Scharfschütze Heartfield die satirische Angriffslust in seiner Fotomontage auf die äußerste Spitze getrieben.

Die Groteske, Karikatur, Parodie, Persiflage, Satire, der Sarkasmus und der Witz leben seit jeher von erhellenden Verfremdungseffekten,[80] bewegt durch das Lachen. Der Berliner Dadaismus hatte das nach 1918 wiederentdeckt und verschärft. Derlei Komik entstand aus der Unerträglichkeit von Widersprüchen im politischen Alltag, in einem Akte der Selbstbefreiung und Selbstbehauptung: »Die Negation negiert sich selbst und hebt sich auf eine höhere Ebene und erzeugt ihre neue Bedeutung aus den negierten Überbleibseln des Alten, aus der Nebeneinanderstellung des nicht übereinstimmenden Materials entsteht eine Übereinstimmung. Das darauf folgende Gelächter (von Freud als ›Überraschung‹ und ›Aufklärung‹ analysiert) – das ist Heartfields Methode, der die Mechanik oder ... Dialektik des Witzes als Mechanik seiner Montage benutzt. Die Wahrheit im Bild entsteht mit der Spontaneität eines Witzes.«[81] (Hans Hess)

John Heartfield hat das in prägnanten Bildern und Sentenzen vorgeführt: »Hitler und Hummel/der gleiche Rummel«, »Mit seinen Phrasen will er die Welt vergasen«, »Ihr sollt alle aus einem Topf essen, denn wir wollen euch alle unter einen Topf pressen«. Und dann im halsbrecherischen Balanceakt der »Drei Weisen aus dem Sorgenland«, das Nazitriumvirat der Goebbels, Göring und Hitler auf dem Drahtseil, Zirkus am Abgrund der Politik, der Satire eines Breughel und Daumier nahe.

Die Travestie war Heartfields wichtigstes Kunstmittel, mit der er die politische Banalität seiner Feinde hinauf ins Komische hob. »Der Satiriker ist der Landsknecht des Geistes«, das hat Kurt Tucholsky einmal gesagt. Nicht das Florett, sondern Degen und Säbel sind seine Waffen. Das trifft weniger auf Tucholsky, mehr auf Heartfield zu. Er hat diese Waffen beherrscht wie kaum ein anderer, vom bloßen Witz bis hin zur hintergründigen Groteske. Da finden wir bei ihm die Illustration einer deftigen Berliner Redensart »Arsch mit Ohren«, den parodistischen Vergleich zwischen dem »Friedenskaiser« Wilhelm II. und »seiner Majestät« Nachfolger Adolf Hitler, die ins Abstruse getriebene Groteske vom »Krisenfesten Rindvieh« oder das schlüssige Paradoxon vom »Friedfertigen Raubfisch«. In alldem ist das fatal Vorgestrige in der knappsten Form auf einen vergnüglichen Punkt der Erkenntnis gebracht.

John Heartfields Freund Eduard Fuchs, der Chronist und Sammler der europäischen Karikatur, schrieb einmal treffend: »Indem die Karikatur übertriebene Werte auf ihre wahre Größe, ihren wirklichen Wert oder Unwert zurückführt, wird sie zum Totengräber für das innerlich Überwundene, zum Bahnbrecher neuer Ideen, und damit zur Avantgarde jeder Zukunft.«[82] Ohne Zweifel hat sich John Heartfield dieser »Avantgarde jeder Zukunft« wie der Tradition der avantgardistischen Karikatur immer zugehörig gefühlt. Illustrierte Zeitschriften wie der »Kladderadatsch«, die »Jugend« oder der »Simplicissimus« mit ihrem unerschöpflichen Quell an gezeichneten Karikaturen gehörten zum Materialfundus seiner Sammlung. Wenn hier Beispiele einer vergleichenden Bildtypologie gegeben werden, so nicht, um den Fotomonteur der motivischen Abhängigkeit zu bezichtigen, sondern um auf Entsprechungen und Vorformulierungen in der Geschichte der Karikatur zu verweisen. Heartfields »Faschistische Ruhmesmale«, 1936 montiert und Mussolini gewidmet, können sich in einer solchen Tradition gängiger Bildmuster durchaus als eine Form der Steigerung sehen lassen. Das Ruhmesmal als Schandmal, das ist ein Thema mit vielen Variationen, die Demontage des heroischen Denkmalkultus, wahrlich auch das eine verlockende Aufgabe für den Satiriker. »Blick in die Vergangenheit und Zukunft«, so nannte der Schwabe Johann Michael Goltz seinen doppeldeutigen »Denkmalsvorschlag«, Napoleon »zu Ehren«. Eine

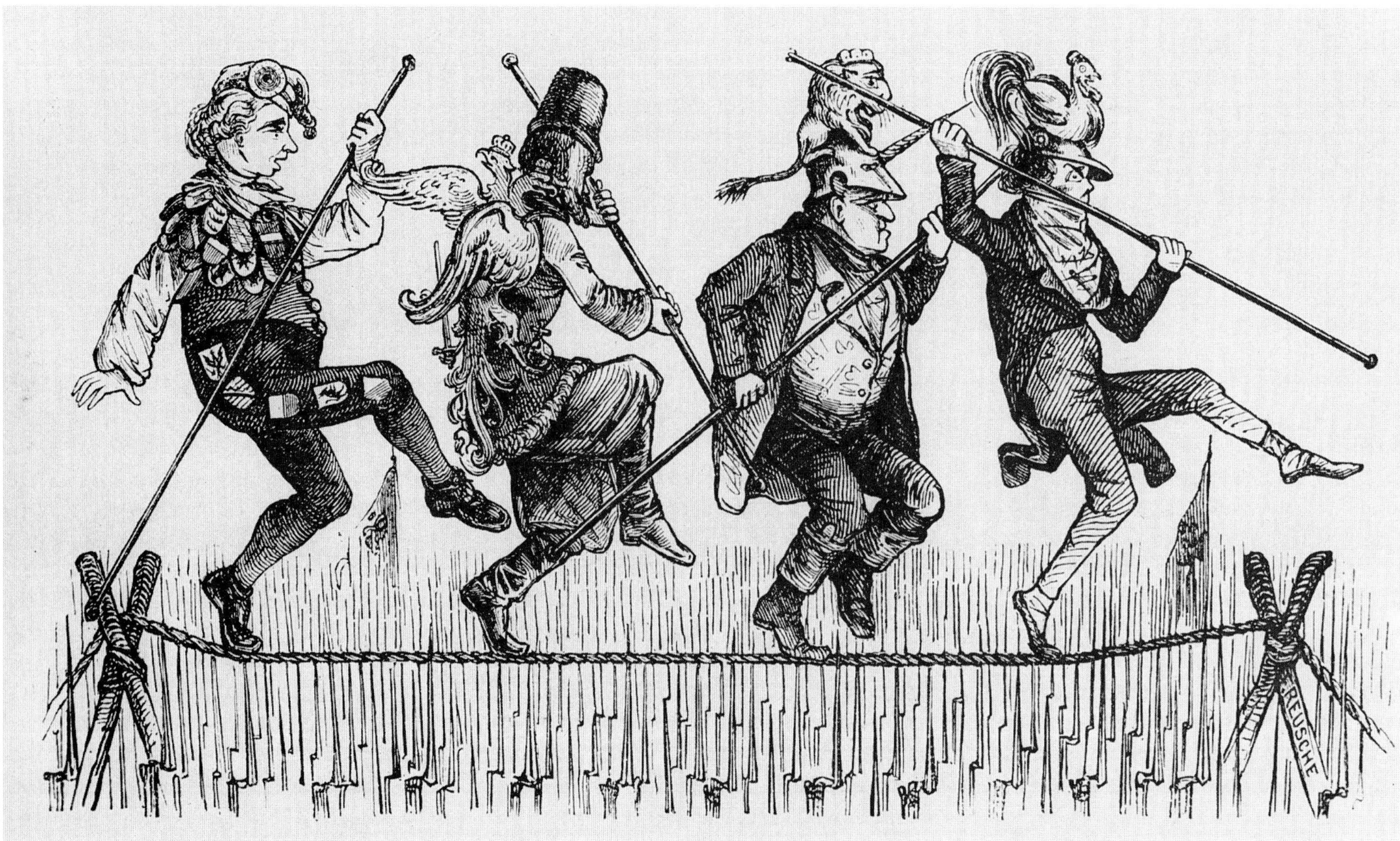

F. Reusche: *Das europäische Gleichgewicht.* Karikatur aus den Münchener Leuchtkugeln. 1848

Landschaft des Friedens und des Krieges, der Gegenwart und Vergangenheit, vom napoleonischen Januskopf auf einem Sokkel von Totenköpfen aus gesehen. Das war die Quittung des Karikaturisten Goltz für den Zusammenbruch der wahnwitzigen Weltherrschaftsidee des Korsen nach der Völkerschlacht bei Leipzig. Mehr als ein Jahrhundert später zeichnete Conrad Felixmüller für Franz Pfemferts »Aktion« die »Berliner Siegessäule – wie sie scheint und was sie in Wirklichkeit ist«. So der Titel der Zeichnung. Anlaß war ein 1921 mißlungenes Bombenattentat eines Anarchisten auf das geheiligte Symbol des Sieges der Deutschen über die Franzosen 1871. In seiner Rede hatte Dr. James Broh, der Verteidiger des Angeklagten Wilhelm Hering, genannt Ferry, erklärt: »Die Siegessäule, dies Symbol des Sieges, bedeutet doch gerade das Symbol der Gewalt. Es ist nicht das Symbol des geistigen Sieges, sondern des Massenmordes. Die Siegessäule ist das Symbol jenes Mannes (Otto von Bismarck – R.M.) von Blut und Eisen, der stolz darauf war, nicht Idealist, sondern Realpolitiker genannt zu werden.«[83] – Die Satiriker Goltz, Felixmüller und Heartfield entsprachen mit ihren Denkmalsenthüllungen genau dem, was Dr. Broh in seinem Schlußplädoyer forderte: »Das Siegessäulenideal selbst in den Köpfen zerbrechen! Dann erst zerfällt das System der Gewalt, des Profits und der Ausbeutung.«

Auf der Höhe seines satirischen Kampfes gegen Hitler in Prag ist der Fotomonteur John Heartfield wieder einmal Honoré Daumier[84] begegnet. Es war die Erneuerung einer alten Freundschaft im Geiste, an der Eduard Fuchs, der Kenner und Biograph des Alten von Valmondois, seinen Anteil hatte. Als Zeitgenossen über ein Jahrhundert hinweg, so hat Heartfield den Franzosen gesehen: »Gerade in unseren Tagen, die so viele Vergleiche mit den damaligen finsteren Zuständen in Frankreich herausfordern, sind uns diese unbeugsamen Männer, der Zeichner Daumier unter ihnen, lebendige Gefährten im Kampf für Frieden und Freiheit.«[85] Daumiers Maxime »Il faut être de sons temps« hat sich John Heartfield aus Überzeugung zu eigen gemacht. »Man muß von seiner Zeit sein«, daß hieß für beide Künstler auch, in der Phantasiefülle und Kunstform ganz auf der Höhe ihrer Zeit zu sein. Beide haben ihre Satire des politischen Alltages und der epochalen Zeitereignisse entschieden auf dem Schlachtfeld der illustrierten Zeitung ausgefochten. Daumier tat das mit der Lithographie und Heartfield mit der Fotomontage im Kupfertiefdruck der AIZ. Beide Techniken waren das Modernste in ihrer Zeit, das, was an neuer Visualität für die Reproduktion satirischer Bilder zur Verfügung stand. Immer im Angriff hatten Daumier und Heartfield ein Gespür dafür, daß die politischen Ideen und Machenschaften der Herrschenden am empfindlichsten in den Personen, den »vorgestellten Repräsentanten« aus Politik, Wirtschaft und Kultur zu treffen waren. Beide schufen unvergleichliche Porträtgalerien der politischen Lemuren ihrer Zeit. Daumier von der verschlagenen couleur des »roi poire« Louis-Philippe, des Robert Macaire oder des Ratepoil und Heartfield von der brutalen Dreistigkeit eines Adolf Hitler und seiner heimtückischen Kumpane.

Am 29. März des Jahres 1835 führte Daumier in »Le Charivari« seinen maskierten »Hauptdarsteller eines tragikomischen verwickelten Schauspiels« vor. Wir sehen den Bürgerkönig Louis-Philippe, der sich selbst einen »Bürger von Gottesgnaden« nannte, in der imposanten Pose eines mächtigen Herrschers mit Krone und Hermelinmantel, Zepter und Säbel. Wütend tritt er die »Vorrechte der Abgeordnetenkammer« auf dem Buche mit Füßen. Seine gutbürgerlichen Requisiten Regenschirm, Trikolorenkokarde und Zylinder wie auch seine ewig lächelnde Maske der Scheinheiligkeit fallen jäh von ihm ab. Satirische Entblößung der politischen Maskerade, modellhaft demonstriert von Daumier in Phasen der Verwandlung des Bürgerkönigs zum Imperator hinauf. Dieser Maskerade des Mummenschanzes vom Theater her hat sich auch John Heartfield bedient. »Mimikry« im Jahre 1934: Goebbels und Hitler vor und hinter den Kulissen der Propagandaschau. Anlaß war der Versuch der NSDAP, den 1. Mai umzufunktionieren. Weg vom Feiertag der unterdrückten Klasse hin zum Festtag der klassenlosen »Volksgemeinschaft«. Die nazistische »Deutsche Arbeitsfront« hatte in die offizielle Plakette zum 1. Mai 1934 neben dem Goethekopf und dem Adler mit dem Hakenkreuz auch die Symbole Hammer und Sichel aufgenommen. Eine ideologisch geschickte Montage des im Grunde Unvereinbaren. Die Nazis taten alles, ». . . um die dem Regime immer noch ablehnend gegenüberstehenden Arbeiter zu gewinnen«, so die fiktive Pressemeldung in der Druckfassung der Montage. Jedes Detail ist hier von Bedeutung. So sind in der Plakette Hammer und Sichel nicht vereint, sondern getrennt dargestellt. Mit dem Chefpropagandisten Goebbels greift der Nationalsozialismus zur verhüllenden Mimikry: Hitler wird mit dem Barte des Karl Marx ausstaffiert. Die zu kurzen Beine des Joseph Goebbels besagen zudem, daß »Lügen kurze Beine haben«. Auch in dieser Montage ist der für Heartfield so bezeichnende Größenkontrast der Akteure von sinnfälliger Bedeutung. Klein steht der Demagoge auf dem Thronsessel im Hintergrund und groß drängt die marxverkappte Führerfigur mit der verführerischen Maiplakette vor der Scham nach vorn. Das ist meisterhafte Satire, noch dazu doppelte und dreifache Montage, in der die geschickte Lüge, die dreiste Manipulation und die ideologische Maskerade der faschistischen Propaganda auf mehreren Ebenen zugleich entlarvt wird.

Mit Honoré Daumier hat John Heartfield das Gefühl des stillen Sieges und auch das der zeitweiligen Niederlage geteilt. Die wahren Satiriker aber sind seit eh und je gekränkte Idealisten, für die es kein Aufstocken gibt und geben kann, sondern nur das Prinzip Hoffnung und die Veränderung des Bösen und Schlechten zum Guten hin. Der Satiriker John Heartfield hat diese Haltung des aufrechten Ganges – dem Beispiel Daumiers folgend – unverdrossen verfochten, solange es nur ging: »Ich denke, Monsieur Daumier, es ist mit der Kultur wie mit dem Frieden: *Beide sind unteilbar*, man kann sie nicht zerstückeln, ohne sie zu töten.«[86]

Alfred Kubin. *Hyäne.* Federzeichnung. 1915

Erich Wilke. *Sie »siegen« weiter!* Karikatur. Aus: Jugend/1920/ Nr. 29

John Heartfield. *Krieg und Leichen – die letzte Hoffnung der Reichen.* AIZ/1932/Nr. 18. Vgl. Abb. Seite 180

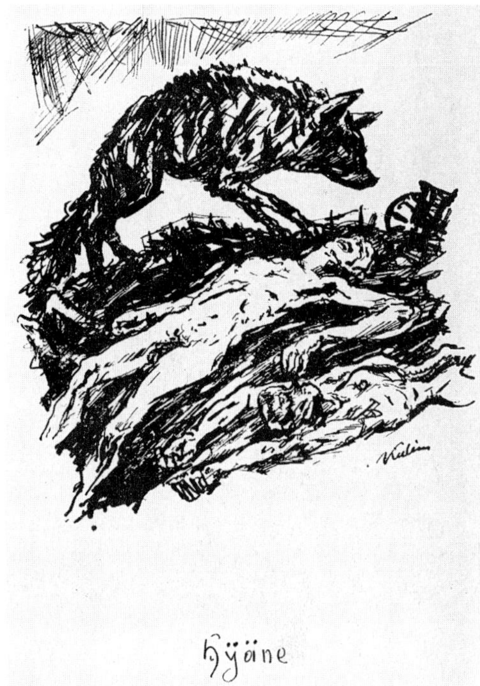

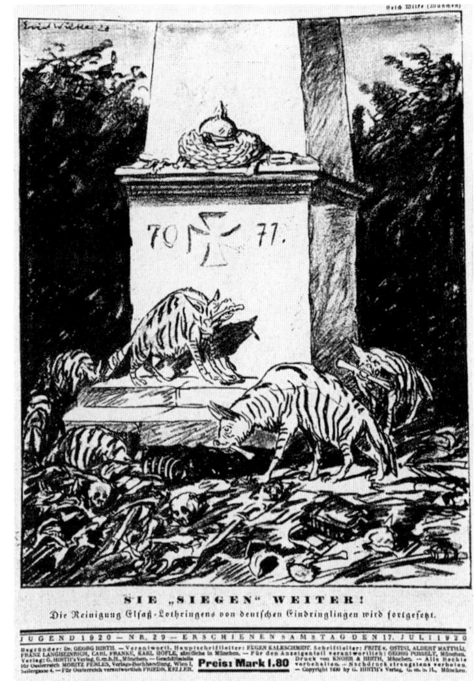

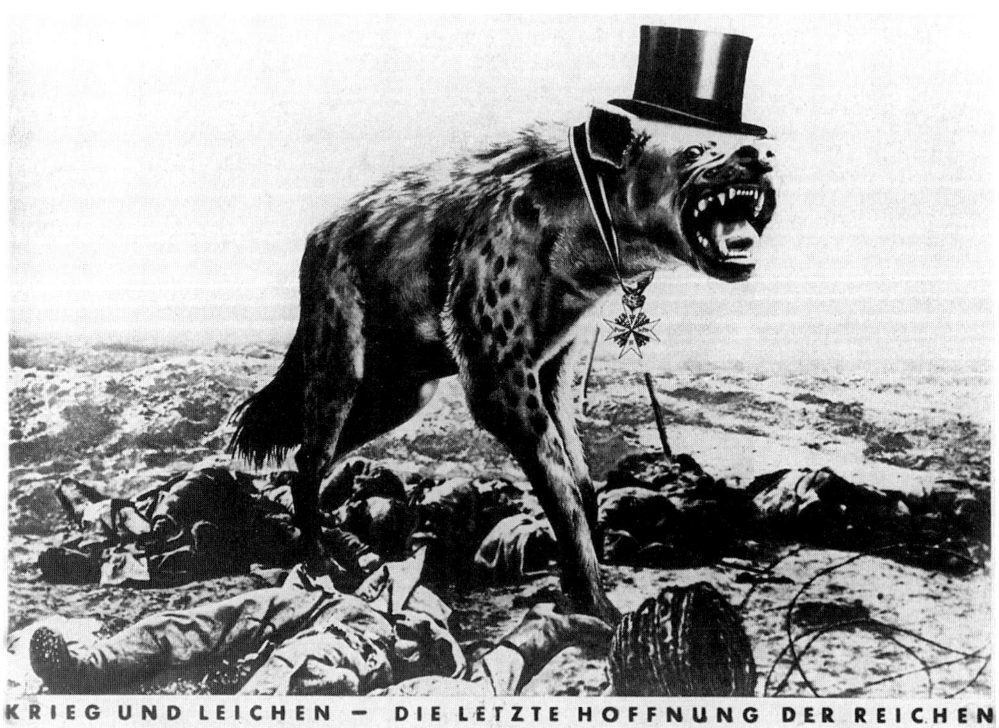

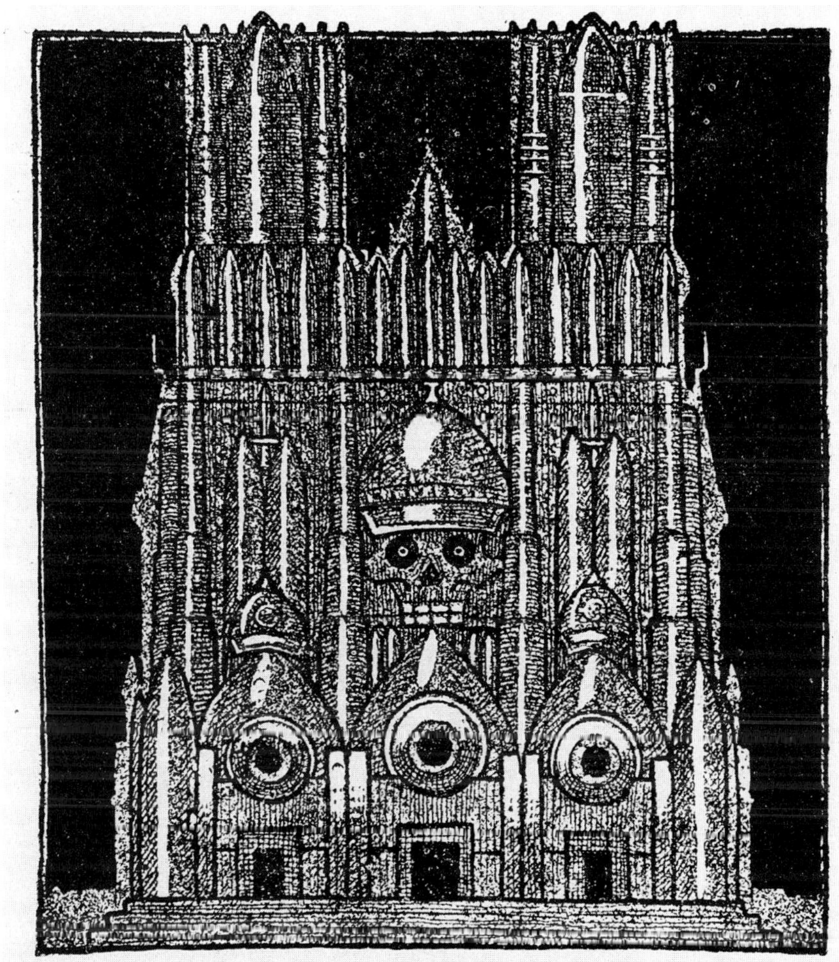

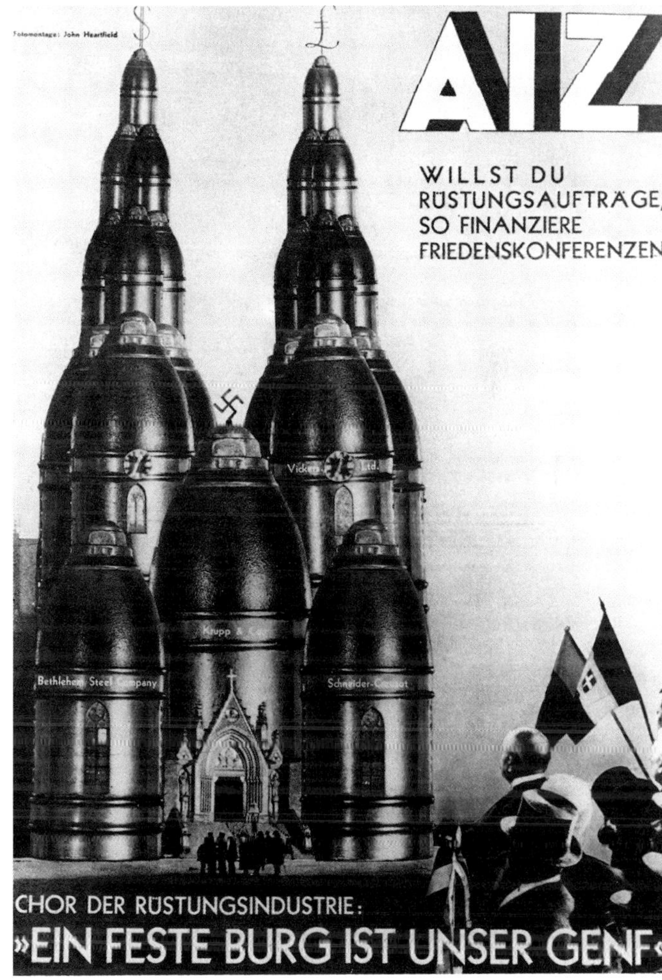
AIZ
WILLST DU
RÜSTUNGSAUFTRÄGE,
SO FINANZIERE
FRIEDENSKONFERENZEN
CHOR DER RÜSTUNGSINDUSTRIE:
»EIN FESTE BURG IST UNSER GENF«

Albert Hahn. *Der Baustil des 20. Jahrhunderts.* Karikatur auf den Mißbrauch der Reimser Kathedrale. Aus: De Notenkraker. Um 1915

John Heartfield. *Chor der Rüstungsindustrie: »Ein feste Burg ist unser Genf«.* AIZ/1934/Nr. 15

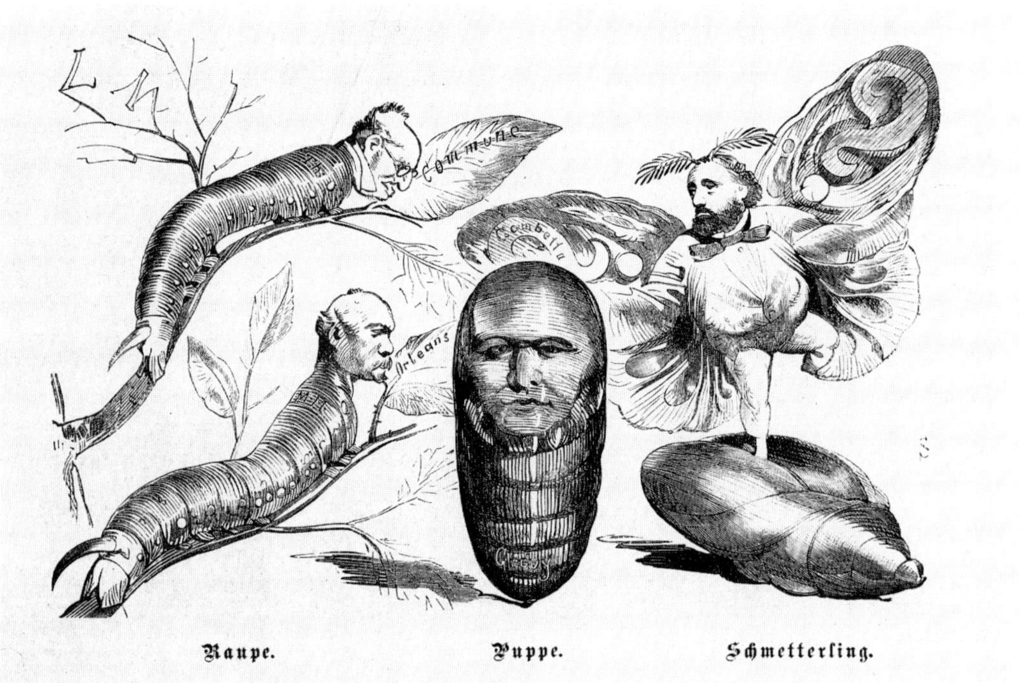

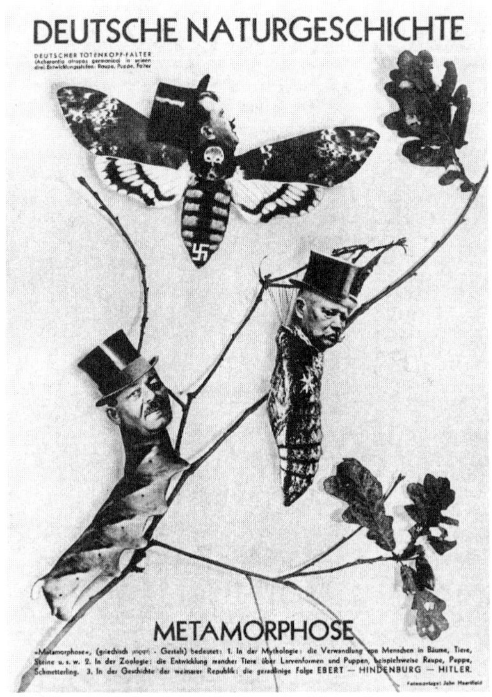

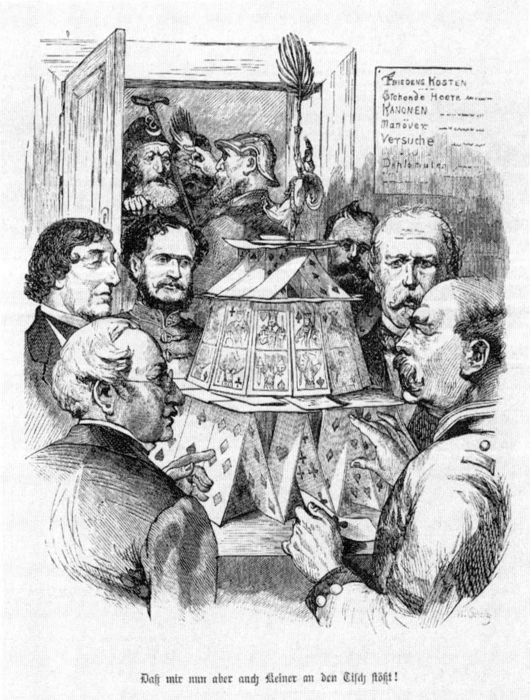
Friedens Kosten
Stehende Heere
Kanonen
Manöver
Versuche
Daß mir nun aber auch Keiner an den Tisch stößt!

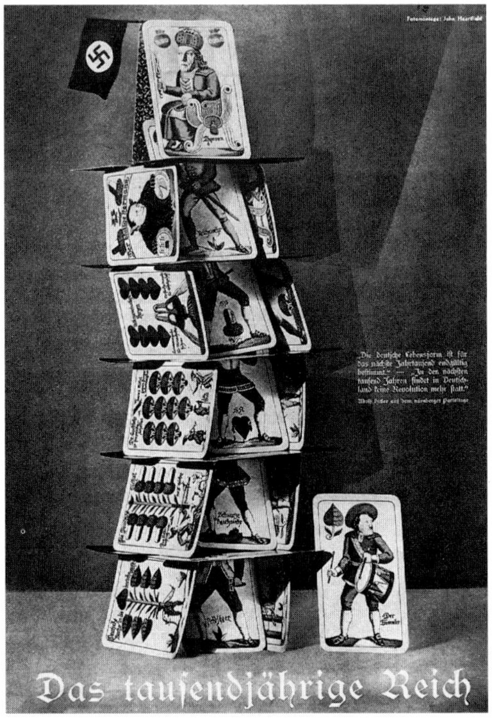

Der Präsident. Karikatur.
Aus: Kladderadatsch/1881/Nr. 6

John Heartfield. *Deutsche Naturgeschichte.* AIZ/1934/Nr. 33

Europäisches Friedenskonzerthaus. Karikatur. Aus: Kladderadatsch/1875/Nr. 44/45

John Heartfield. *Das tausendjährige Reich.* AIZ/1934/Nr. 38

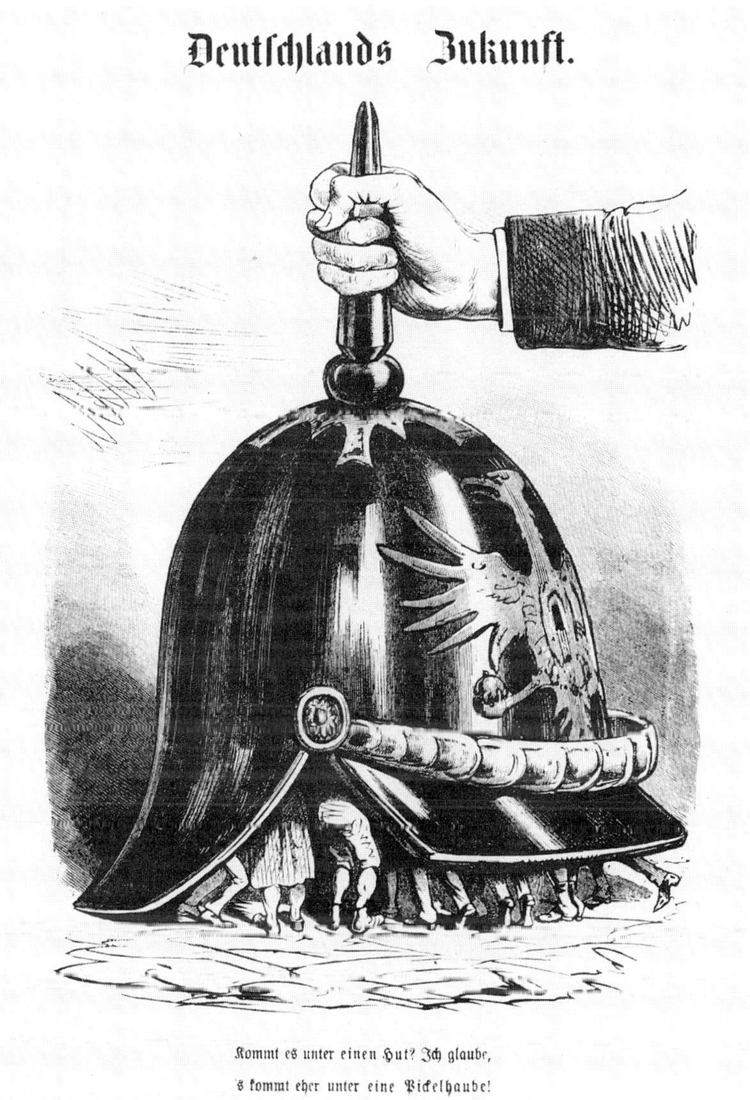
Deutschlands Zukunft.
Kommt es unter einen Hut? Ich glaube,
's kommt eher unter eine Pickelhaube!

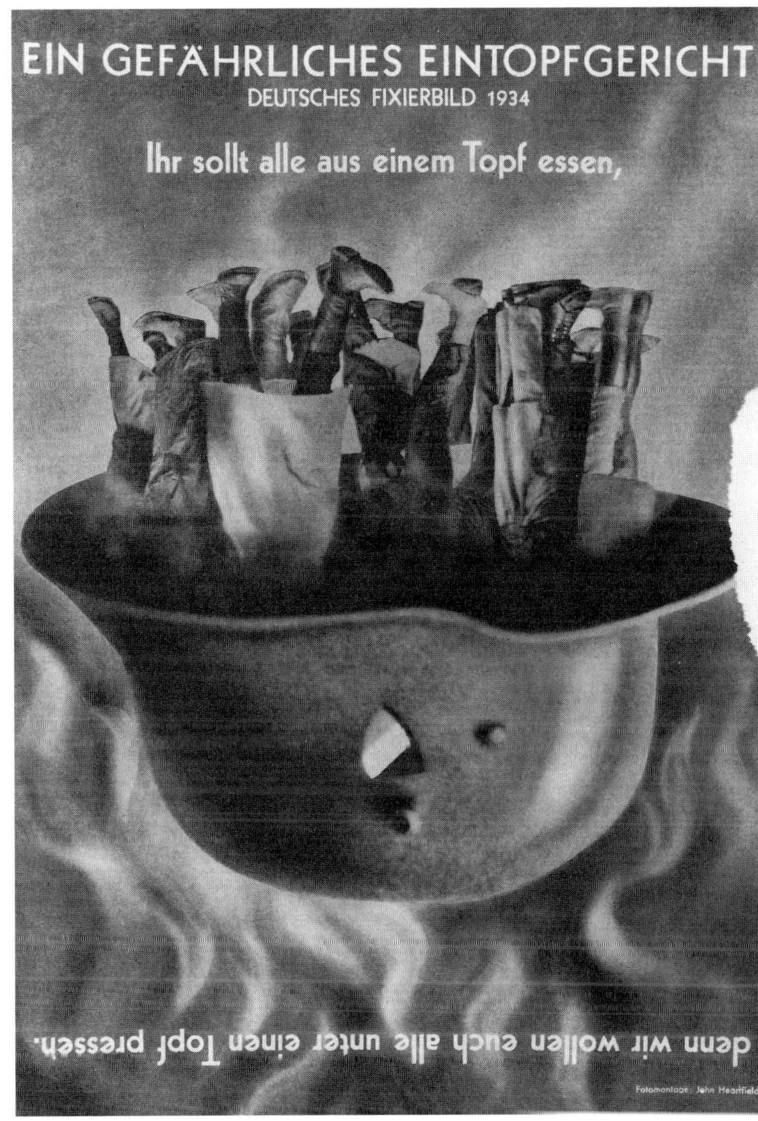
EIN GEFÄHRLICHES EINTOPFGERICHT
DEUTSCHES FIXIERBILD 1934
Ihr sollt alle aus einem Topf essen,
denn wir wollen euch alle unter einen Topf pressen.
Fotomontage: John Heartfield

Deutschlands Zukunft. Karikatur.
Aus: Wiener Kikeriki. 1870

John Heartfield. *Ein gefährliches Eintopfgericht – Deutsches Fixierbild 1934.* AIZ/1934/Nr. 45

Honoré Daumier. *Louis Philippe, Hauptdarsteller eines tragikomisch verwickelten Schauspiels.* Lithographie. In: Le Charivari vom 29. 3. 1835

Seite 109:

John Heartfield. *Mimikry.* 1934 Reproduktionsvorlage für die AIZ/ Nr. 16 vom 19. 4. 1934, S. 241 (Titelblatt), Geklebte Fotomontage. 47,8×40,7 (40×36) Vgl. Pfäfflin 16/34

Text in der AIZ: l. o.; darunter: Nachdem alle Versuche, die nationalsozialistischen Ideen in die Arbeiterschaft zu tragen, erfolglos geblieben waren, ist Göbbels auf einen letzten verzweifelten Einfall gekommen: er hat den »Führer« überredet, fortan, wenn er vor Arbeitern spricht, sich einen Karl Marx-Bart umzuhängen.
r.o. die Zeitungsmeldung vom 8. April 1934: »Die diesjährige Maiplakette der Nationalen Arbeiterfront trägt neben einem Goethekopf und dem Adler mit Hakenkreuz auch die bolschewistischen Symbole Hammer und Sichel, offenbar um auf diese Weise die dem Regime immer noch ablehnend gegenüberstehenden Arbeiter zu gewinnen.«
Heartfield enthüllt mit der Marx-Maskerade Hitlers durch Goebbels und in der montierten Plakette (Goethekopf = bürgerliches Bildungsprivileg, Hakenkreuz = Kleinbürgertum, Hammer und Sichel = Arbeiterklasse) den Versuch der NSDAP, den 1. Mai als Kampftag der internationalen Arbeiterklasse im Sinne nationalsozialistisch-völkischer Eintracht umzufunktionieren.
Die 1934 gegründete Deutsche Arbeitsfront und die im selben Jahr erlassenen Gesetze »Zur Vorbereitung des organischen Aufbaus der Wirtschaft« und »Zur Ordnung der nationalen Arbeit« beschleunigten die systematische Aufrüstung.

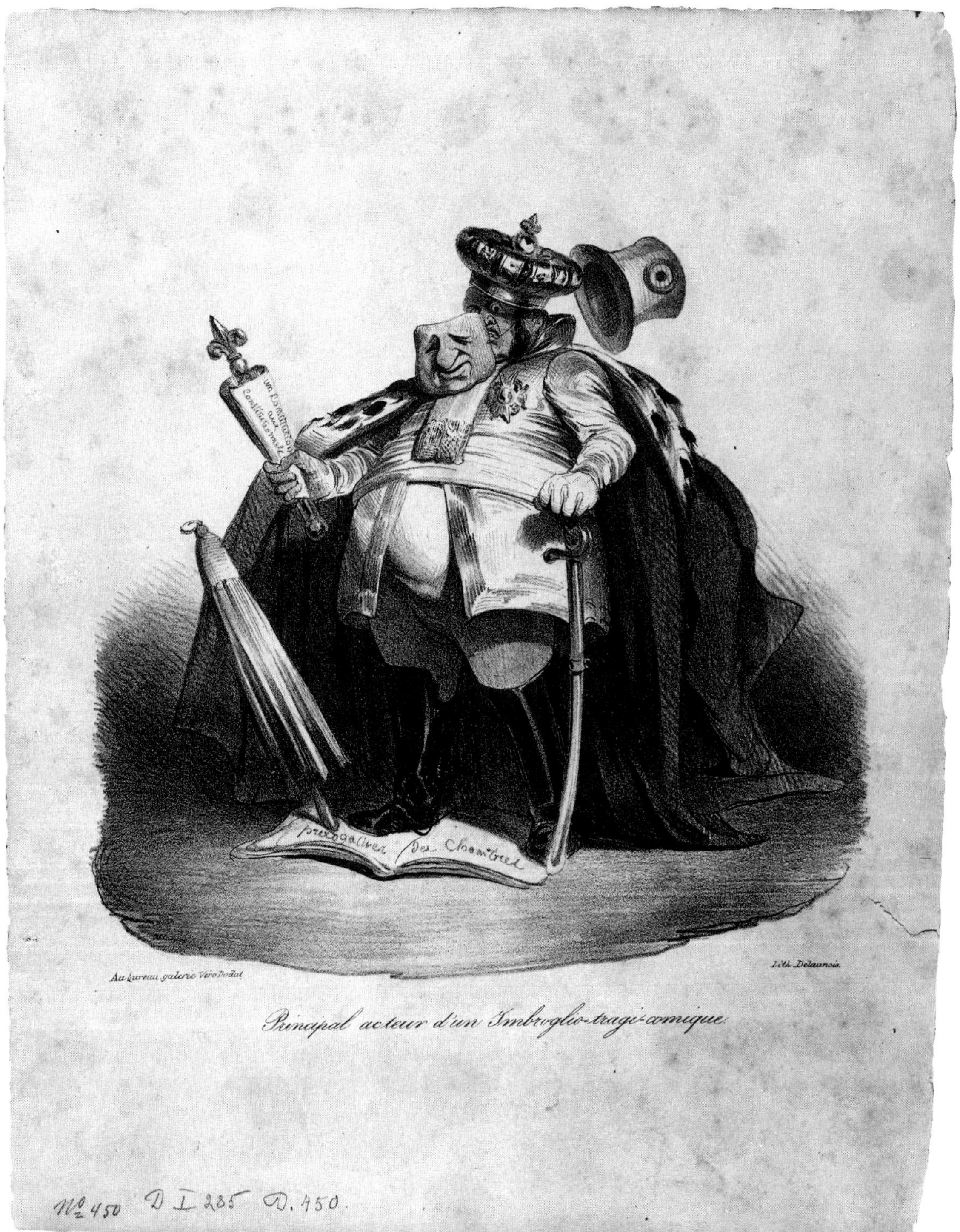

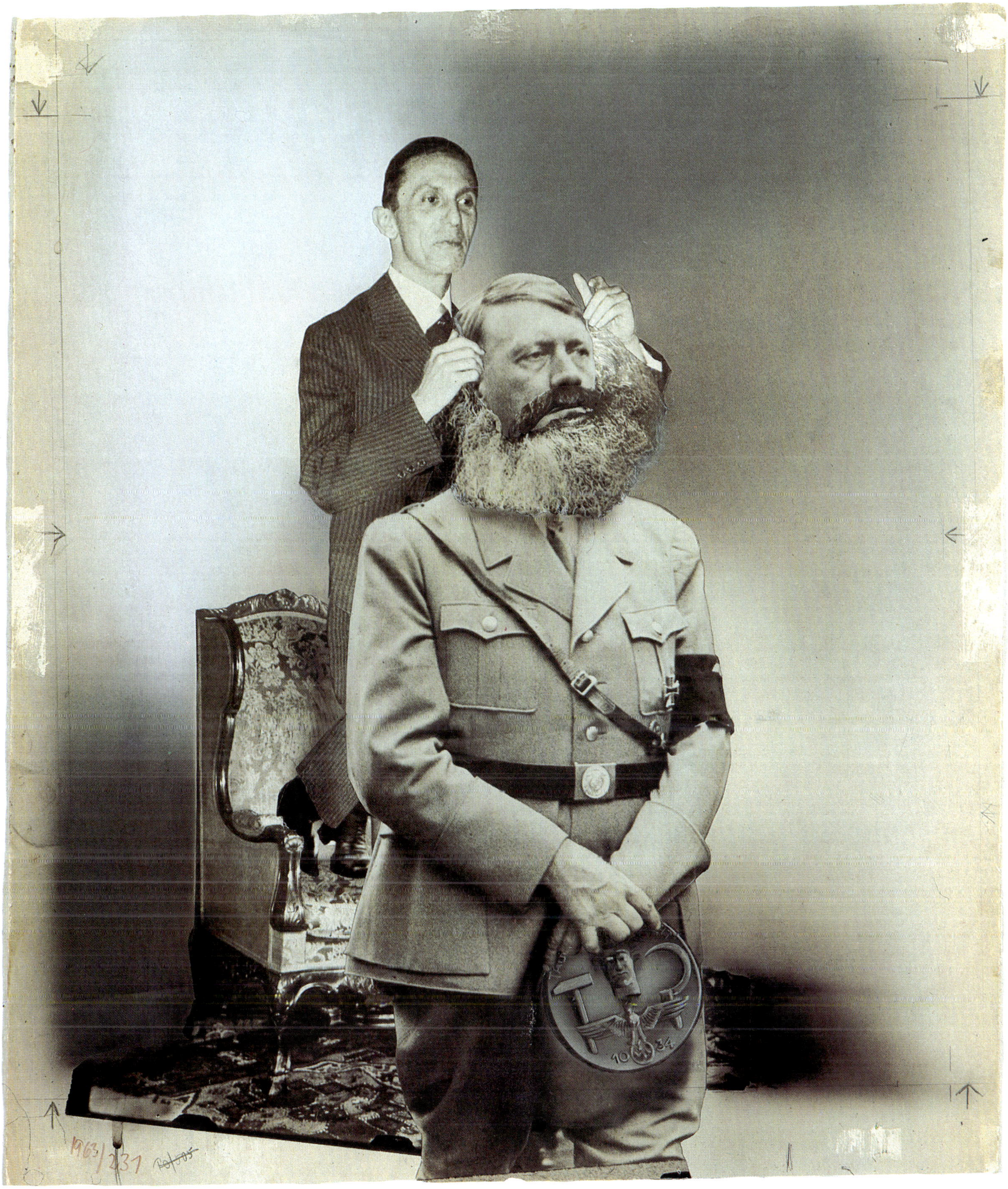
1963/231

Conrad Felixmüller. *Die Berliner »Siegessäule« – wie sie scheint, und was sie in Wirklichkeit ist.* Federzeichnung. Titelblatt aus: Die Aktion/1921/Nr. 23/24

Johann Michael Goltz. *Blicke in die Vergangenheit und Zukunft beim Anfang des Jahres 1814. Ein Denkmalsvorschlag.* Karikatur auf Napoleon. 1814

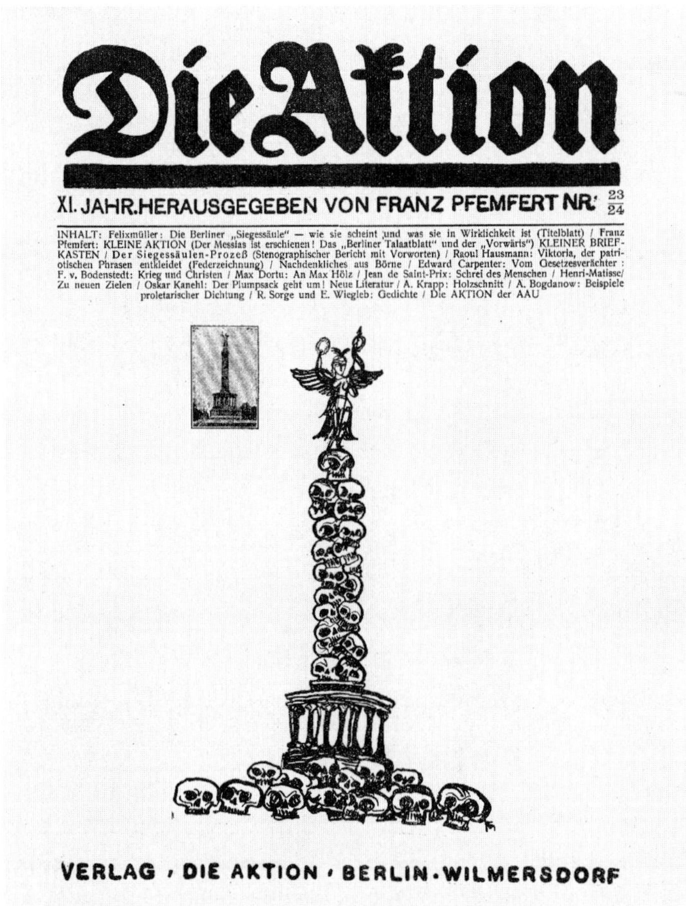

Die Aktion

XI. JAHR. HERAUSGEGEBEN VON FRANZ PFEMFERT NR. 23/24

INHALT: Felixmüller: Die Berliner „Siegessäule“ — wie sie scheint und was sie in Wirklichkeit ist (Titelblatt) / Franz Pfemfert: KLEINE AKTION (Der Messias ist erschienen! Das „Berliner Talaatblatt“ und der „Vorwärts“) KLEINER BRIEFKASTEN / Der Siegessäulen-Prozeß (Stenographischer Bericht mit Vorworten) / Raoul Hausmann: Viktoria, der patriotischen Phrasen entkleidet (Federzeichnung) / Nachdenkliches aus Börne / Edward Carpenter: Vom Gesetzesverächter : F. v. Bodenstedt: Krieg und Christen / Max Dortu: An Max Hölz / Jean de Saint-Prix: Schrei des Menschen / Henri-Matisse/ Zu neuen Zielen / Oskar Kanehl: Der Plumpsack geht um! Neue Literatur / A. Krapp: Holzschnitt / A. Bogdanow: Beispiele proletarischer Dichtung / R. Sorge und E. Wiegleb: Gedichte / Die AKTION der AAU

VERLAG · DIE AKTION · BERLIN-WILMERSDORF

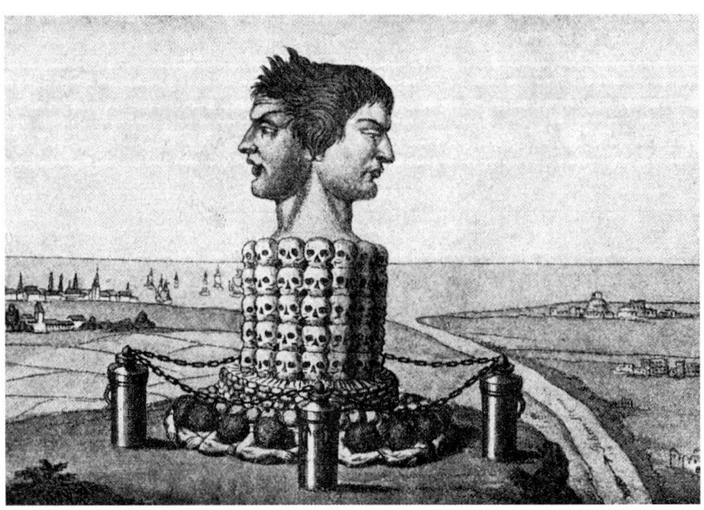

Seite 111:

John Heartfield. *Faschistische Ruhmesmale.* 1936
AIZ/Nr. 17 vom 22. 4. 1936, S. 272 (Rückseite). Fotomontage im Kupfertiefdruck. 38×27.
Bez.l.u.: John Heartfield
Vgl. Pfäfflin 16/36

Titel o.; Unterschrift: Denkmal des Duce in Abessinien. Von Hitlerdeutschland unterstützt, überfiel Italien am 2. Oktober 1935 den unabhängigen afrikanischen Staat Abessinien und annektierte ihn am 9. Mai 1936. Mussolini nahm den Titel »Kaiser von Äthiopien« an. Die Aggression war eine Generalprobe für künftige Eroberungen. Heartfield benutzte als Vorlage eine Ansichtskarte mit dem Denkmal Mussolinis in Abessinien. (Das Foto der Steinfigur des Duce im Aduakessel auch in: L'Illustratione Italiana, 26. 2. 1936).
»Der Fotomonteur hat es vorausgeahnt! . . . Heartfield errichtete dem Faschismus ein Ruhmesmal aus den Schädeln der von ihm geopferten Soldaten. Es war das eine grausame Ironie . . . Heute lesen wir, daß Mussolini wahr gemacht hat, was Heartfield montierte. Die prager Zeitungen veröffentlichen eine Meldung folgenden Inhalts: »Ministerpräsident Mussolini genehmigte nach einem amtlichen Bericht den Vorschlag der turiner Faschistenorganisation, demzufolge auf dem Gipfel des Amba Aladschi ein großartiges Ossarium errichtet werden soll, in dem die Gebeine von 8000 gefallenen Soldaten aufgeschichtet werden.«
Das »Česke Slovo« vermerkt zu dieser Meldung noch, daß sie die bisherigen ebenfalls amtlichen Verlustangaben, die von insgesamt 2113 Toten sprachen, sehr stark korrigiert.« Aus: AIZ/ Nr. 29 vom 15. 7. 1936. – S. 458

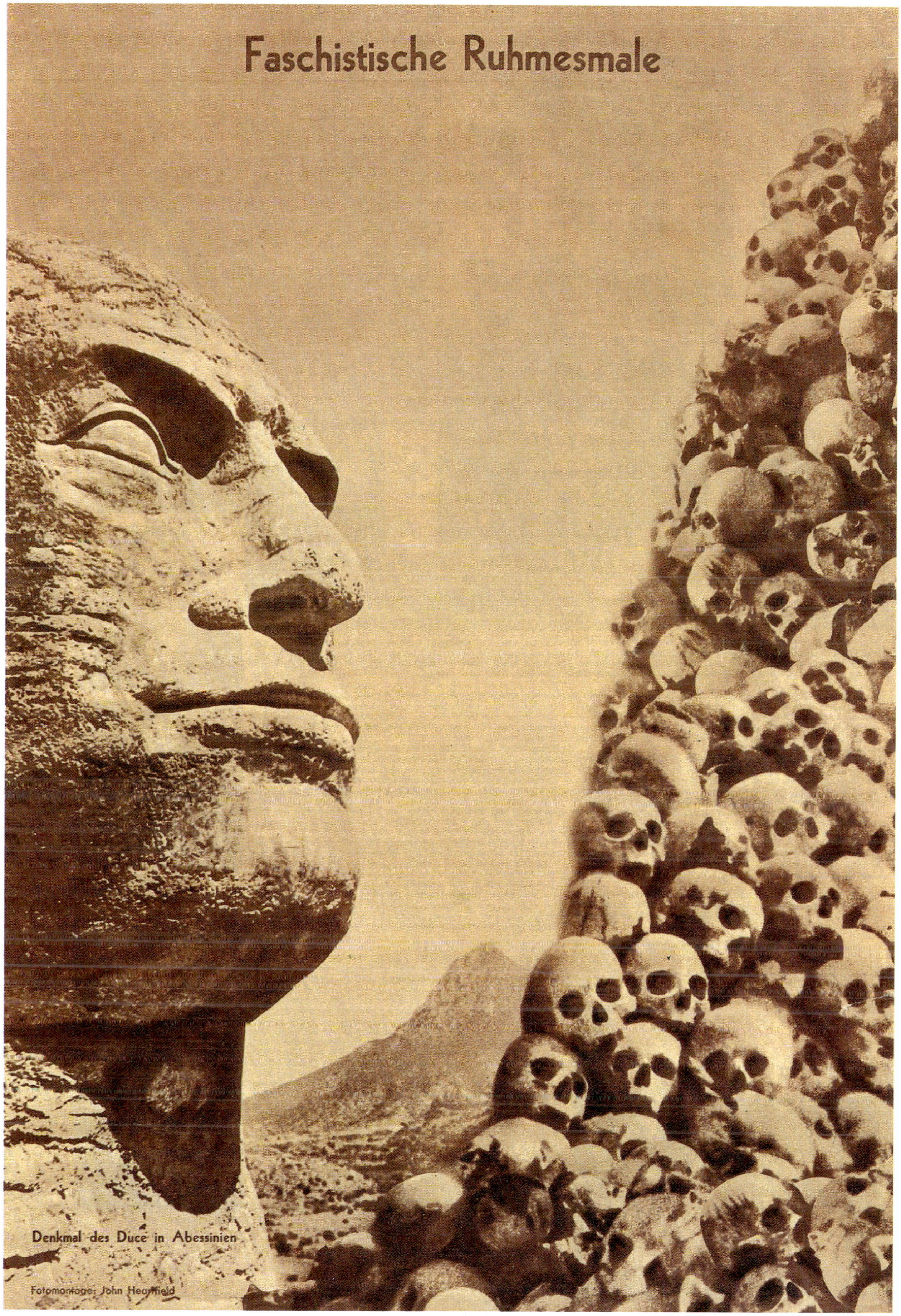
Faschistische Ruhmesmale
Denkmal des Duce in Abessinien
Fotomontage: John Heartfield

Zitat und Paraphrase alter und neuer Kunst

John Heartfield. *Herr von Papen, ein Gesandter, doch kein Geschickter.* 1934
Reproduktionsvorlage für die AIZ/ Nr. 32 vom 9. 8. 1934, S. 520 (Rückseite). Geklebte Fotomontage. 39,1×30,1
Vgl. Pfäfflin 32/34

Text in der AIZ: Titel o.; darunter die redaktionelle Notiz: Herr von Papen organisierte im Krieg als Militärattaché der deutschen Botschaft in Amerika Spionagedienst und Sabotageakte. Er mußte, weil er eine Aktenmappe mit kompromitierendem Material in der Untergrundbahn liegen ließ, das Land verlassen. Unterwegs nach Deutschland ließ er in den Händen englischer Behörden weiteres belastendes Material, u. a. die Namen der deutschen Agenten in den USA. Ein drittes Mal verlor er eine Diplomatenmappe mit sehr wichtigen Dokumenten in der Türkei. Bildunterschrift: Treu seiner diplomatischen Gewohnheit hat Herr von Papen seine für Wien bestimmte Aktenmappe schon im vorhinein verloren. Hier ist sie! Die Reichsregierung distanzierte sich von dem nationalsozialistischen Putschversuch in Österreich am 25. Juli 1934 und der Ermordung des Kanzlers Engelbert Dollfuß erst, nachdem italienische Truppen auf Befehl Mussolinis am Brenner aufmarschierten. Daraufhin wechselte Deutschland den Botschafter aus. Der gescheiterte Putsch führte vorerst nicht zum »Anschluß« Österreichs an das faschistische Deutschland.

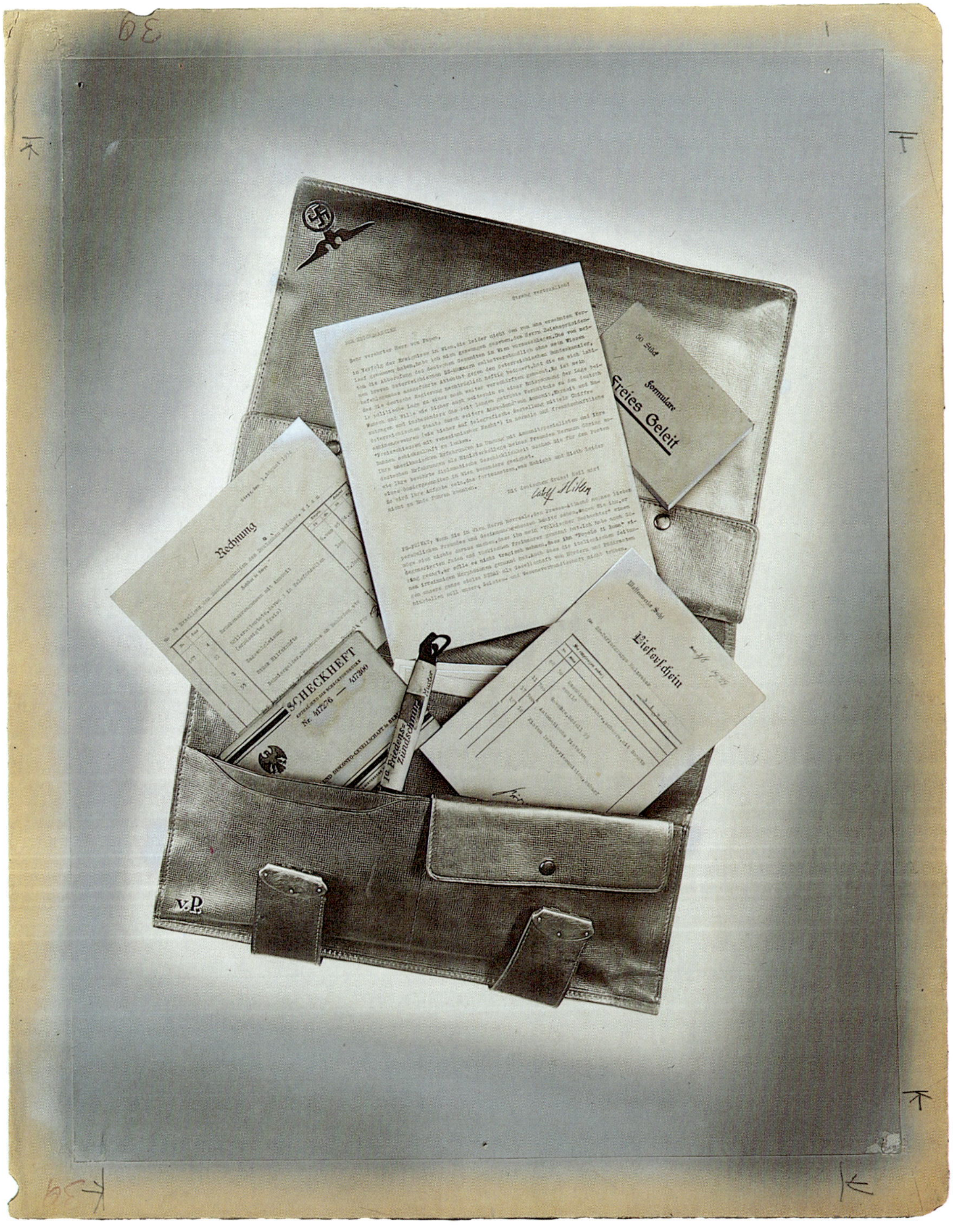

Louis Aragon war es, der 1935 für die Fotomontagen John Heartfields das Siegel »revolutionäre Schönheit« prägte. Der Dichter wußte, wovon er sprach, vom vollkommenen Einklang der Avantgarde und der Tradition in der Kunst. Doch welch einen Wandel in der Gesinnung und im Kunstbegriff hatte Heartfield da schon hinter sich. Mit der linksradikalen Gebärde der Zerstörung des Alten in der dadistischen Anti-Kunst 1919/20 war er angetreten, um dann in den endzwanziger Jahren auch das »pinxit« der alten und modernen Maler wieder zu entdecken. Auf der »Internationalen Werkbundausstellung Film und Foto« 1929 in Stuttgart beschwor der Fotomonteur das leuchtende Beispiel Vincent van Goghs herauf: »Ein Gefühl für die Dinge als solche ist viel wichtiger als ein Sinn für das Malerische.« Den Ausdruck der Dinge, den hatte Heartfield in seinen Objekten gesucht und gefunden. Kein Grund für ihn, auf das »Malerische« ganz zu verzichten. Er fand es im Helldunkel der Radierungen von Goya und Rembrandt, das auch den Raumgrund der Heartfieldschen Montagen mit erfüllt. Seine ursprüngliche Neigung zum Maler brach immer wieder durch, in seinem Selbstverständnis von Tradition: »Der Maler malt seine Bilder mit Farben und ich mit Fotografien.«[87]

In den Jahren des Prager Exils hatte sich Heartfields Verhältnis zur alten und neueren Kunst grundlegend gewandelt. Unversehens sah er sich mit seinem einstigen Antipoden, dem »Kunstlumpen«[88] Oskar Kokoschka, als Verbündeten im Lager der antifaschistischen Künstler unterschiedlichster Herkunft wieder. 1937, als die Nazis die expressionistische wie die proletarische Kunst als »entartet« verketzerten und zerstörten, da erhob auch Heartfield seine Stimme zu deren Verteidigung im Forum der »Volks-Illustrierten«.[89] Seine »Idealkonkurrenz« mit den großen Arbeiten der Alten« (Richard Hiepe) hatte nichts von Vermessenheit an sich, sie führte ihn in den dreißiger Jahren auf eine neue Höhe seiner Kunstform Fotomontage.

Idealkonkurrenz, das hieß für Heartfield, sich in Beziehung zu setzen mit dem Sinn und der Schönheit der alten und neueren Malerei. Er entdeckte die Schlichtheit des Stillebens in der deutschen und holländischen Malerei des 17. Jahrhunderts, die Elegie der mittelalterlichen Märtyrerdarstellungen und den Kreuzestod Christi von Balthasar Permoser oder die klassischen Metaphern der Schönheit und Bedrohung im Werk von Karl Friedrich Schinkel und Oskar Schlemmer. Doch er verweilte nicht bei der Pietà und der Zerstörung des antiken Mythos. Die Pathosformeln der Kunstgeschichte rückten manifest ins Zentrum seiner Kunst vor. Unsichtbar steht der »Schwur der Horatier« von Jaques Louis David hinter der statuarischen Gerecktheit der Heartfieldschen Symbole von Hand und Faust. Paraphrasen eines historischen Gestus, zu appellarischen Monumenten der gemeinsamen Aktion in die Gegenwart geführt. Heartfield hat immer die monumentale Gebärde gesucht, fern aller Kleinlichkeit. In Ferdinand Hodlers »Holzfäller« fand er den Atem der Freiheit des Wilhelm Tell wieder. Die Ereignisse in Spanien 1936 führten Heartfield auf einen Gipfel seiner Kunst. Eugène Delacroix' Freiheitsgöttin Marianne von 1830 kämpfte da mit auf den Barrikaden von Barcelona. Welch grandiose Verbindung von kunsthistorischem Zitat und dokumentarischer Fotografie. Das Tafelbild des Franzosen war alles andere als nur theatralische Kulisse, es spielte Heartfield die zündende revolutionäre Idee in die Hand, die er nahtlos in die Aktion der spanischen Barrikadenkämpfer hinüberführte. Das Einssein der beiden fahnenschwingenden Figuren und die Kontinuität der revolutionären Idee und Aktion wurde hier über ein Jahrhundert hinweg in die Gegenwart geführt. Wie bei dem Satiriker Daumier, so fand Heartfield auch bei dem »Dramatiker« Delacroix sein bildnerisches Einverständnis.

Kontrovers reagierte John Heartfield auf das berühmte Gemälde »Der Krieg« (1890) von Franz Stuck. »Auf diesem Bild ...« – so Günther Anders – »ist der Krieg als ein nackter heroischer Jüngling dargestellt, der über ein Schlachtfeld reitet. Heartfield setzt auf den Gaul hinter den Jüngling den Führer, der dem Kriege, also der Jünglingsallegorie einen Sporn in den Schenkel jagt. Dieses Bild entlarvt nicht nur die Welt des Feindes, sondern bereits den künstlerischen Stil des Feindes; denn nun erst, nachdem Hitler hinter der idealen Jünglingsfigur als zweiter Reiter hingesetzt wird, wird ganz erschreckend deutlich, wie nichtssagend diese Kriegsallegorie von Stuck gewesen, in der der Krieg eben einfach da ist, von niemandem geschickt, nirgendwohin reitend; und in welchem Grade die angeblich rein künstlerische Intention nichts anderes ist als pathetische Hohlheit.«[90] Elias Canetti hat darauf aufmerksam gemacht, wie entscheidend für Hitler das Gefühl für die Masse der Toten gewesen sein muß: »Es ist seine *eigentliche* Masse. Ohne dieses Gefühl ist er überhaupt nicht zu verstehen, nicht sein Beginn, nicht seine Macht, nicht was er mit dieser Macht unternommen hat, nicht wozu seine Unternehmungen führten. Seine Besessenheit, die in unheimlicher Lebendigkeit erschien, sind diese Toten.«[91] John Heartfields Zitatparaphrase nach Stuck enthält diese verdeckte Dimension der Psyche des Darge-

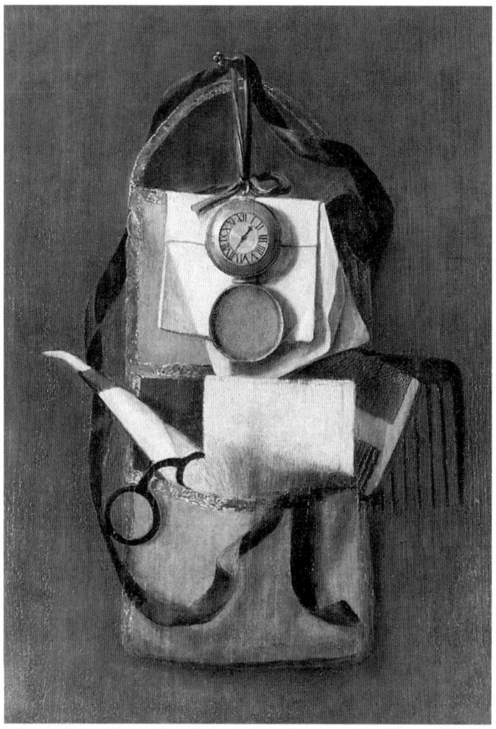

Stilleben mit Wandtasche. Unbekannt. Ende 17. Jahrhundert. Öl auf Weichholz. Kunstsammlungen zu Weimar, Schloßmuseum

stellten, ohne daß der Fotomonteur daran dachte.

Nach dem Münchner Abkommen vom September 1938 stand der »Anschluß« des Sudetenlandes an das »Dritte Reich« bevor. Krieg drohte. Heartfields »Krieg!« war eine seiner letzten Montagen in Prag. Tiefer Frieden mit dem pflügenden Bauer waltet im Tal, während darüber der riesige Felsbrocken nebst Soldateska vom Gipfel her ein Signal der äußersten Bedrohung setzt. Wieder ist hier der Gegensatz zweier Ebenen sichtbar: Idylle und Katastrophe. Das Weiterführen einer alten Bildweise, von Pieter Breughel her. Auch Bertolt Brecht hat darin einen Verfremdungseffekt entdeckt.[92]

Der Weg, der von der neuen zur alten Kunst und wieder zurück in die Gegenwart führt, ist viel kürzer, als man gemeinhin glaubt. Der Künstler kennt keine historische Distanz. Das vielteilige Gefüge der Collage von Dada und Futurismus, längst schon tot geglaubt, lebt in der Malerei und Graphik der zwanziger Jahre fort. Zu sehen in den Liebknecht-Pietàs von John Heartfield und Heinrich Vogeler. Bei dem einen war das ein Rückgriff, bei dem anderen die geklärte Grundstruktur seiner agitatorischen Komplextafeln. Auch das Epigrammatische der Heartfieldschen Fotomontagen hat seine Berührungspunkte mit der konfrontierenden Darstellung von Arm und Reich oder Fleisch und Eisen in der kritischen Graphik von George Grosz und Karl Hubbuch, Karl Rössing und Georg Scholz. Welch unterschiedliche Ziele mittels der Verfremdung der Fotografie damals beschritten wurden, das zeigen uns Hannah Höch und John Heartfield in einem Vergleich. Beide benutzten sie ein und dasselbe Foto einer schwangeren Proletarierin. Exotische Maskerade bei der Höch, die »Zwangslieferantin von Menschenmaterial« bei Heartfield. Ein diametraler Gegensatz auch zum Thema: Was aus dem Dadaismus wurde.

Auferstehung – ein zentraler Topos der christlichen Ikonographie, nicht selten auch ins Profane gewendet. In einer Linie aus jüngerer Zeit stehen Daumier – Beckmann – Heartfield. Kriegsende 1918. In Max Beckmanns Radierung führt die Auferstehung [93] zum apokalyptischen Untergang. Die Sonne ist verdunkelt und die Menschen irren in den Trümmern zersprengter kosmischer Räume als entwurzelte Zeugen eines unwägbaren Schicksals zwischen Leben und Tod umher. Die Auferstehung der Toten vollzieht sich fern des Lichtes. Vierzehn Jahre nach diesem Zeitmythos Max Beckmanns, in der Agonie der Weimarer Republik, montierte John Heartfield seine Auferstehung der Reaktion in eine nächtliche Szenerie des Dorotheenstädtischen Friedhofs in Berlin hinein. Links außen nimmt der am 17. November 1932 zurückgetretene Reichskanzler von Papen seinen Hut und geht. »Er ist schon« – wie das Sprichwort sagt – »nicht mehr ganz im Bilde«. In seiner Nachbarschaft agiert Prinz Oskar von Preußen in der kaiserlichen Heeresuniform. Rechts ist der »Führer« und designierte Reichskanzler Adolf Hitler zur Machtübernahme angetreten, während der Kronprinz Wilhelm die Garde der Bankiers und Großindustriellen abschreitet. Gekrönt wird diese Gespensterstunde durch die Auferstehung des Generalfeldmarschalls von Mackensen, der als eine der Uraltmumien der Kaiserzeit aus dem Grabe emporsteigt. In seiner »Auferstehung« hat Heartfield die verhängnisvolle Wiedergeburt des wilhelminischen Militarismus am Vorabend des Hitlerfaschismus in Deutschland aus dem Dunkel ins grelle Licht der Öffentlichkeit gestellt. Dieses nächtliche Panorama ist wohl eines der ungewöhnlichsten Klebebilder im Œuvre des Fotomonteurs, die gelungene Verweltlichung eines uralten Themas der christlichen Mythologie.

Seite 115:

Karl Friedrich Schinkel. *Sterbender Genius der Baukunst.* 1832. Gebrannter Ton. Ehemals als Mittelplatte am 2. Fenster der Bauakademie in Berlin. Staatliche Museen zu Berlin, Preußischer Kulturbesitz, Nationalgalerie

Oskar Schlemmer. *Gestürzter mit Säule.* 1928. Öl und Tempera auf Leinwand. Bild 9 der 1. Fassung des Folkwang-Zyklus. Staatsgalerie Stuttgart

John Heartfield. *Wie im Mittelalter . . . so im Dritten Reich.* AIZ/1934/Nr. 22. Vgl. Abb. Seite 69

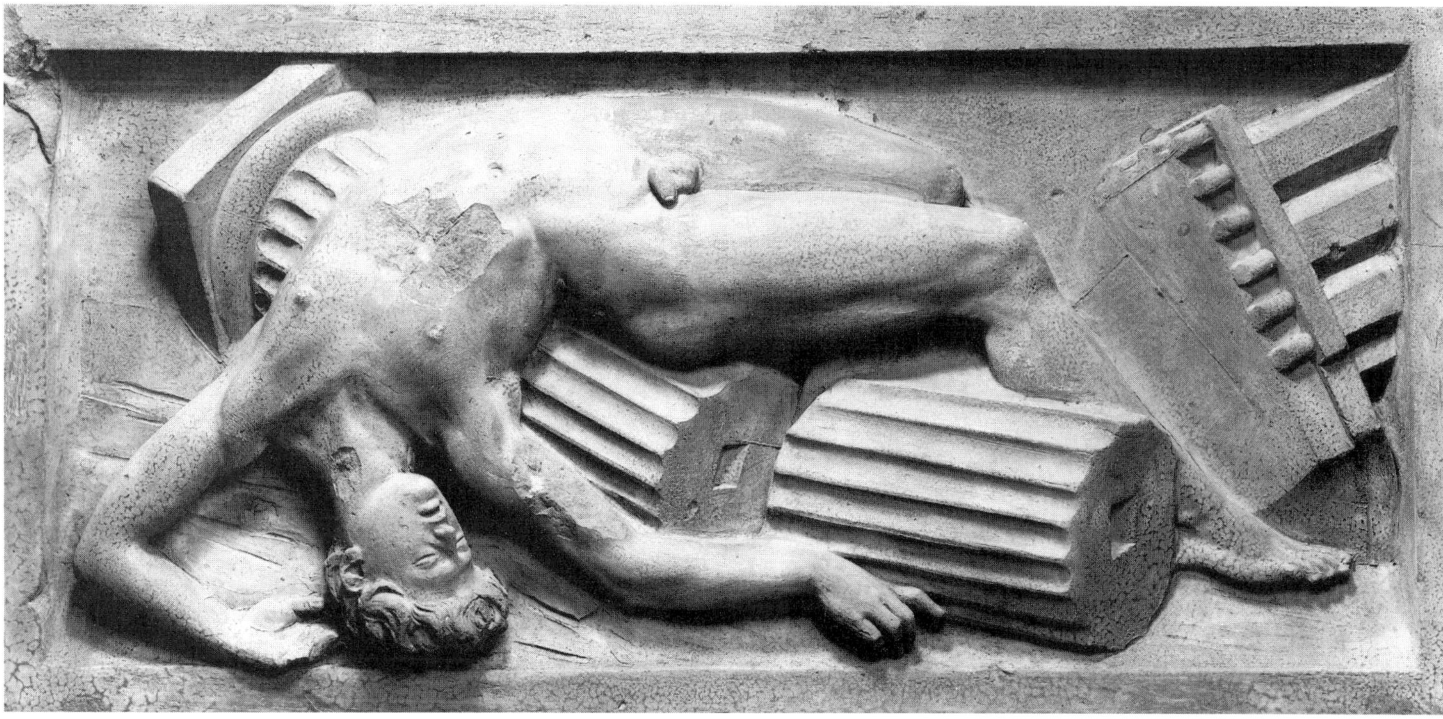

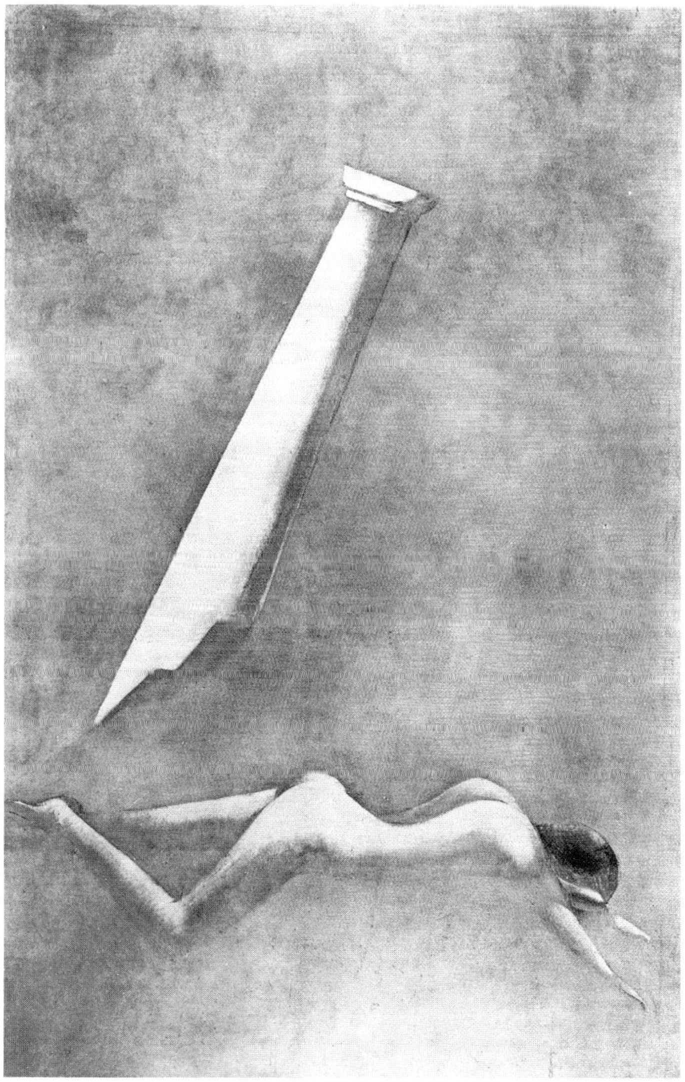

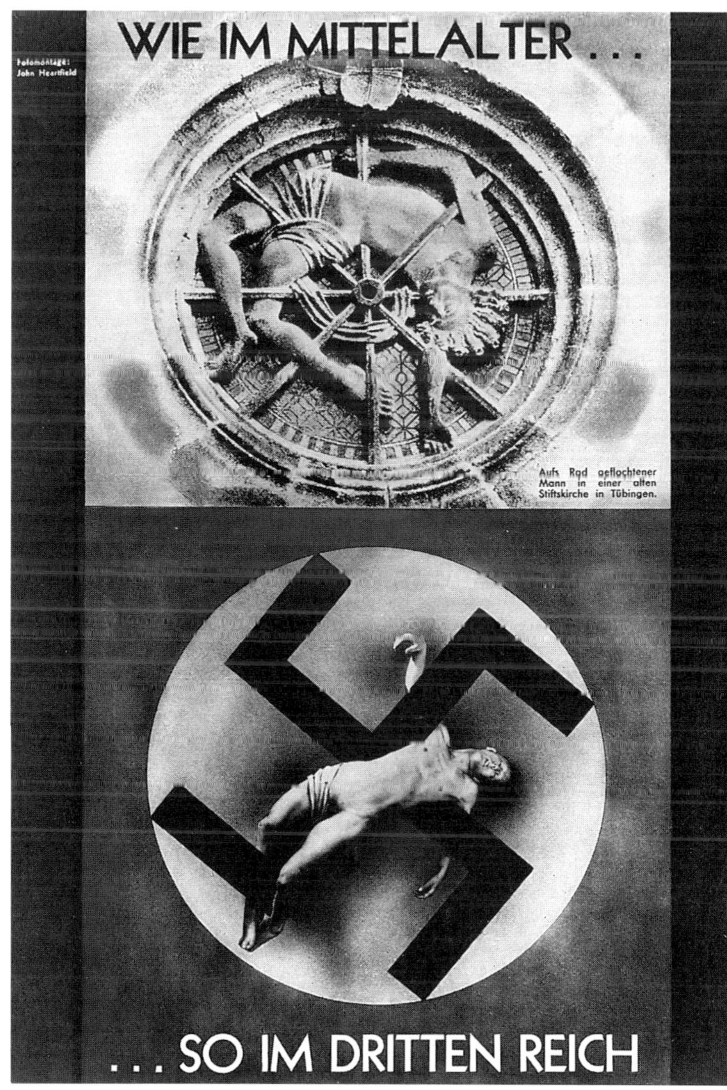
WIE IM MITTELALTER . . .
Fotomontage: John Heartfield
Aufs Rad geflochtener Mann in einer alten Stiftskirche in Tübingen.
. . . SO IM DRITTEN REICH

Ferdinand Hodler. *Der Holzfäller.* Um 1910. Öl auf Leinwand. Kunstmuseum Bern

John Heartfield. *So würde Tell in unseren Tagen handeln.* VI/1937/Nr. 47

Balthasar Permoser. *Christus an der Martersäule.* 1728. Sächsischer Marmor. Museum Ferdinandeum, Innsbruck

John Heartfield. *Den katholischen Opfern des Faschismus zum Gedenken!* VI/1937/Nr. 23

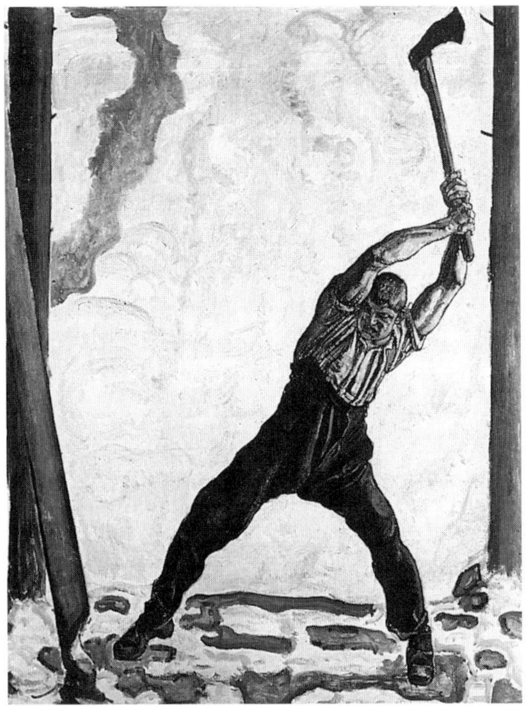

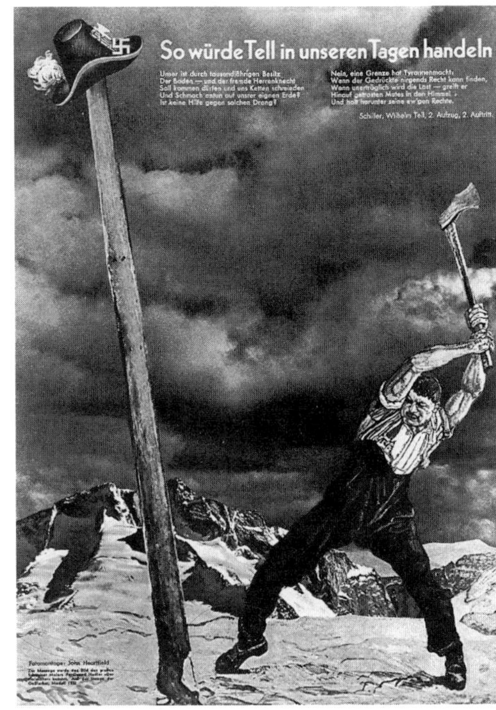

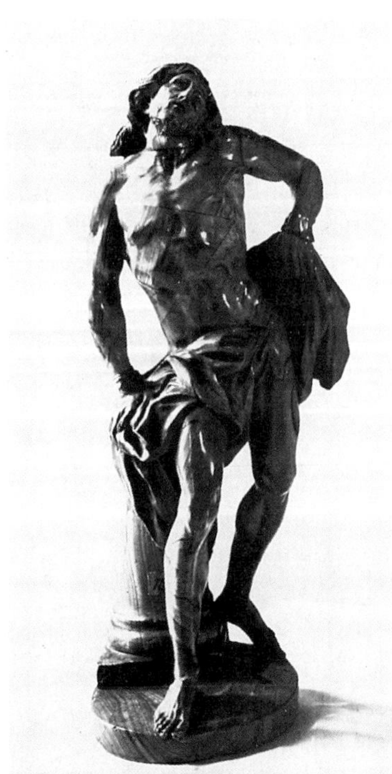

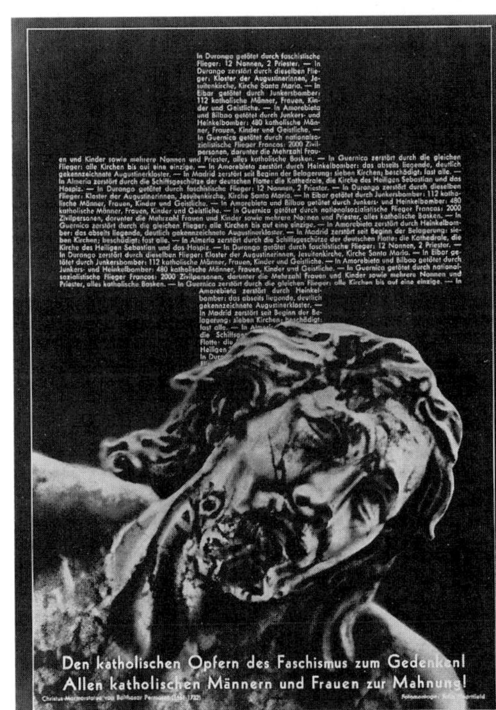

Seite 117:

John Heartfield. *Der Krieg.* 1933 Reproduktionsvorlage für die AIZ/ Nr. 29 vom 27. 7. 1933, S. 499. Geklebte Fotomontage. 27×23,8 (21,2×20)
Vgl. Pfäfflin 16/33

Text in der AIZ: o.; Unterschrift: Ein Gemälde von Franz v. Stuck. Zeitgemäß montiert von John Heartfield.
Auf der 2. Internationalen Abrüstungskonferenz 1933 in Genf verlangte Deutschland die Erweiterung der Reichswehr von 100 000 auf 200 000 Mann. Der Antrag wurde abgelehnt, im Oktober verließ Deutschland die Konferenz.

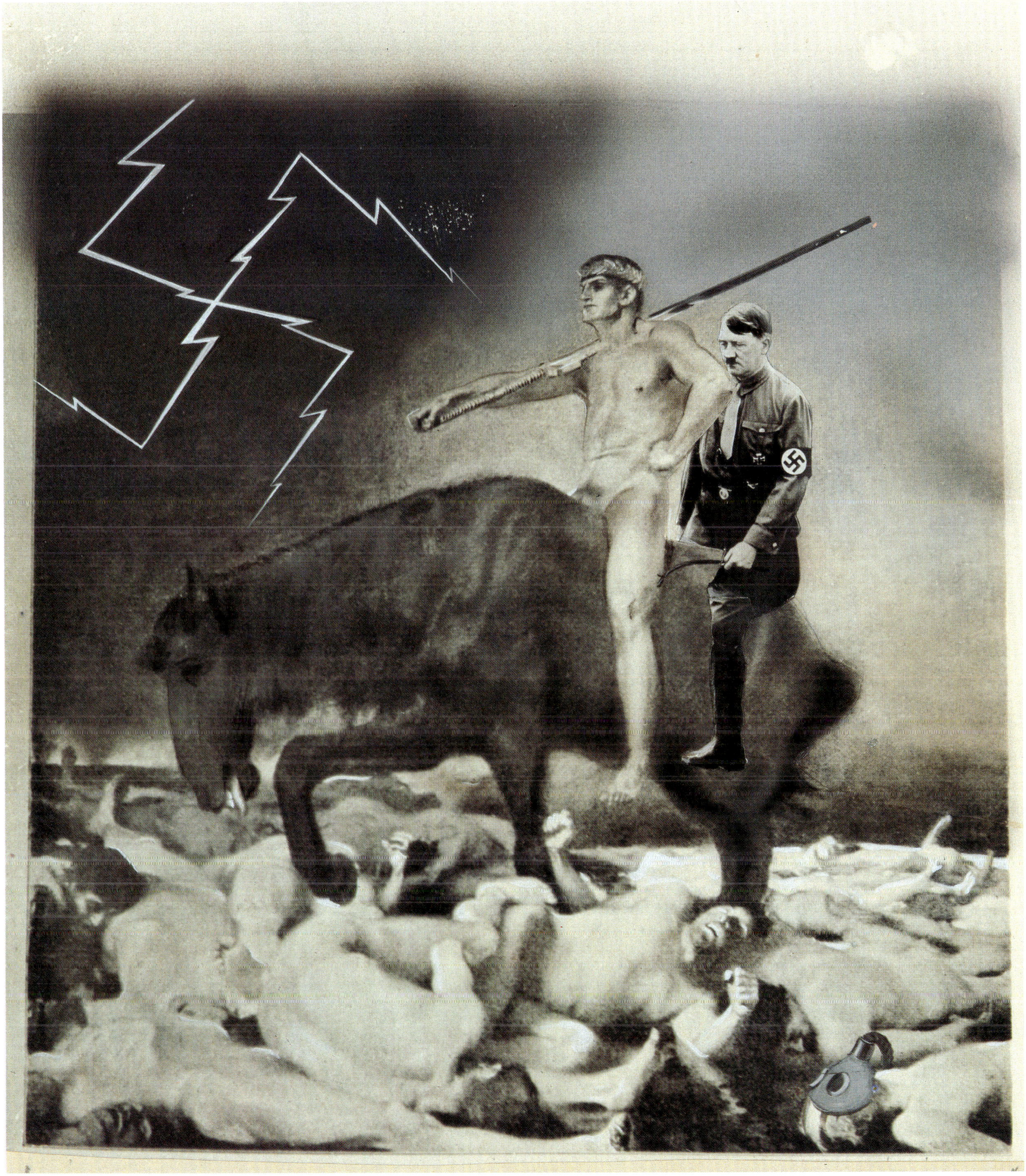

Eugène Delacroix. *Die Freiheit führt das Volk auf die Barrikade.* 1830. Öl auf Leinwand. Louvre, Paris

Hans Namuth/Georg Reisner. *Auszug der republikanischen Truppen an die Front. Barcelona. Juni 1936.* Aus: Spanisches Tagebuch 1936. – Berlin (West), 1986

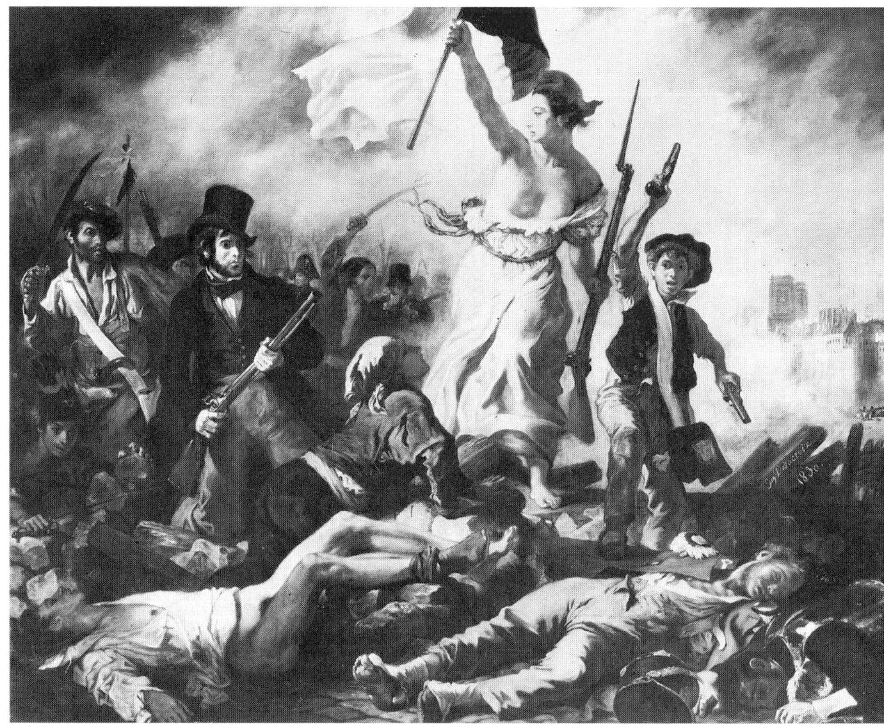

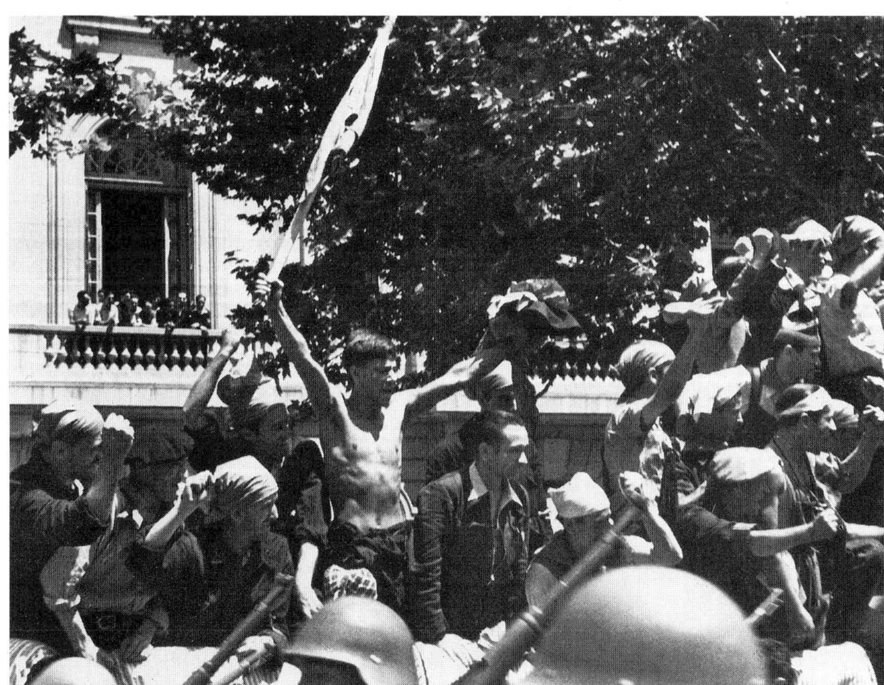

Seite 119:

John Heartfield. *Die Freiheit selbst kämpft in ihren Reihen.* 1936
VI/Nr. 1 vom 19. 8. 1936 (nach Konfiskation II. Ausgabe), S. 16 (Rückseite). Fotomontage im Kupfertiefdruck. 38×27. Bez. r. u.: John Heartfield
Vgl. Pfäfflin 29/36

Titel u.; Inschrift r. o.: Zu dieser Fotomontage wurden benutzt: das berühmte Bild des französischen Malers Delacroix »Die Freiheit führt das Volk an« (»Juli 1830«) und eine Originalaufnahme aus Madrid (richtig: Barcelona-R. M.), Juli 1936. Nach dem Wahlsieg der spanischen Volksfront am 16. Februar 1936 putschten am 18. Juli die faschistischen Generale Mola, de Llano und Franco. Seit dem Sommer 1936 kämpften die Truppen der Volksfront in Spanien – unterstützt durch internationale Brigaden – gegen die des Generals Franco, dessen Regierung von Deutschland und Italien anerkannt und unterstützt wurde. Es begann der national-revolutionäre Krieg in Spanien. Heartfield beschwor angesichts der gefährdeten Republik die revolutionäre Tradition des Kampfes für Freiheit und Demokratie. Eine von 17 Fotomontagen zu den Ereignissen in Spanien. Die Pariser Zeitschrift »regards« übernahm am 24. September 1936 die Fotomontage mit der Unterschrift »La Liberté conduit le peuple d' Espagne«.
In »Leben und Werk«, Tafel 218, mit der Unterschrift: Die Freiheit kämpft in ihren Reihen. Nach Delacroix.

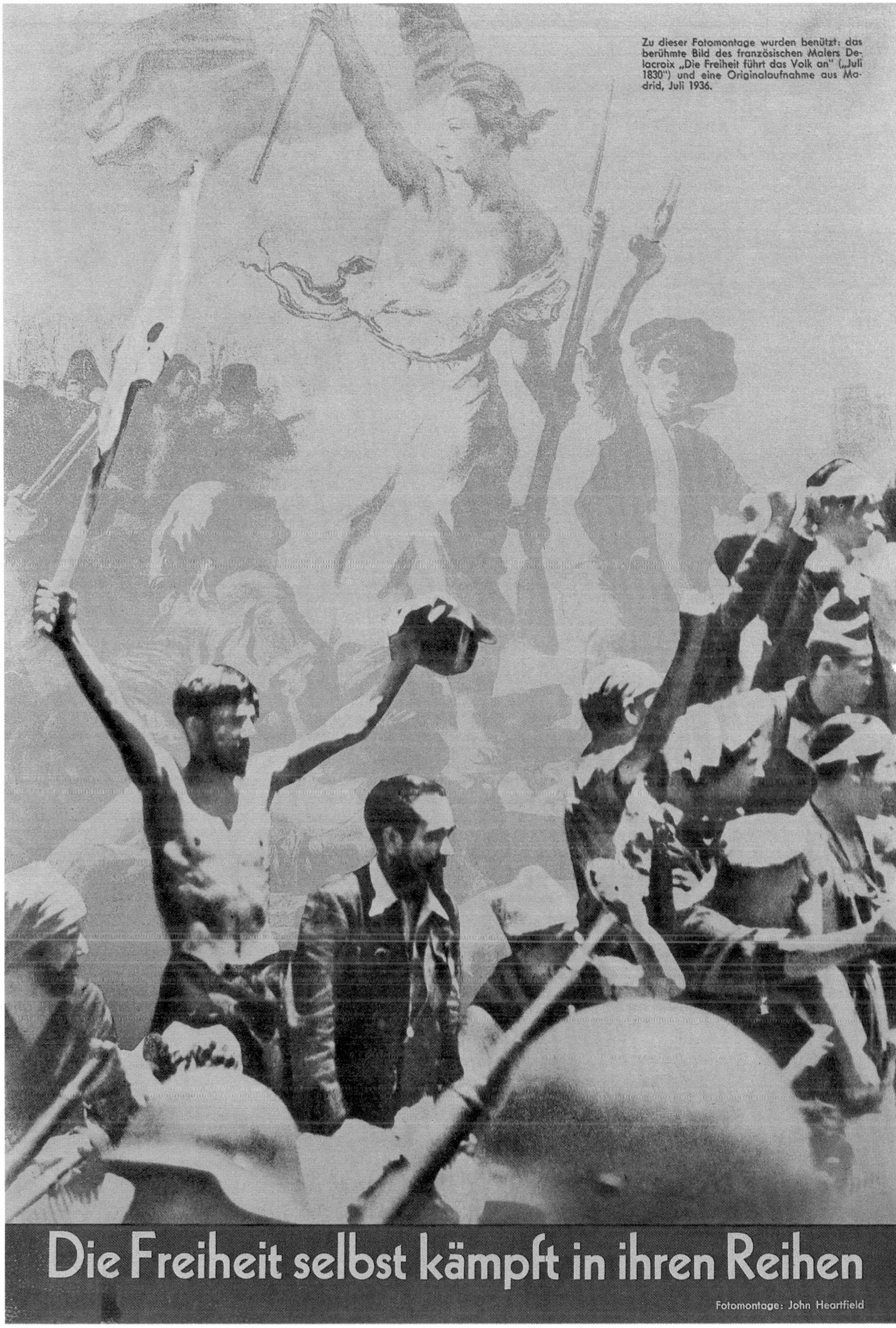
Zu dieser Fotomontage wurden benützt: das berühmte Bild des französischen Malers Delacroix „Die Freiheit führt das Volk an" („Juli 1830") und eine Originalaufnahme aus Madrid, Juli 1936.
Die Freiheit selbst kämpft in ihren Reihen
Fotomontage: John Heartfield

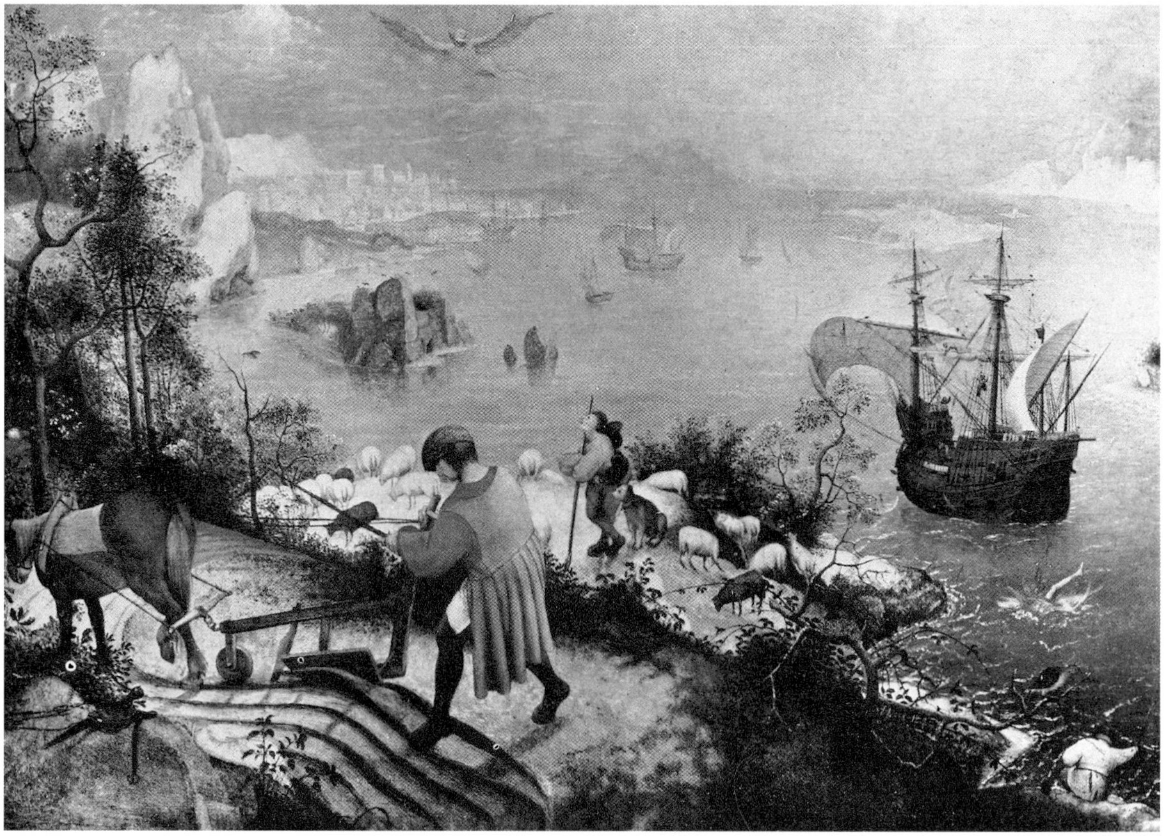

Pieter Breughel d. Ä.
Sturz des Ikarus. 1555. Öl auf Leinwand. Sammlung D. M. van Buuren, New York

Bertolt Brecht:
»Geht man den malerischen Kontrasten des Breughel auf den Grund, so gewahrt man, daß er Widersprüche hat. Im »Sturz des Ikarus« überfällt etwa die Katastrophe die Idylle in solcher Art, daß sie sich höchst deutlich absetzt und daß auch über die Idylle wertvolle Einsichten entstehen. Er erlaubt der Katastrophe nicht, die Idylle zu verändern; vielmehr wird diese, selbst unverändert bleibend, nach wie vor unzerstört erhalten, lediglich gestört ... Winzigkeit dieses legendären Vorkommnisses (man muß den Gestürzten suchen). Die Figuren wenden sich von dem Ereignis ab ... Besondere Schönheit und Heiterkeit der Landschaft während des grauenhaften Ereignisses ... Wenn der Breughel seine Gegensätze auch ins Gleichgewicht bringt, so gleicht er sie doch niemals einander an. Noch gibt es bei ihm keine Trennung des Tragischen vom Komischen, sondern sein Tragisches enthält selber Komik und seine Komik Tragisches.«

Seite 121:

John Heartfield. *Krieg.* VI/1938 Nr. 37

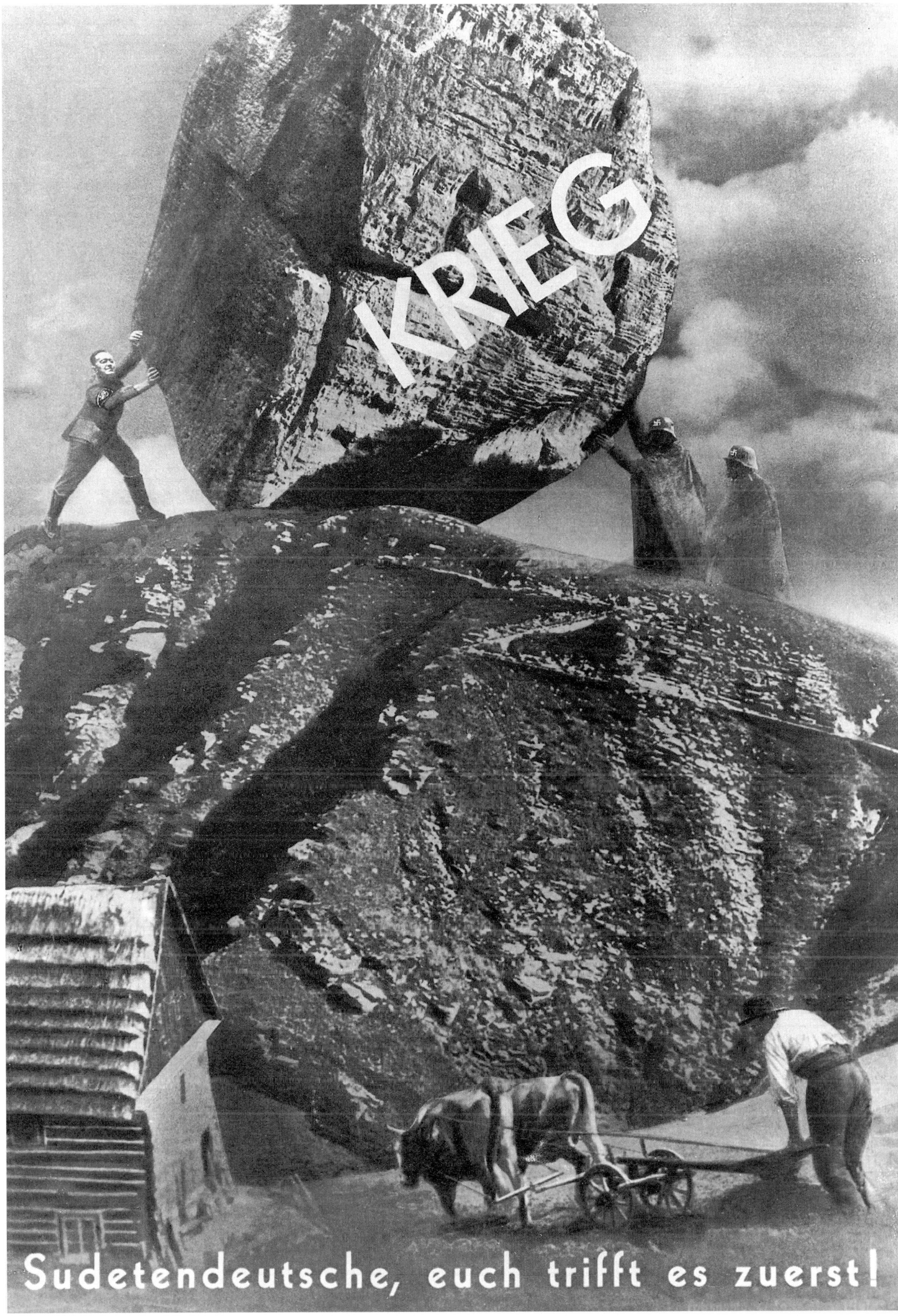
KRIEG
Sudetendeutsche, euch trifft es zuerst!

Käthe Kollwitz.
Kopf Karl Liebknechts auf dem Totenbett. 1919. Schwarze Kreide.
Museum der bildenden Künste, Leipzig

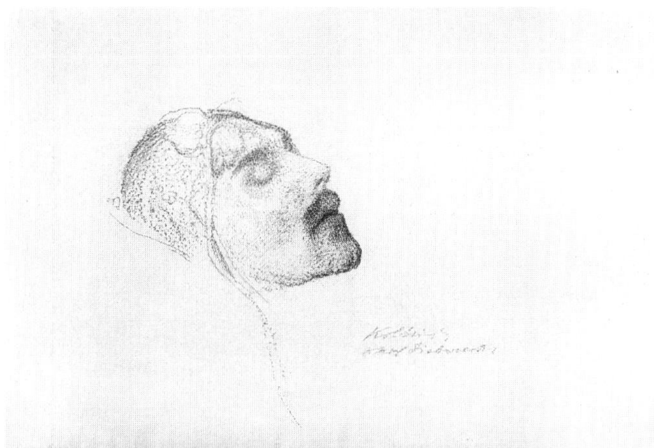

Heinrich Vogeler.
Karl Liebknecht – der weiße Terror geht über die ganze Welt.
1926. Öl auf Leinwand.
Verschollen

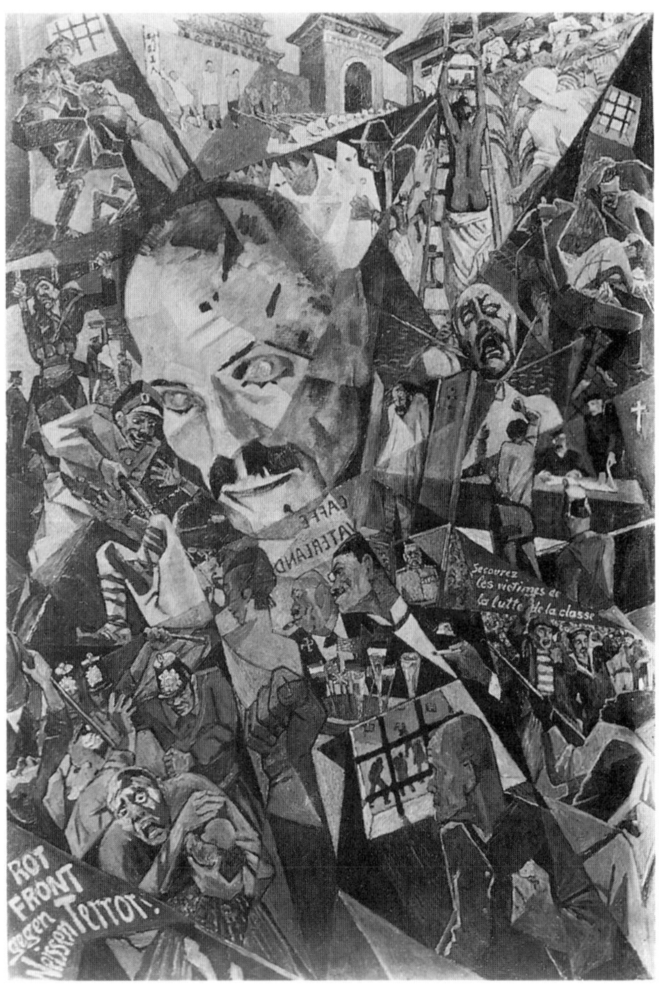

Seite 123:

John Heartfield. *Brudergrüße der SPD.* 1931
Reproduktionsvorlage für die AIZ/ Nr. 13 vom 4. 4. 1931, S. 253. Geklebte Montage aus Pressedrucken.
47×31,5 (31,2×23,4)
Vgl. Pfäfflin 1/31

Variante eines Gedenkblattes aus der satirischen Zeitschrift »Der Knüppel« anläßlich des Mordes an Karl Liebknecht und Rosa Luxemburg am 15. Januar 1919. Hinzugefügt wurde die Pressemeldung: »Man muß eine besondere Veranlagung zum Selbstmord haben, wenn man vergißt, das man die Sozialdemokratie in der Periode des Spartakismus sehr dringend gebraucht hat, und nicht bedenkt, daß man sie vielleicht eines Tages noch dringlicher brauchen wird. Theodor Wolf im ›Berliner Tageblatt‹ v. 15. 2. 1931«

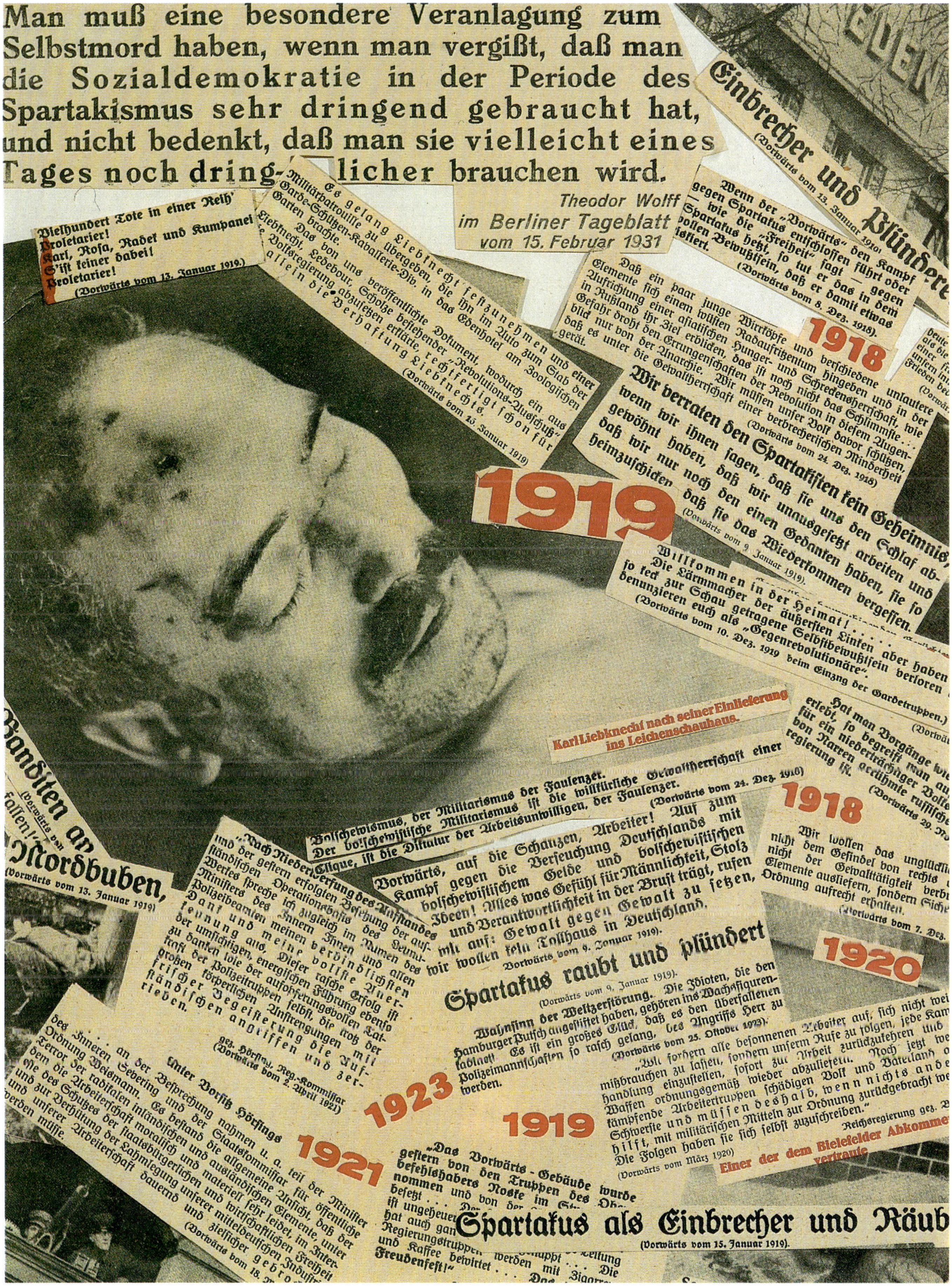

Man muß eine besondere Veranlagung zum Selbstmord haben, wenn man vergißt, daß man die Sozialdemokratie in der Periode des Spartakismus sehr dringend gebraucht hat, und nicht bedenkt, daß man sie vielleicht eines Tages noch dringlicher brauchen wird.
Theodor Wolff im Berliner Tageblatt vom 15. Februar 1931
Einbrecher und Plünderer
Vielhundert Tote in einer Reih' Proletarier! Karl, Rosa, Radek und Kumpanei S'ist keiner dabei! Proletarier!
(Vorwärts vom 13. Januar 1919.)
1918
1919
Wir verraten den Spartakisten kein Geheimnis, wenn wir ihnen sagen, daß wir unausgesetzt arbeiten und gewöhnt haben, daß wir nur noch den einen Gedanken haben, sie so heimzuschicken daß sie das Wiederkommen vergessen.
(Vorwärts vom 9. Januar 1919.)
Karl Liebknecht nach seiner Einlieferung ins Leichenschauhaus.
Banditen an
Mordbuben,
(Vorwärts vom 13. Januar 1919)
1918
1920
Spartakus raubt und plündert
(Vorwärts vom 9. Januar 1919.)
1923
1919
1921
Spartakus als Einbrecher und Räub
(Vorwärts vom 15. Januar 1919).
Einer der dem Bielefelder Abkommen vertraute

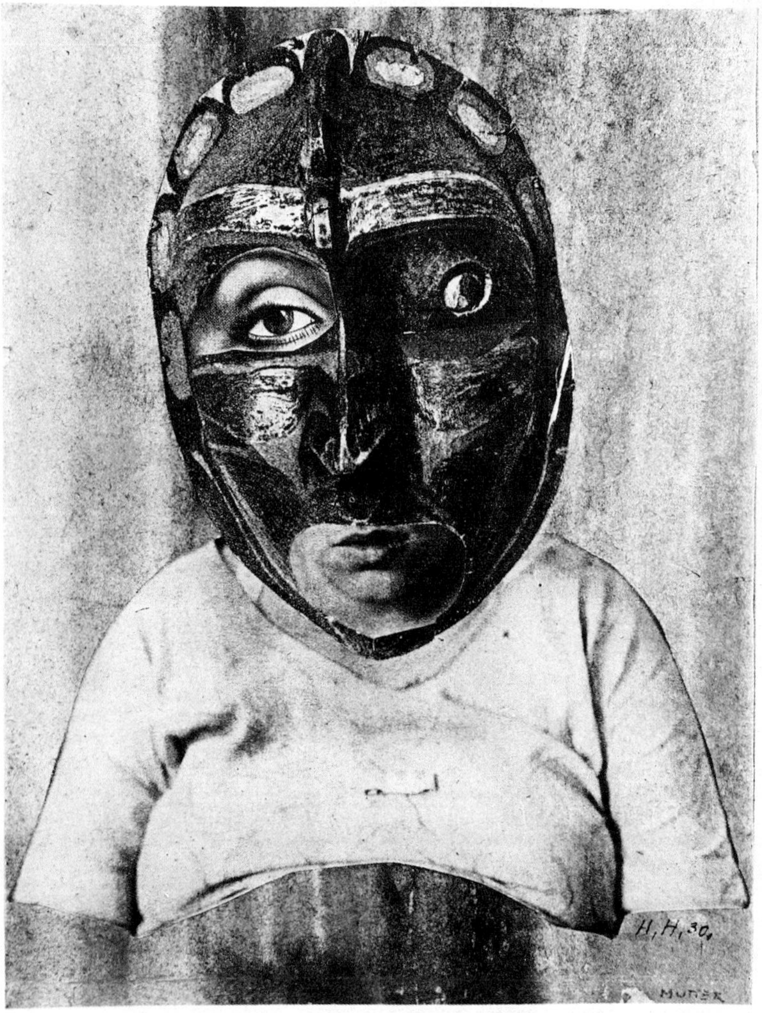

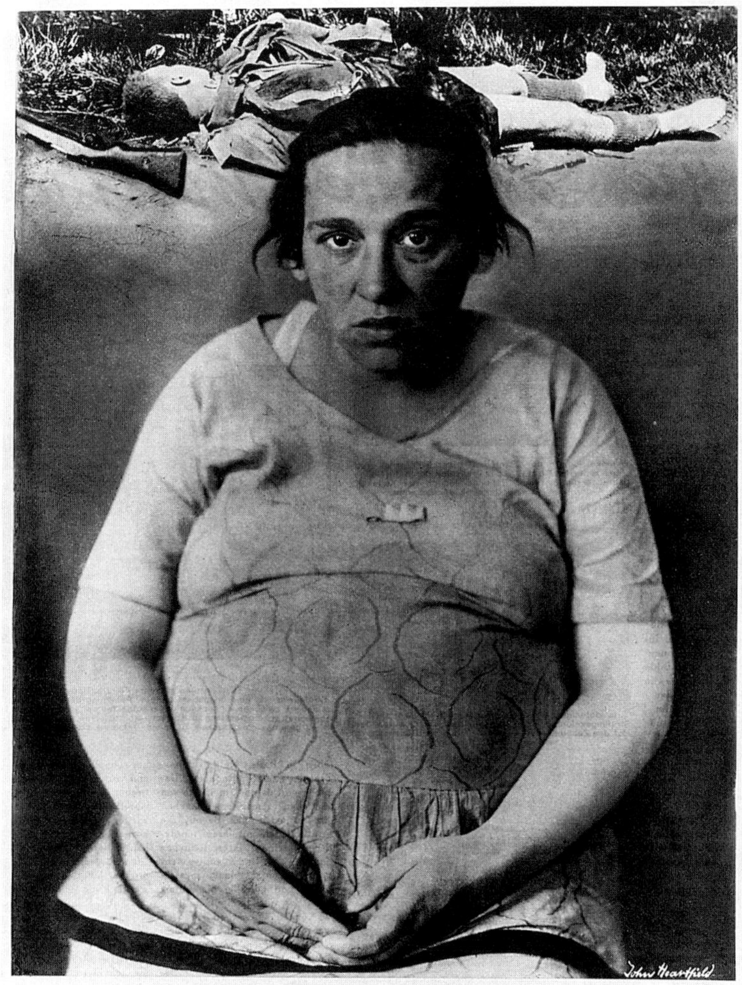

Zwangslieferantin von Menschenmaterial Nur Mut! Der Staat braucht Arbeitslose und Soldaten!

Hannah Höch. *Die Mutter.* 1930. Fotomontage

John Heartfield. *Zwangslieferantin von Menschenmaterial.* Vgl. Abb. Seite 60

Seite 125:

John Heartfield. *Auferstehung.* 1932
Reproduktionsvorlage (in der Zeit ihrer Entstehung vermutlich unveröffentlicht). Geklebte Fotomontage. 42,5×57,4 (41,5×33). In »Leben und Werk« mit dem Titel »Gespensterstunde 1930«, vgl. Tafel 137, irrtümlich 1930 datiert.

Nächtliche Szene auf dem Dorotheenstädtischen Friedhof in Berlin mit zeitgenössischen Figuren, rechts Adolf Hitler und der Kronprinz Wilhelm mit Bankiers und Industriellen, links außen der am 17. November 1932 zurückgetretene Reichskanzler von Papen, im Vordergrund Prinz Oskar von Preußen in kaiserlicher Heeresuniform. In der Mitte steigt aus dem Grabe Generalfeldmarschall von Mackensen.
Satire auf die Auferstehung des wilhelminischen Militarismus am Vorabend des Hitlerfaschismus in Deutschland.
Das Papen-Foto wurde am Stahlhelmtag in Berlin (Tempelhofer Feld), 4. September 1932, aufgenommen (vgl. Abb. in: Zeitbilder. Beilage zur Vossischen Zeitung, Nr. 37, 11. Sept. 1932). Mit diesem

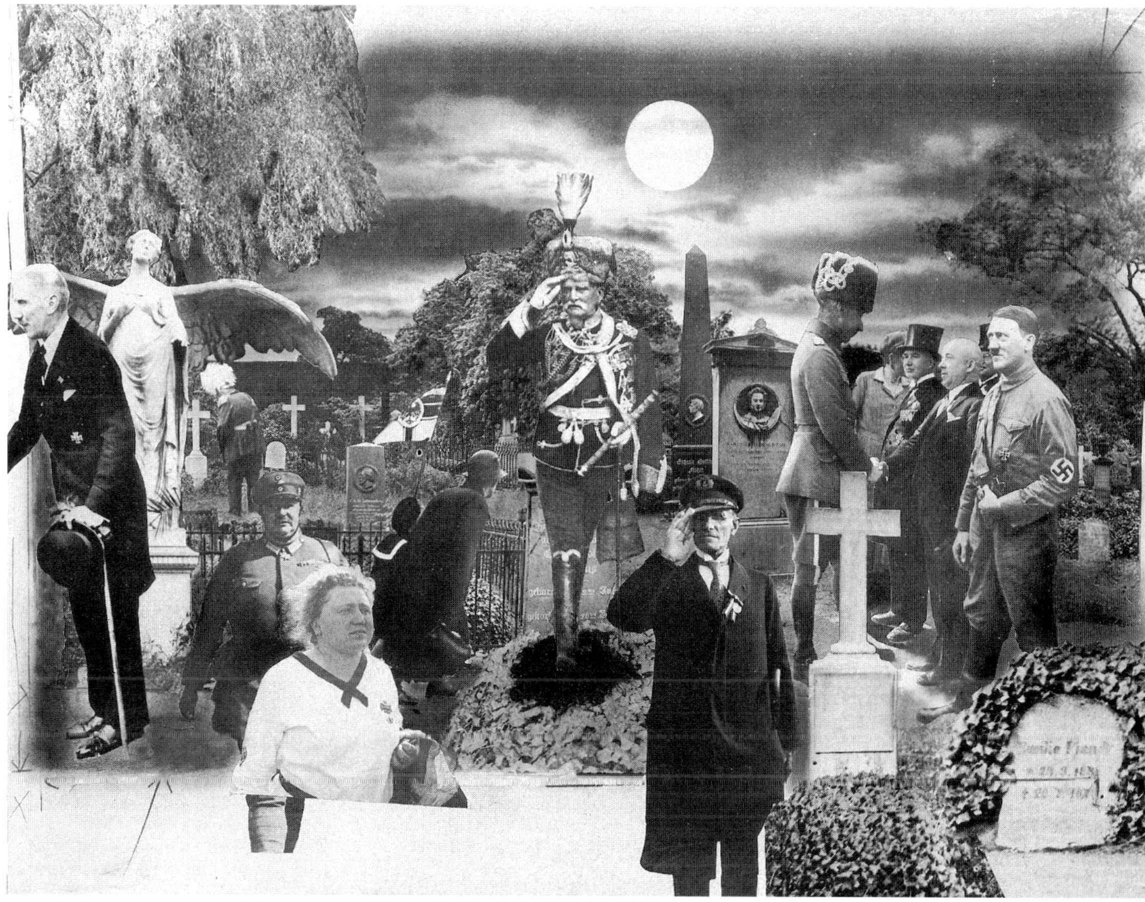

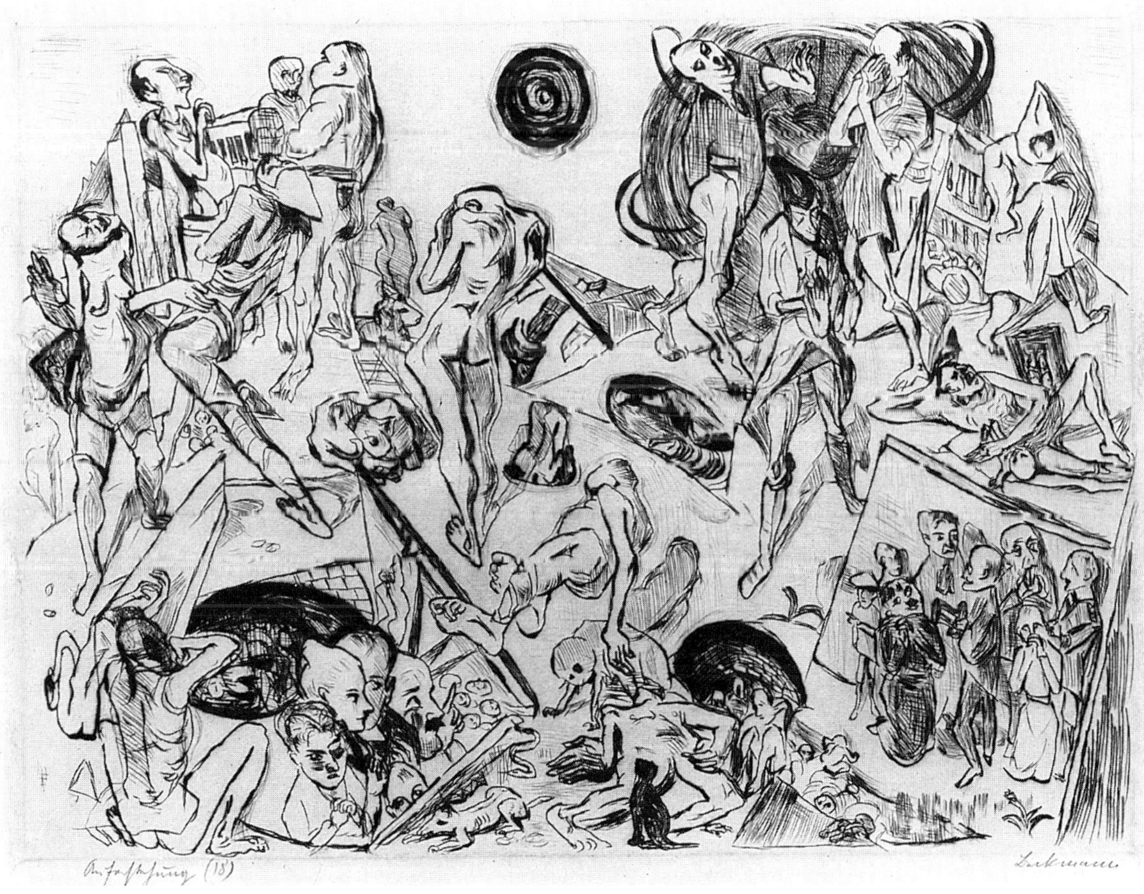

Hinweis von Hans Born, Berlin, ist erstmals ein Anhaltspunkt zur genaueren Datierung der Montage gegeben.

Max Beckmann. *Auferstehung*. 1918. Radierung aus der Folge »Gesichter«, Blatt 12

Fotomontage jenseits des Surrealismus

John Heartfield. *Ein gefährliches Eintopfgericht – Deutsches Fixierbild 1934.* 1934
Reproduktionsvorlage für die AIZ/ Nr. 45 vom 8. 11. 1934, S. 736 (Rückseite). Geklebte Fotomontage. 45×34,4
Vgl. Pfäfflin 45/34

Text in der AIZ unter dem Titel o.: Ihr sollt alle aus einem Topf essen, (u., kopfstehend): denn wir wollen euch alle unter einen Topf pressen.
Anspielung auf die »Eintopfsonntage«, mit denen die Nazis demagogisch die »Volksgemeinschaft« demonstrierten, während sie intensiv aufrüsteten und Sparmaßnahmen einleiteten: »Wir werden ganz zweifellos den Riemen enger schnallen müssen« (Hjalmar Schacht).
In »Leben und Werk«, S. 71, steht die Montage Kopf: In der Überschrift wurde für Fixierbild Vexierbild eingesetzt.

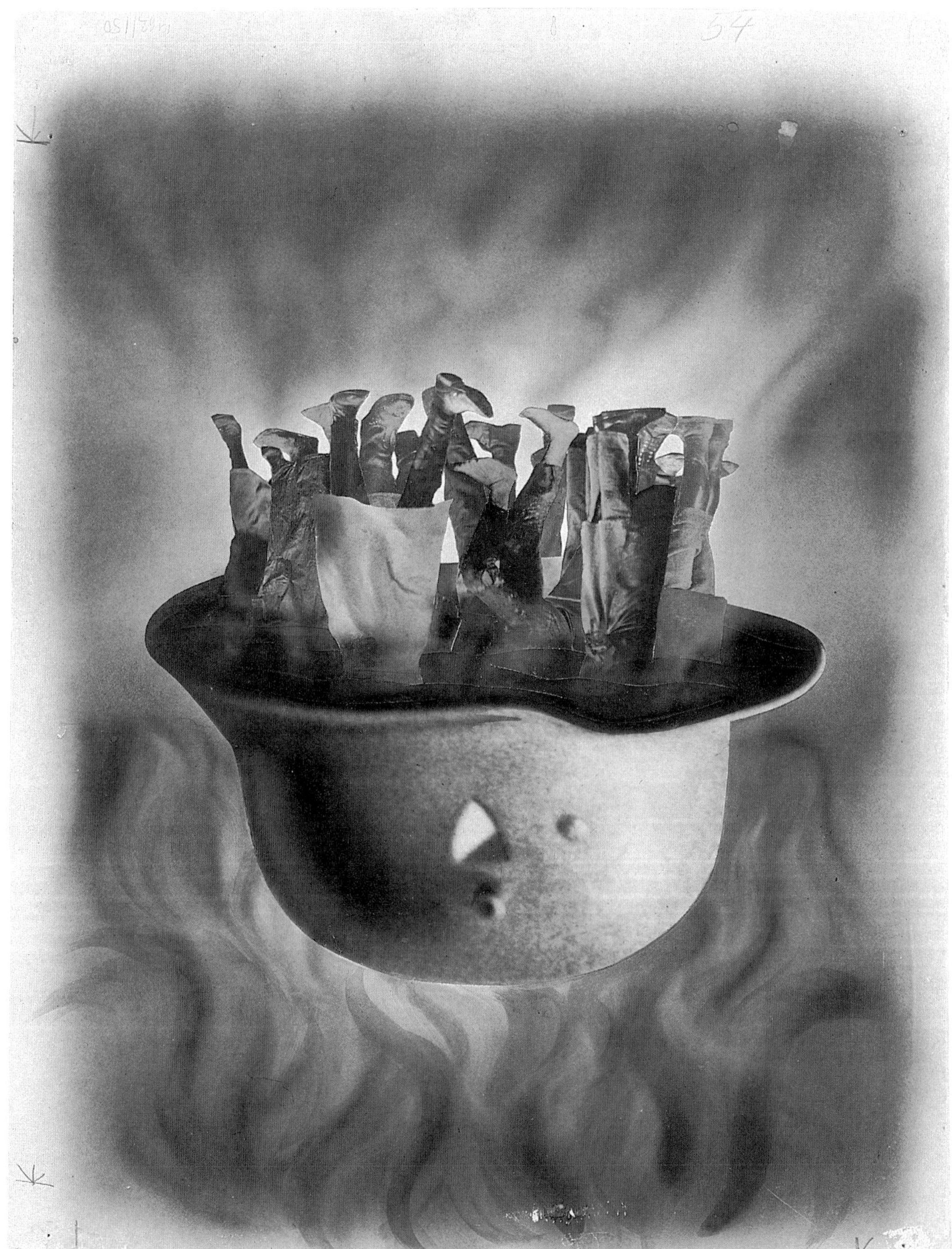

Von Dada aus führte einer der beiden Wege alogisch zum Surrealismus der Jahre 1919 bis 1939, während John Heartfield »von der Spitze Dadas« – so Louis Aragon – den anderen konsequent ideologisch im Sinne der agitatorischen Parteiarbeit beschritt. Der Surrealismus wurde in Deutschland nie heimisch. In Frankreich geboren, propagierten seine Verfechter unter ihrem geistigen Führer André Breton[94] den »psychischen Automatismus«, den »Traumzustand« und das Denkdiktat ohne jede Kontrolle durch die Vernunft. Die Entdekkung des unbewußten Ich unterwanderte mit Ironie und Schockmontage die korrumpierte bürgerliche Ratio. Die Surrealisten sympathisierten mit der kommunistischen Revolution, bewahrten sich aber die Unabhängigkeit der Kunst. Der Skandal war erklärtermaßen die revolutionäre Hauptwaffe, die bürgerliche Gesellschaft umzustürzen. Der »Sur-Realist« John Heartfield und Francis D. Klingender haben sich 1944 über diese schillernde Kunstrichtung ihre eigenen Gedanken gemacht, für sie war das eine Bewegung »nicht im Sinne des gesellschaftlichen Kampfes, sondern im Sinne einer Individualpsychologie, als Revolte des Unbewußten gegen das Bewußte«.[95] Ein Irrweg nur? Tatsächlich aber haben die Surrealisten daran geglaubt, mit ihrer intellektuellen Verschärfung der Bewußtseinskrise auch aller verkrusteten bürgerlichen Lebensform den Todesstoß zu versetzen. Das war ein spätes Überbleibsel von Dada her. Es gehört zur Tragik dieser echt oppositionellen Bewegung, daß ihre traumatisch getarnte Lebenserfahrung des Absurden in den dreißiger Jahren durch den Wahnsinn der wirklichen politischen Ereignisse bei weitem überholt und übertroffen wurde. Erst Spanien, das Desaster am Vorabend des zweiten Weltkrieges, führte die Surrealisten näher an das Zeitwirkliche heran. Zur Paradoxie des Surrealismus zählt auch, daß seine auratische Irrationalität und Rätselhaftigkeit durch die Bildmechanismen einer bewußten Kombinatorik,[96] der Metamorphose und Vexierung von Wirklichkeitsstücken erzeugt wurde. Auf den ersten Blick sind das Kunstgriffe, die auch Heartfield benutzte. Der Fotomonteur aber ging einen anderen Weg, indem er den surrealistischen Prozeß einfach umdrehte: »Seine Kunst entmystifiziert das Absurde. Er zeigt, daß das Absurde entsteht aus der Konfrontation mit ihrem eigenen Mythos«[97] (Hans Hess). Im Unterschied zu den Surrealisten erscheint bei Heartfield die Groteske nicht als ironisch heiteres oder makabres Spiel der Phantasie, sondern als erhellende Sinngebung eines bestimmten gesellschaftlichen Zustandes. Sie ist seine polemisch-phantastische Darstellungsform realistischer Entdeckung, um »im Raum des politischen Handelns den hundertprozentigen Bildraum zu entdecken«[98] (Walter Benjamin). Anläßlich der Heartfield-Ausstellung 1935 in Paris hat Louis Aragon,[99] einer der selbstkritischen Köpfe des Surrealismus, Heartfields frühen Schritt aus den Reihen der bürgerlichen Avantgarde in das Lager der Kommunisten und des Realismus gefeiert. Das war seine Erkenntnis auch von der Krise und dem bevorstehenden Ende des Surrealismus.

Eine Kuh, die sich selber verzehrt. Wahrlich ein sur-realistischer Einfall mit ökonomischem Hintersinn, »sa-tierisch« montiert vom »Berichterstatter John Heartfield«. Ein urkomischer Vorschlag zur Lösung der kapitalistischen Überproduktion. Das Groteske als das Überwahre im satirischen Feld seiner Kunst hat John Heartfield mit Lust und Laune stets auszubauen gewußt. »Hurrah, die Butter ist alle!«, in einer kleinbürgerlichen Familienszene der Eisenfresser, hatte doch Hermann Göring in seiner Hamburger Rede 1935 unmißverständlich erklärt: »Erz hat stets ein Reich stark gemacht, Butter und Schmalz haben höchstens ein Volk fett gemacht.« Verblüffend ähnlich hat der Surrealist Salvador Dali im selben Jahr den Broadway gesehen. Was geht da vor? Ein mysteriöser Vorgang etwa, mit der Lesart über die Unmöglichkeit des Speisens bei Musik oder anders noch: Einer frißt den anderen auf? Das bleibt das Geheimnis des Malers, der immerhin deutlich machte: »Es ist mein ganzer Ehrgeiz, auf malerischem Gebiet mit der imperialistischen Präzisionswut Bilder konkreter Irrationalität zu entwickeln«, die »im Einklang mit anderen Aktivitäten zum Zusammen-

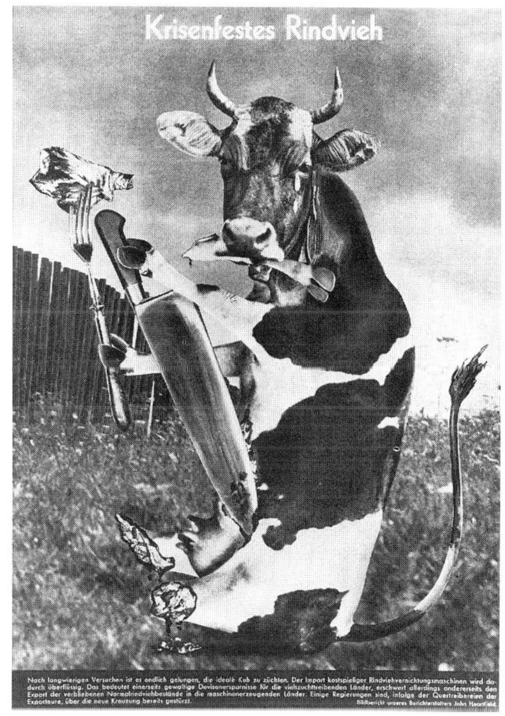

John Heartfield. *Krisenfestes Rindvieh.* AIZ/1934/Nr. 47

bruch der Realität beitragen«.[100] Doch bei allem kritischen Impetus in der rätselhaften Bildwelt des Spaniers gilt es – im Hinblick auf Heartfield – hier die Notate von Bertolt Brecht zu bedenken: »In der Malerei sucht der Surralismus die Gegenstände zu mystifizieren. Er reißt sie aus dem Zusammenhang, der Konvention. *Ihre Gegenstände kehren aus der Verfremdung nicht wieder.*«[101]

Wie John Heartfield hat auch Max Ernst phantasievoll banale Materialien bildnerisch ausgebeutet und neu figuriert. Auch bei ihm ist die Klebestruktur durch die Reproduktion völlig ausgelöscht. Aus den Holzstichalben des fin de siècle schuf er 1929 seinen Bilderroman »La femme 100 têtes«. Sein alles verschlingender Riesenkrake ist ein Blatt aus dem letzten Kapitel mit dem seltsamen Titel »fortsetzung«. Fortsetzung wovon und wohin? Auf jeden Fall ist das die Fortsetzung einer alogischen Serie von Collagen, »wo offensichtlich jeder salon ›auf den grund eines sees'‹ gesunken ist«[102] (André Breton). Ein Alptraum? Oder die irritierte bürgerliche Konvention vom Manne, der untrennbar gefesselt ist an das Weib und umgekehrt? Max Ernst beläßt seine collagierte Poesie im Schwebezustand von Aufstörung und Entrückung. Unerklärliches ist hier kalkuliert. Da ist John Heartfields Kriegspolyp von ganz anderer, von politisch eindeutiger Richtung, eine bestürzende Metapher der Mahnung vor dem kommenden Krieg. Wie schrieb doch Louis Aragon 1935 in Paris, die Fotomontagen Heartfields vor Augen: »Max Ernst ist heute noch stolz darauf, jene Seegrund-Pracht nicht verlassen zu haben, wo er, mit aller erdenklichen Phantasie, bis ins Unendliche die Elemente einer Poesie kombiniert, die Selbstzweck ist.«[103] John Heartfield, Salvador Dali, Max Ernst und andere mehr, das sind sich anbietende Vergleiche und doch auch ein Stück Surrealismus der kunsthistorischen Deutung.

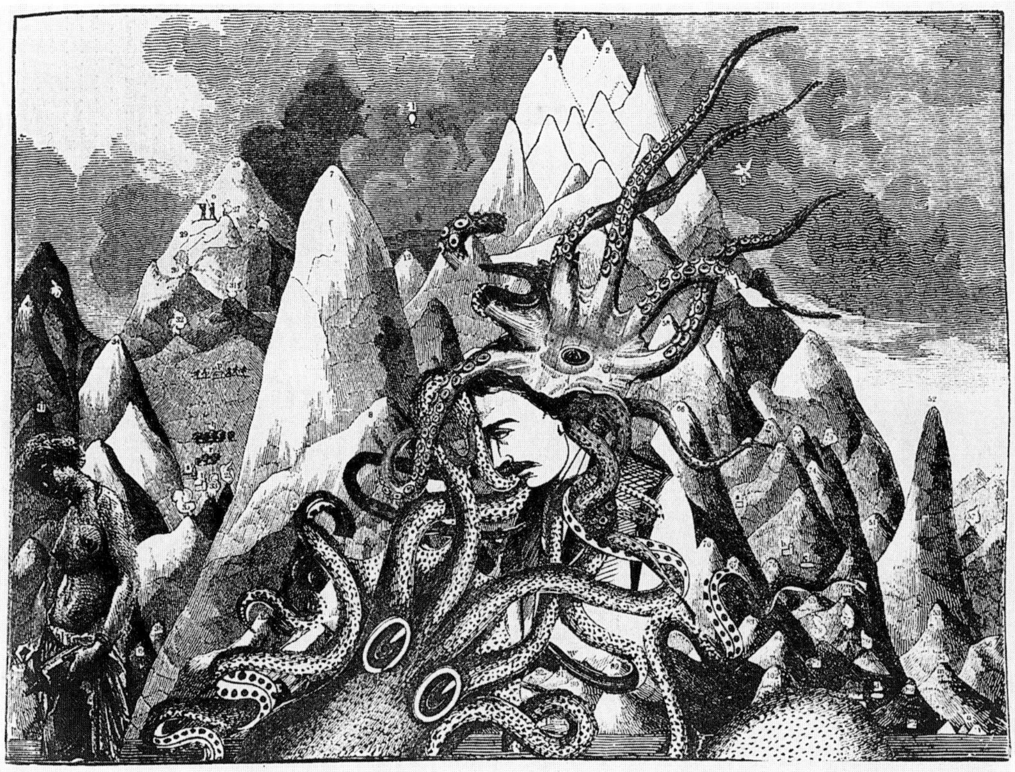

Nach 1933 geriet die klassische Avantgarde mehr und mehr in die Krise, die »Fabrikation der Fiktionen« (Carl Einstein) in der Kunst hatte angesichts der katastrophalen Zeitläufe ihren Bankrott angemeldet. Walter Benjamin sah den »Sürrealismus« als die »letzte Momentaufnahme der europäischen Intelligenz«,[104] bevor auch diese traumhafte Illusion im Inferno des zweiten Weltkrieges zerstob. In einem seiner Pariser Briefe von 1936 zog der Emigrant Walter Benjamin sein Resumé zur Konkurrenz von Heartfieldscher Fotomontage und surrealistischer Malerei: »Der Versuch der Surrealisten, die Photomontage ›künstlerisch‹ zu bewältigen, ist fehlgeschlagen . . . Sie verkannten die soziale Durchschlagskraft der Photomontage und damit die Wichtigkeit der *Beschriftung*, die als Zündschnur den kritischen Funken an das Bildgemenge heranführt (wie wir das am besten bei H.(eartfield) sehen).«[105] Der Fotomonteur hatte den Surrealismus auf seine Weise ad absurdum, sprich: auf den Boden der Tatsachen geführt.

Max Ernst. Collage aus »La femme 100 têtes«. 1929

Seite 129:

John Heartfield. *Tod dem Kriegspolypen!* VI/1937/Nr. 32

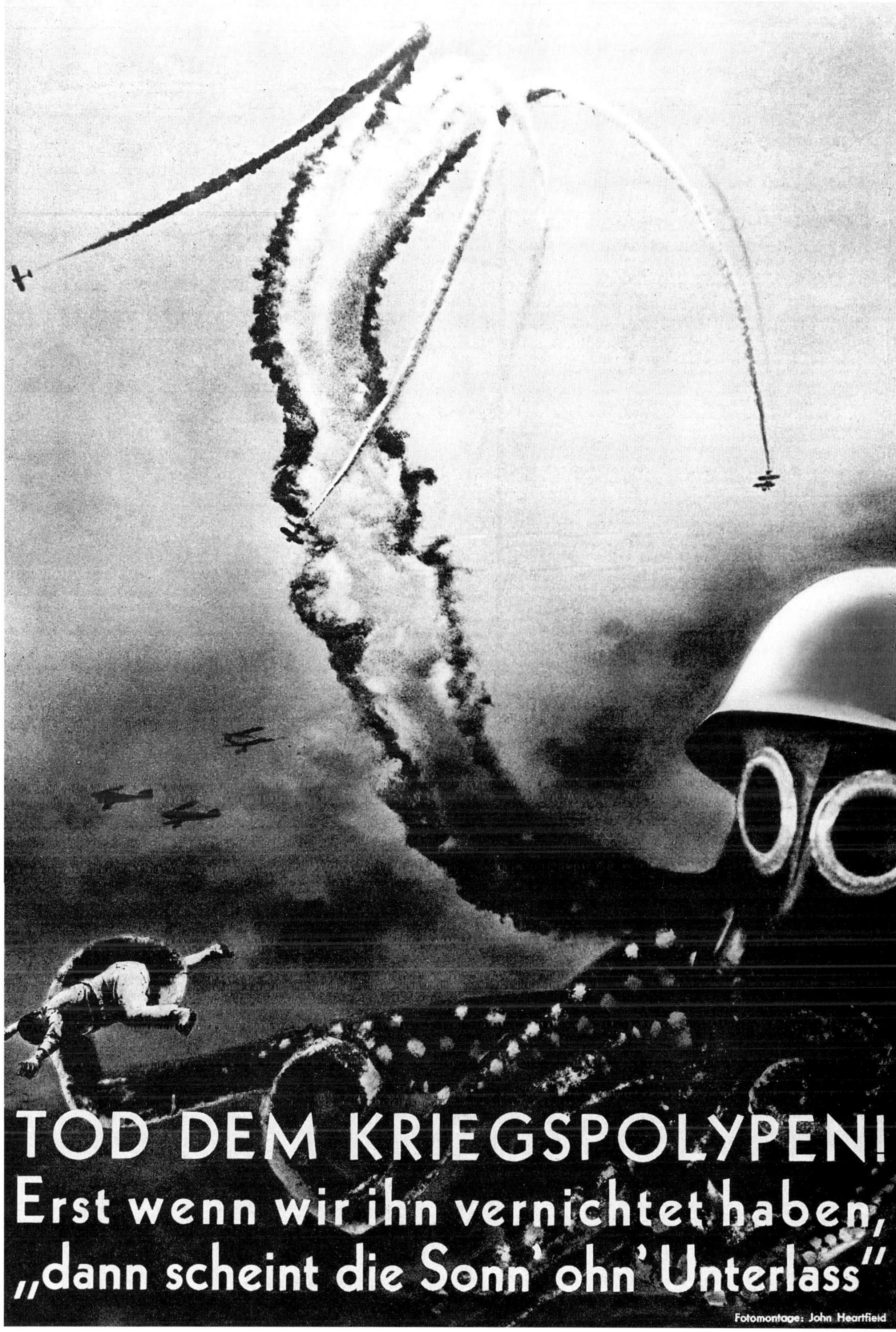
TOD DEM KRIEGSPOLYPEN!
Erst wenn wir ihn vernichtet haben,
„dann scheint die Sonn' ohn' Unterlass"
Fotomontage: John Heartfield

René Magritte. *Die schwarze Fahne.*
1937. Öl auf Leinwand.
Scottish National Gallery of Modern Art, Edinburgh

Richard Oelze. *Die Erwartung.*
1935/36. Öl auf Leinwand. Museum of Modern Art, New York

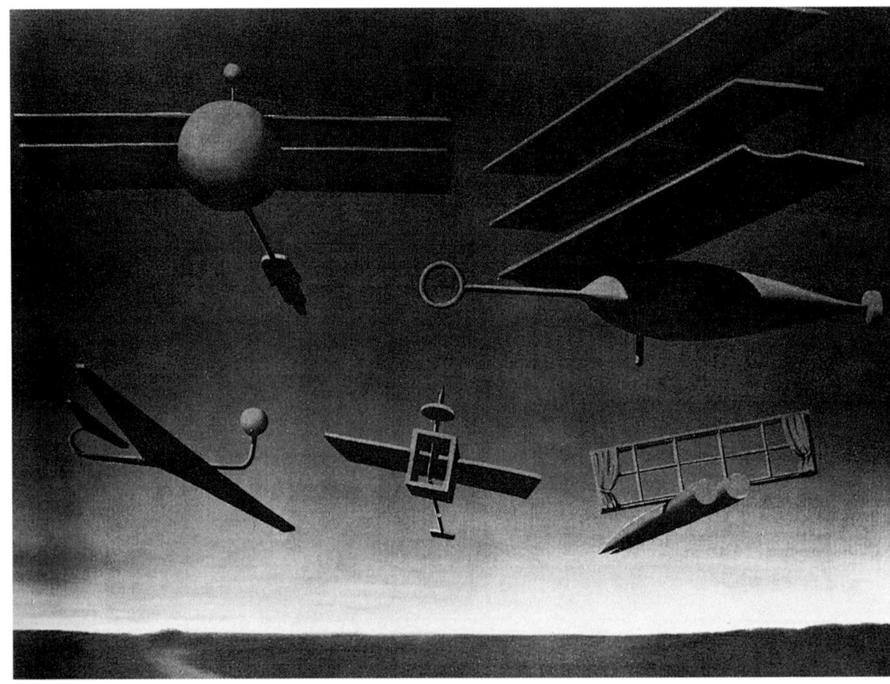

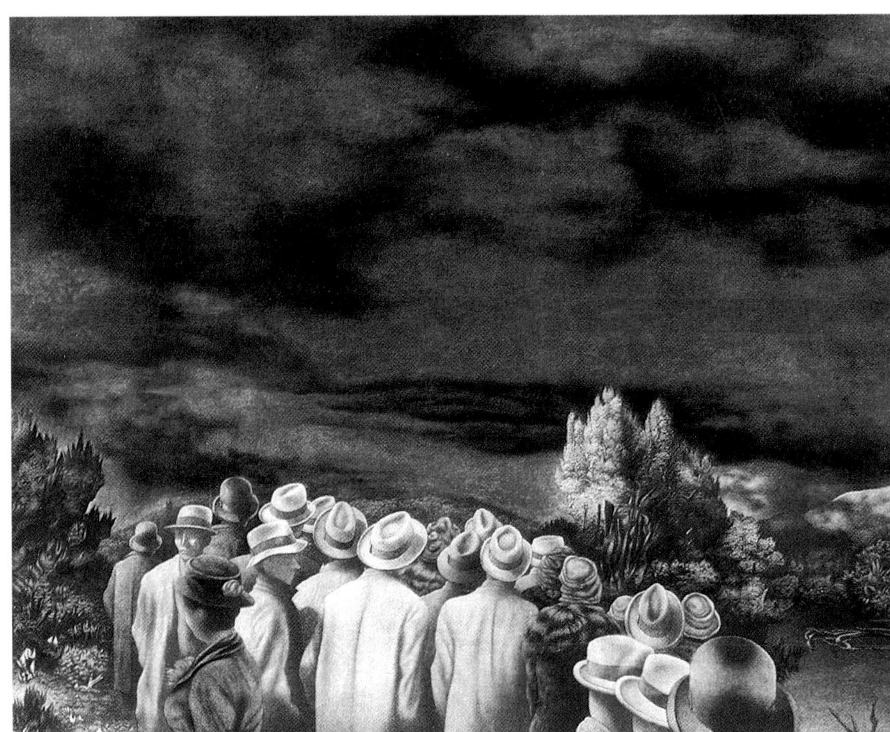

Seite 131:

John Heartfield. *Und auf Hitlers Friedensangebote folgen »alsbald« seine Friedenstauben.* AIZ/1936/Nr. 15

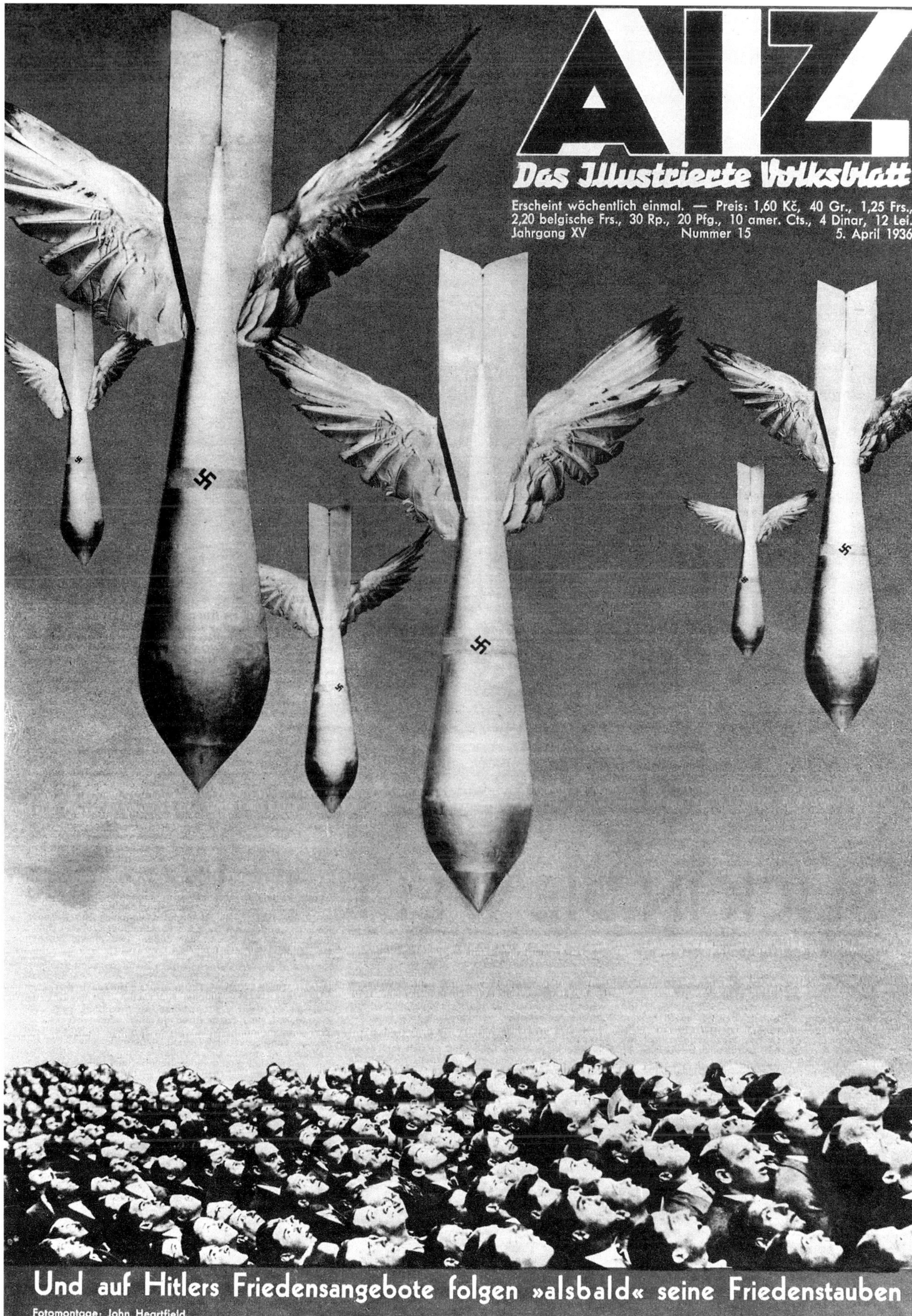
AIZ
Das Illustrierte Volksblatt
Erscheint wöchentlich einmal. — Preis: 1,60 Kč, 40 Gr., 1,25 Frs., 2,20 belgische Frs., 30 Rp., 20 Pfg., 10 amer. Cts., 4 Dinar, 12 Lei.
Jahrgang XV Nummer 15 5. April 1936
Und auf Hitlers Friedensangebote folgen »alsbald« seine Friedenstauben
Fotomontage: John Heartfield

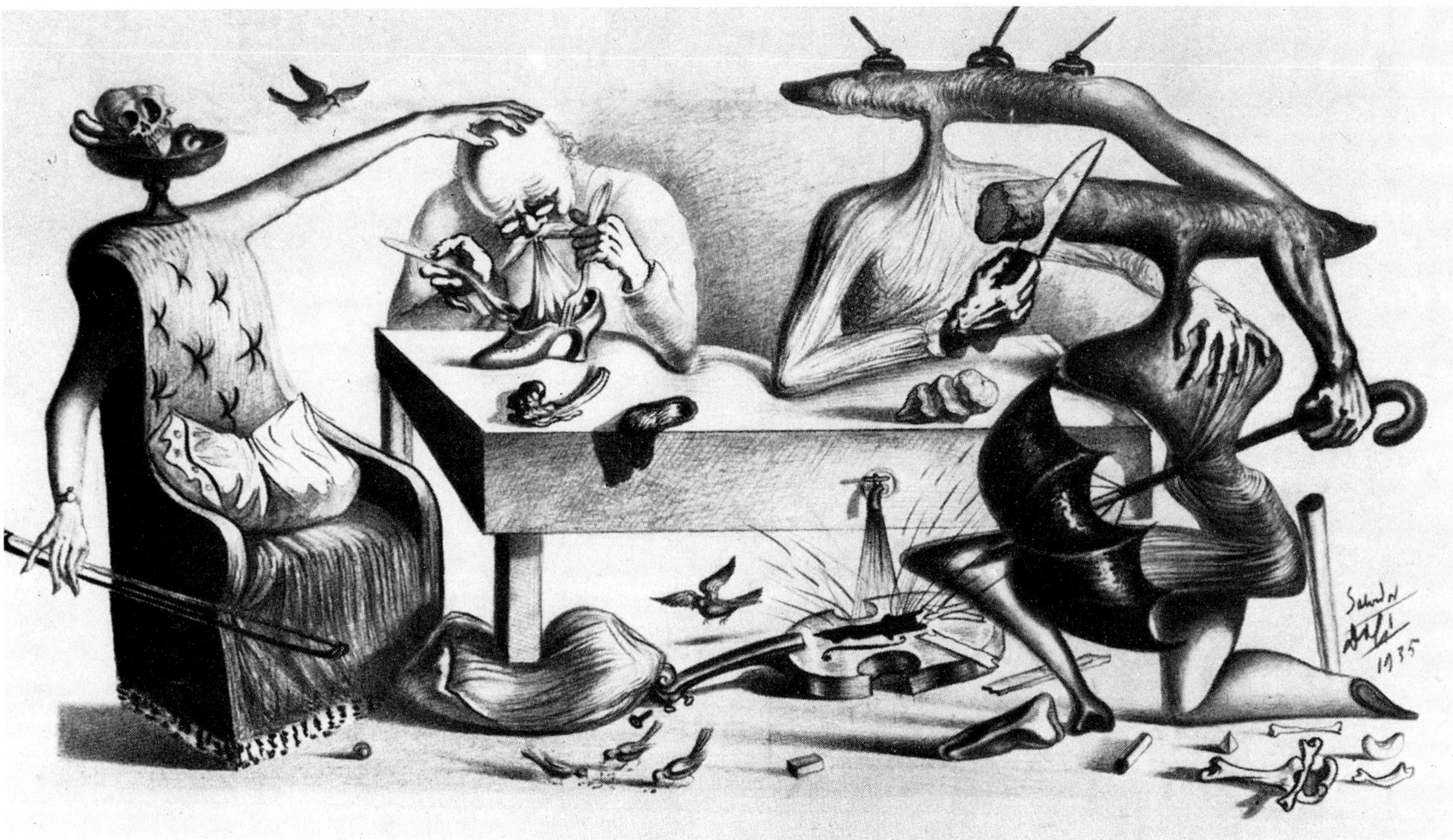

Salvador Dali. *How superrealistic Dali saw Broadway.* 1935. Perls Galleries, New York

Seite 133:

John Heartfield. *Hurrah, die Butter ist alle!* 1935
AIZ/Nr. 51 vom 19. 12. 1935, S. 816 (Rückseite). Fotomontage im Kupfertiefdruck. 38×27.
Bez. r. u.: John Heartfield
Vgl. Pfäfflin 26/35

Titel o.; Unterschrift: Goering in seiner Hamburger Rede: »Erz hat stets ein Reich stark gemacht, Butter und Schmalz haben höchstens ein Volk fett gemacht«.
Im Zuge rapider Aufrüstung suggerierten Nazigrößen wie Hermann Göring und das hinter ihnen stehende Monopolkapital dem Volk »Kanonen statt Butter«, während sie sich selbst bereicherten.
Trotz der proklamierten »Erzeugungsschlacht« gelang es den Nazis nicht, die Selbstversorgung Deutschlands zu sichern: »Ob mit oder ohne Butter, damit werden wir fertig. Aber wir werden nicht fertig ohne Kanonen« (Goebbels, 17.1.1936). Im selben Heft der AIZ, in dem auch Heartfields Montage erschien, beschrieb Hans Stein in seinem Artikel »Gold gab ich für Eisen« ähnliche Probleme der italienischen Kriegswirtschaft.

Die Montage ließ Heartfield 1939 im politischen Kabarett des Freien Deutschen Kulturbundes im Londoner Arts Theatre nachspielen: Eine Szene in »4 + 20 black sheep«. (Abb. in »Leben und Werk«, S. 92).

Seite 134:

Kabarettszene nach John Heartfields Montage *»Hurrah, die Butter ist alle!«*. Arts Theatre, London, 1939

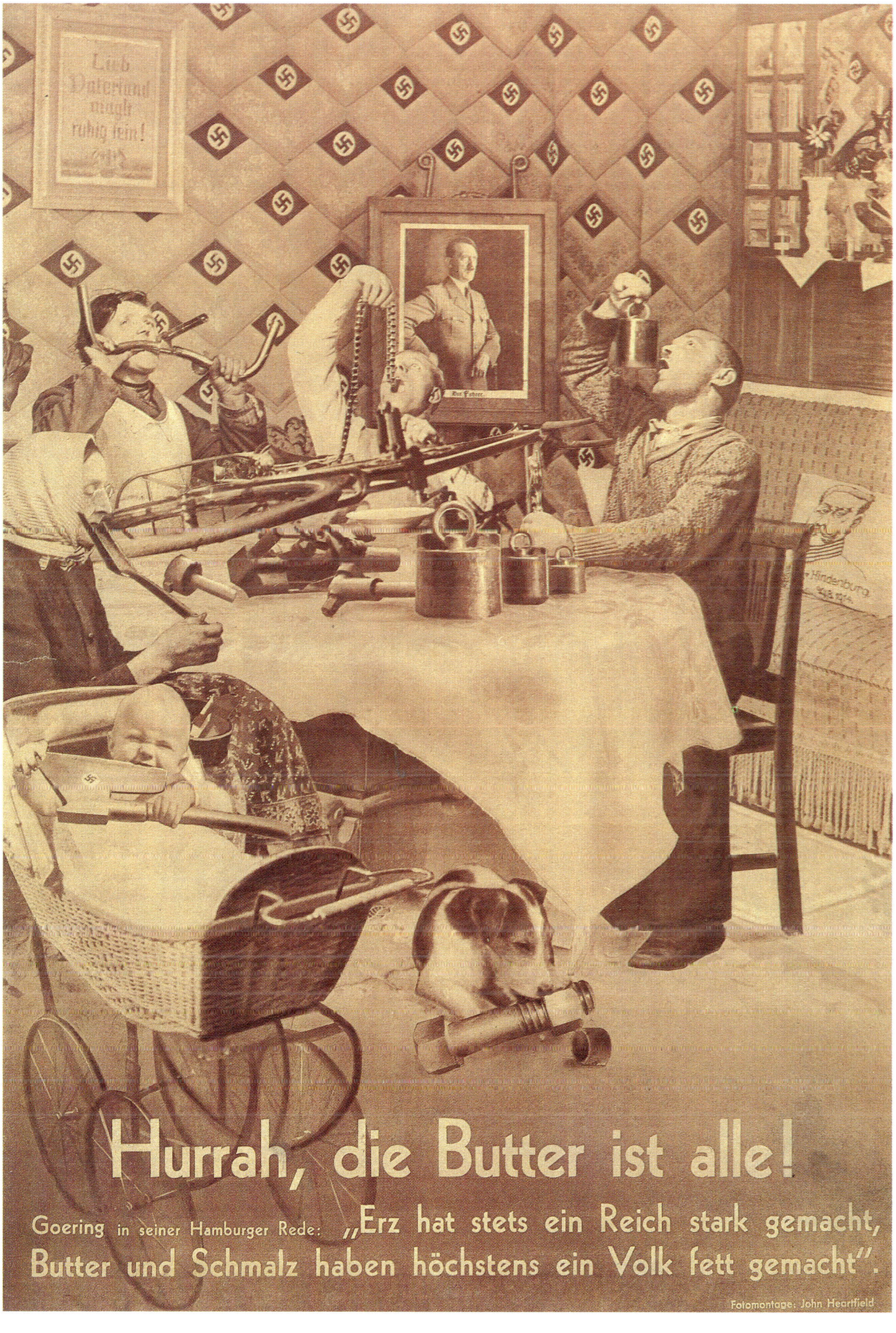
Hurrah, die Butter ist alle!
Goering in seiner Hamburger Rede: „Erz hat stets ein Reich stark gemacht, Butter und Schmalz haben höchstens ein Volk fett gemacht".
Fotomontage: John Heartfield

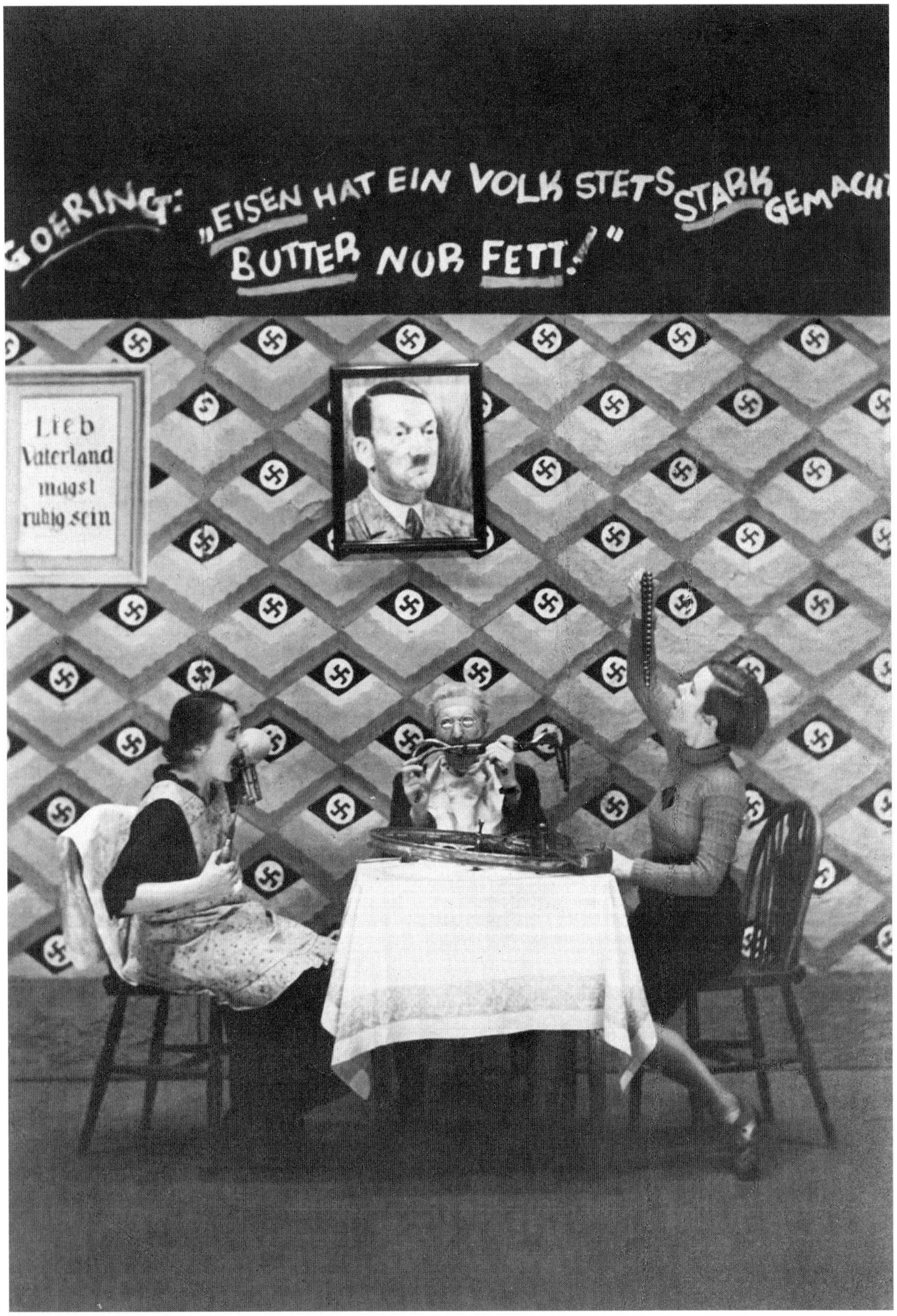
GOERING: „EISEN HAT EIN VOLK STETS STARK GEMACHT
BUTTER NUR FETT!"
Lieb Vaterland magst ruhig sein

IV

K L E B E B I L D E R

John Heartfield. *Ob schwarz, ob weiß – im Kampf vereint!* 1931
Reproduktionsvorlage (Ausschnitt) für die AIZ/Nr. 26 vom 4. 7. 1931, S. 517. Geklebte Fotomontage.
51×41
Vgl. Pfäfflin 3/31

Text in der AIZ l. o.: Ob schwarz, ob weiß – im Kampf vereint! Wir kennen nur eine Rasse wir kennen alle nur einen Feind – die Ausbeuterklasse.
Erschien in der Sondernummer der AIZ »Leben und Kampf der schwarzen Rasse«. Anlaß war der beabsichtigte Justizmord weißer Rassisten in Scottborough (Alabama/USA) an acht afro-amerikanischen Jungarbeitern, die sich an einem weißen Mädchen vergangen haben sollten. Nach weltweiten Protestaktionen (am 13./14. 6. 1930 demonstrierten Hunderttausende am Tag der IAH in Deutschland gegen das Urteil der Rassenjustiz) wurden die unschuldig zum Tode Verurteilten freigesprochen.
Zu Montagevarianten siehe »Leben und Werk«, S. 376. Dort Tafel 242 mit verändertem Text: »Ob schwarz, ob weiß – im Kampf vereint gegen aller Rassen Feind: die Ausbeuterklasse!«
Die Montage entstand während Heartfields Aufenthalt in der Sowjetunion. Die Aufnahme der Hände erfolgte auf dem Gelände der Filmgesellschaft Meshrapbom in Moskau.
Verwendet in Berlin 1960/61 für das Ausstellungsplakat »Im Kampf vereint«.

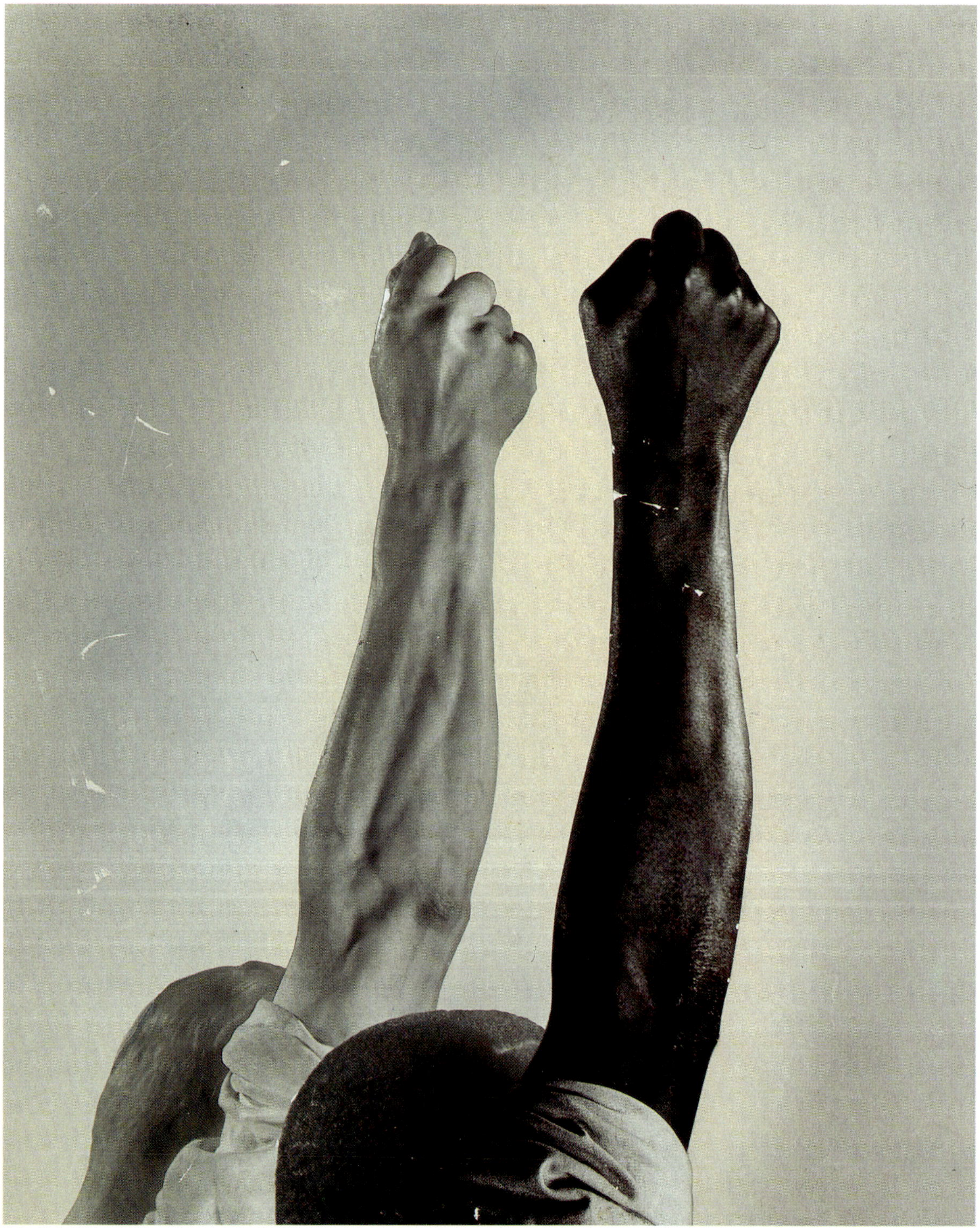

»Die Leute haben ja keine Ahnung, wie schwer es ist, Photomonteur zu sein.«[106] Dieser Stoßseufzer John Heartfields ist verständlich, verführt doch jede Art des Klebens zum Dilettantismus, besonders in der Fotomontage. Heartfield aber ging es immer um die Kunst des Einfachen, die so schwer zu machen ist. Nirgendwo ist die Mühe und handwerkliche Sorgfalt seiner Arbeit mehr spürbar als in seinen geklebten Fotomontagen, die hier, jenseits der kubistischen papiers collés, *Klebebilder* genannt werden. Diese Fotomontagen aus der Werkstatt sind kaum bekannt und selten gezeigt worden. Es sind nicht viel mehr als einhundert an der Zahl und Arbeiten recht unterschiedlichen Niveaus, die Heartfields bewegtes Leben überdauerten. Er schätzte seine Klebebilder sehr, nur hin und wieder hat er sich von einer seiner ursprünglichsten Schöpfungen getrennt. Für ihn waren sie ein Fundus der sinnlichen Anregung für neue Montagen und der aktualisierenden Variation trefflicher Bildfindungen. Gelegentlich hat er die Klebebilder zusammen mit den Druckfassungen in Ausstellungen gezeigt, um dem Publikum seinen Montageprozeß zu veranschaulichen. Diesem Umstand ist es zu danken, daß die heute noch vorhandenen Klebebilder erhalten blieben. Im Jahre 1951 gelangten durch die Vermittlung Bertolt Brechts die in den Heartfield-Ausstellungen 1935 in Paris und 1938 in New York gezeigten Werke nach Berlin zurück, 1957 folgte weiteres bewahrtes Material der Moskauer Ausstellung von 1931.

Der Fotomonteur Heartfield war ein Mann der heftigen, ja wütenden Reaktionen auf politische Ereignisse, die seinen Protest erregten. Das spontane Reagieren aber kühlte ab, sobald es an die Montage der Druckvorlage ging. Diese war ja keine Angelegenheit von nur wenigen Stunden, sie erstreckte sich manchmal über mehrere Tage. Überlegtes Handeln war nun gefragt. Heartfield trug seine Bildidee oft fertig mit sich im Kopfe herum. Im nächsten Schritt mußte das benötigte Fotomaterial aus den Archiven beschafft oder nach Inszenierungen von Figur und Objekt im Atelier fotografiert werden. Der Fotograf János Reismann berichtete, daß dies »nach einer haargenau festgelegten Bleistiftskizze«[107] geschah. Bedenkt man Heartfields sprunghafte Arbeitsweise und die Tatsache, daß keine einzige dieser angeblichen Skizzen überliefert ist, so darf Reismanns Notiz getrost in das Reich der Legende verwiesen werden. Tatsache aber ist, daß der Fotomonteur im Hinblick auf die benutzten Fotografien auf Nuancen und Details achtete, die die arg strapazierten Fotografen während der Arbeit, wo Aufnahme auf Aufnahme, Zwischenaufnahme auf Zwischenaufnahme folgte, überhaupt nicht mehr wahrnehmen konnten. Ungeduldig wartete Heartfield auf die kaum trockenen Abzüge, eilte nach Hause, um sie auf seinem Arbeitstisch unter einer Glasplatte zu betrachten. Entsprachen die Formate der Positive nicht den für die Montage vorgesehenen Größenverhältnissen oder war die Rasterung nicht fein genug, so eilte er wiederum zum Fotografen, der neue Abzüge machte, nachdem er zuvor schon im Negativ Retuschen vorgenommen hatte. Für den Fotomonteur wurde die Nacht zum Tage, je näher der Abgabetermin der Montage rückte.

Auf seinem Arbeitstisch lagen und standen seine einfachen Gestaltungsmittel Schere, Pinsel und Feder, Retuschefarben und Deckfarben, Kartons und Pappen sowie der unvermeidliche Leimtopf. Das Format der Bildunterlage wechselte je nach Ausdehnung der vorhandenen Fotografien. Ausdehnung hieß für Heartfield aber auch, einen nicht zu engen Spielraum für das Hin- und Herschieben der Fototeile auf der Fläche vor sich zu haben. Aus den Fotografien schnitt er dann die gewünschten Silhouetten heraus, wobei er die Schnittkanten mit Rasierklinge und Sandpapier behutsam abrieb. Die so beschnittenen Fotofragmente wurden auf eine Kartonunterlage gelegt und mit Holzstäbchen darauf hin und her geschoben, bis der Punkt der »poetischen Zündung« erreicht war und sich Heartfield zur Fixierung entschloß. Unter der Glasplatte wurde ein letztes Mal der Standort der Fototeile und die Ausgewogenheit der Komposition überprüft, um dann mit Bleistift die endgültigen Positionen zu markieren. Mit einem langsam trocknenden Leim, der geringfügige Korrekturen erlaubte, wurden dann die Fototeile auf den Karton geklebt. Zwischen zwei schweren Glasplatten verbanden sich Unterlage und aufliegende Fotofragmente zu einem neuen Bildganzen, zur Fotomontage im Rohzustand.

Diese erste Montage mit den freistehenden Fotos bedurfte noch der intensiven graphischen Behandlung. Schnittkanten mußten überdeckt, Zwischenräume überbrückt und fotografische Binnenzonen – vor allem in den Gesichtern – tonal überhöht werden, denn die benutzten Fotos wiesen eine unterschiedliche Tonigkeit auf, die einander angeglichen werden mußte. Das geschah mit Retuschefarben, häufig gespritzt, seltener mit dem Pinsel. An besonders delikaten Partien blies Heartfield die Farbe mit dem Mund von einem feinen Haarpinsel herab. Häufig kam es vor, daß eine Montage nach einem dunklen Hintergrund verlangte, der mit schwarzer Retuschefarbe gespritzt wurde, wobei Heartfield mitunter ein magisch zartes Blau darüberlegte. Der Fotomonteur tat alles, um schon im Klebebild die sich aus dem Montieren ergebenden Brüche und Zäsuren weitestgehend zu tilgen, um so die Illusion eines geschlossenen Raumes zu erzeugen.

Die fotografische Retusche reichte dabei nicht aus, die malerische und zeichnerische Vertiefung der gesamten Bildgestalt kam hinzu. Denn Fotomontage bedeutete für Heartfield immer »bewußtes graphisches Gestalten mittels der Photographie«,[108] die bildnerische Modulation feinster Tonstufen[109] vom tiefen Schwarz, Blau und Grau über das Ocker, Sepiabraun und Umbra bis zum strahlenden Zinkweiß hinauf. Heartfields Klebebilder wie auch seine gedruckten Montagen sind von bestechender farbiger Monochromie. Auf sie trifft zu, was Charles Baudelaire über die grauschimmernden Lithographien Daumiers sagte: »Er läßt die Farbe ahnen wie den Gedanken.«[110] Die Tonskala in differenzierter Monochromie verlieh der Druckgraphik beider Künstler den Charakter der äußersten Geschlossenheit.

»Heartfield erfand die Fotomontage, weil er nicht zeichnen konnte!«, das ist ein Bonmot, das zum Widerspruch reizt, doch mit einem Körnchen Wahrheit darin. Keine Frage, als illustrativer Zeichner für Buch und Presse war er, was selten genug vorkam, nicht viel mehr als ein mittelmäßiger Dilettant. Daß er auf seine Weise souverän in den Fotomontagen zu »zeichnen« vermochte, das beweist sein berühmtes Blatt »Das ist das Heil, das sie bringen!« von 1938. Hier ist die Totenhand mit den auf-

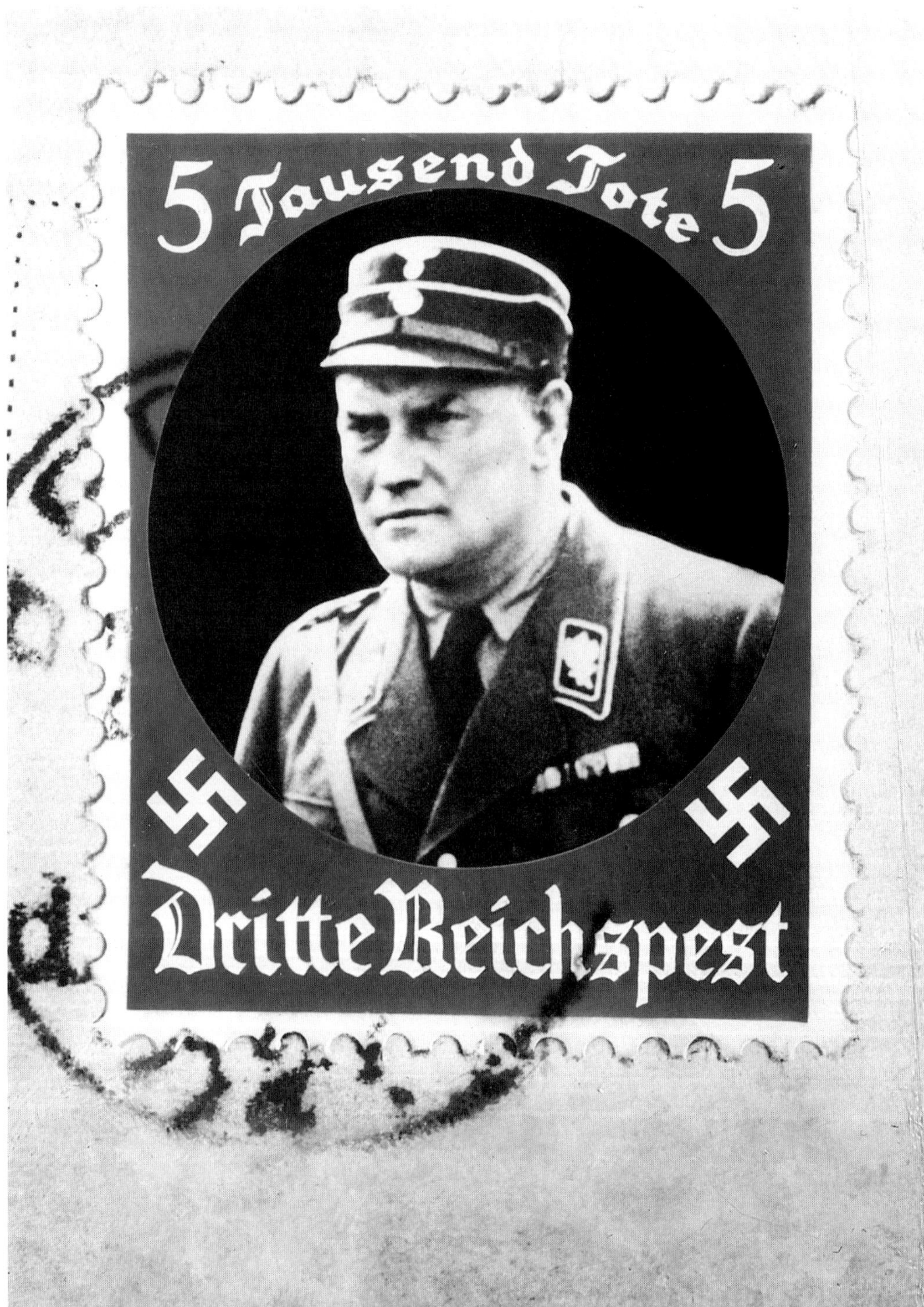

John Heartfield. *Ab 1. Januar neue Briefmarken im 3. Reich.* 1934
Reproduktionsvorlage (Ausschnitt) für die AIZ/Nr. 1 vom 4. 1. 1934, S. 3.
Geklebte Fotomontage. 38,8×29 (27,5×22)
Vgl. Pfäfflin 1/34

Text in der AIZ. Titel o.

steigenden Flugzeugen ganz aus dem lockeren Gestus der zeichnenden Hand heraus entwickelt. Der lebendige Atem dieser Phantasmagorie verband sich auf das Glücklichste mit dem harten Dokumentarzitat im Vordergrund.

Welch ungemeines Vorstellungsvermögen für das Bild-Text-Ganze im Druck gehörte doch dazu, um in den Klebebildern meist mehrere Leerfelder für die Schriftebenen stimmig freizuhalten. In der Bewältigung seiner Bildfläche erwies sich Heartfield als Meister der präzisen formdialektischen Balance der Tonwerte und Linienbewegungen, der Raumdimensionen und Materialstückungen. Die typographischen Elemente hat er in seinen Klebebildern in die Gesamtkomposition immer hinzugedacht. Seine Klebebilder sind Kompositionen von ganz eigener Art; sie sind keine organischen Kunstwerke mehr, sondern eine Form der ganzheitlichen »Stükkungsgraphik« (Franz Roh). Dabei weist sein bildnerisches Instrumentarium variable Kompositionsstrukturen aus. Besonders auffällig erscheint der Großenkontrast der Figuren, der für Heartfield immer von konzeptioneller Tragweite war. Es sind dies meist Bildfügungen im strengen Halb- oder Dreiviertel-Profil. Fotofigur – Schnitt – Fotomontierte Figur. In den Klebebildern ist die Gestaltbildung Heartfields genau zu beobachten, da, wo die Brüche trotz der Spritzretusche noch offenliegen. Er verkürzte und verlängerte Fototeile in einer Figur, um den Ausdruck und Sinn zu verstärken. So zu sehen an Goebbels' Klumpfüßchen oder an Hjalmar Schachts extrem hohem Hals. Sprechender als die Gesichter sind bei Heartfield fast immer die Gebärden. Was hat er nicht alles angestellt mit dem Arm und der Hand, mit der Arbeiterfaust und dem Hitlergruß. Wie beredt ist doch der erhobene Zeigefinger des Bücherverbrenners Joseph Goebbels oder der Galgengruß des Pyromanen Hermann Göring. Man sehe sich daraufhin nur einmal an, was Heartfield in Serie alles aus dem stupiden »Heil Hitler!« gemacht hat: Geldempfang – Knochenhand – Rückgratverkrümmung und anderes mehr. Die Gestik und Mimik der Personen hat ihre sprechende Überlegenheit inmitten der Ungelenkheit der Figur und der Beziehung zu einer anderen: Goebbels und Hitler, Thyssen und Hitler. Fast immer ist da die Marionettenhaftigkeit etwas im Spiele, gleichsam der knirschende Sand im Getriebe der Fotomontagen Heartfields. Diese dialogische Beziehung zweier Figuren weist über sich hinaus, rückt sie doch Heartfields bevorzugte Kompositionsstruktur zweier Bildebenen deutlicher ins Blickfeld. Sie ist kompositionell verwirklicht in den Kontrasten von Oben und Unten, Links und Rechts, Vordergrund und Hintergrund. Das Nebeneinander und Übereinander der darstellenden Bildebenen ist Heartfields unverkennbare Weise eines »kompositionellen Dualismus«[111] (Rudolf Chadabra), mit der sich der Fotomonteur in die antithetische Ikonographie seit der ottonischen Buchmalerei einreihte. Die sinnstiftende Folge von These, Antithese und Synthese führte konsequenterweise zu lakonischem Bildbau. Je weniger Elemente Heartfield für seine Klebebilder benutzte, um so prägnanter waren seine Montagen, wie die traumhaften »Faschistischen Ruhmesmale« von 1936. Welch eine Knappheit in der Formulierung der zwei Ebenen, welch monumentale Ebenbürtigkeit von Mussolinidenkmal und Schädelpyramide waltet doch in dieser Montage.

Diese Dominanz der zwei Bildebenen ist für Heartfields Montagebau besonders charakteristisch. Doch blieb er je nach Bildidee und Thema variabel und offen für andere Lösungen der Komposition. Da gibt es die Identifikation des ursächlich nicht Zusammengehörigen von Hakenkreuz und bluttriefenden Beilen, SPD-Bonzen und Tigerschnauze oder »Seiner Majestät« Adolf Hitler und Wilhelm II. Weitaus seltener hat Heartfield ein aufwendiges szenisches Panorama montiert, wie das in seiner »Auferstehung« von 1932 zu beobachten ist. Auch die tradierte Form des Bilderbogens – so in der Olympia-Montage von 1935 – hat der Fotomonteur nur gelegentlich aufgegriffen. Das Weitschweifige war seine Sache nicht. Das Lakonische, das war Heartfields Kunstpraxis der äußersten Gestaltdichte und Sparsamkeit der Mittel, um damit den Widerspruch im Thema auf den sinnfälligsten Punkt zu bringen. Am deutlichsten ist das in den Zeichen von Hakenkreuz und Hand oder in der Tiermetaphorik der Heartfieldschen Fotomontagen zu sehen, allesamt Bildprägungen der kürzesten Art.

John Heartfields lapidare Klebebilder mit all ihren Spuren des Arbeitsprozesses, den gespritzten Farbbahnen an den Rändern, mit ihren Notizen und Markierungen für Ausschnitt und Stand der Montage weisen auf das Ziel dieser Montierweise, auf die Reproduktion der Vorlage im Kupfertiefdruckverfahren der AIZ. Ungeachtet seiner ästhetischen Schönheit ist das Klebebild kein eigenständiges Kunstwerk und damit auch kein Original im ursprünglichen Sinne des Wortes mehr. Das Klebebild ist und bleibt ein Zwischenstadium zum Druck hin. Damit hatte der Fotomonteur im Zeitalter der massenhaften technischen Repoduzierbarkeit des Kunstwerkes sein eigenes »Original« selbst in Frage gestellt, es überwunden und an der Zerstörung der Aura der Einmaligkeit mitgewirkt.

John Heartfield. *Kapitalistische Arbeitsbeschaffung.* 1932
Reproduktionsvorlage für die AIZ/Nr. 38 vom 18. 9. 1932, S. 889 (Titelblatt).
Geklebte Fotomontage. 40,7×30 (31×27)
Vgl. Pfäfflin 9/32

Text in der AIZ: Titel u.; darunter: »Von sieben Millionen Arbeitslosen bauen zwei Millionen neue Zuchthäuser für die anderen fünf Millionen, die keine Arbeit bekommen können.« Im Jahre 1932 waren in den größten kapitalistischen Industrieländern 30 Millionen Arbeiter und Angestellte erwerbslos, davon allein 14 Millionen in den USA und 6 Millionen in Deutschland.

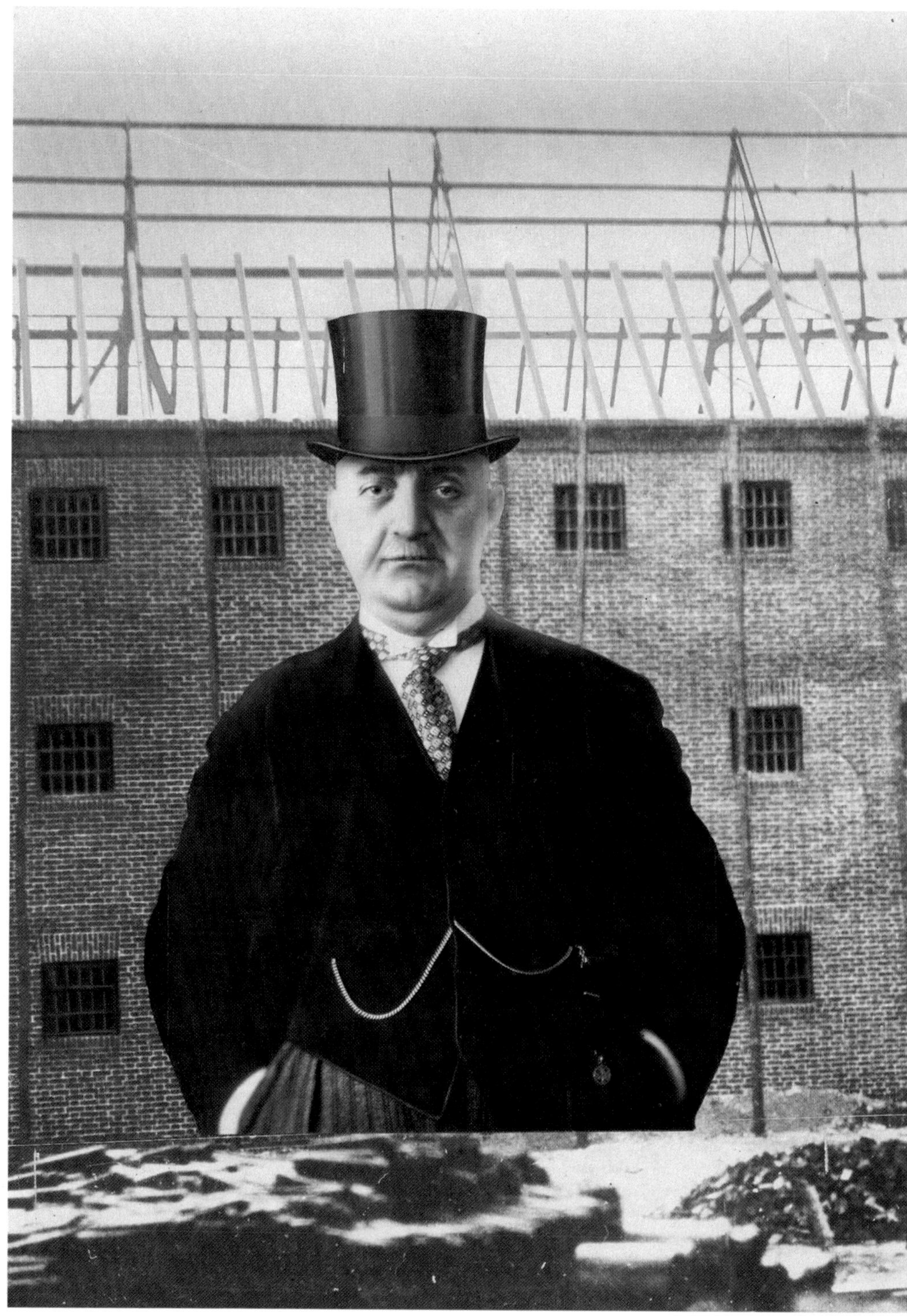

Seite 141:

John Heartfield. *Mit seinen Phrasen will er die Welt vergasen.* 1933
Reproduktionsvorlage für die AIZ/Nr. 21 vom 1. 6. 1933, S. 371. Geklebte Fotomontage. 37,7×32,8 (33×23)
Vgl. Pfäfflin 8/33

Text in der AIZ: Titel o.; Unterschrift: Der Mann, der die deutsche Verfassung beschwor, spricht jetzt von Frieden. Er wird ihn halten wie seinen Eid. Vgl. Abb. Seite 31. Während Hitler vom Frieden sprach, bereitete er systematisch den Krieg vor. Am 3. Februar 1933 umriß er in einer geheimen Beratung mit den Befehlshabern der Reichswehr sein außenpolitisches Programm, das auf eine »rücksichtslose Germanisierung des Lebensraumes im Osten« gerichtet war.

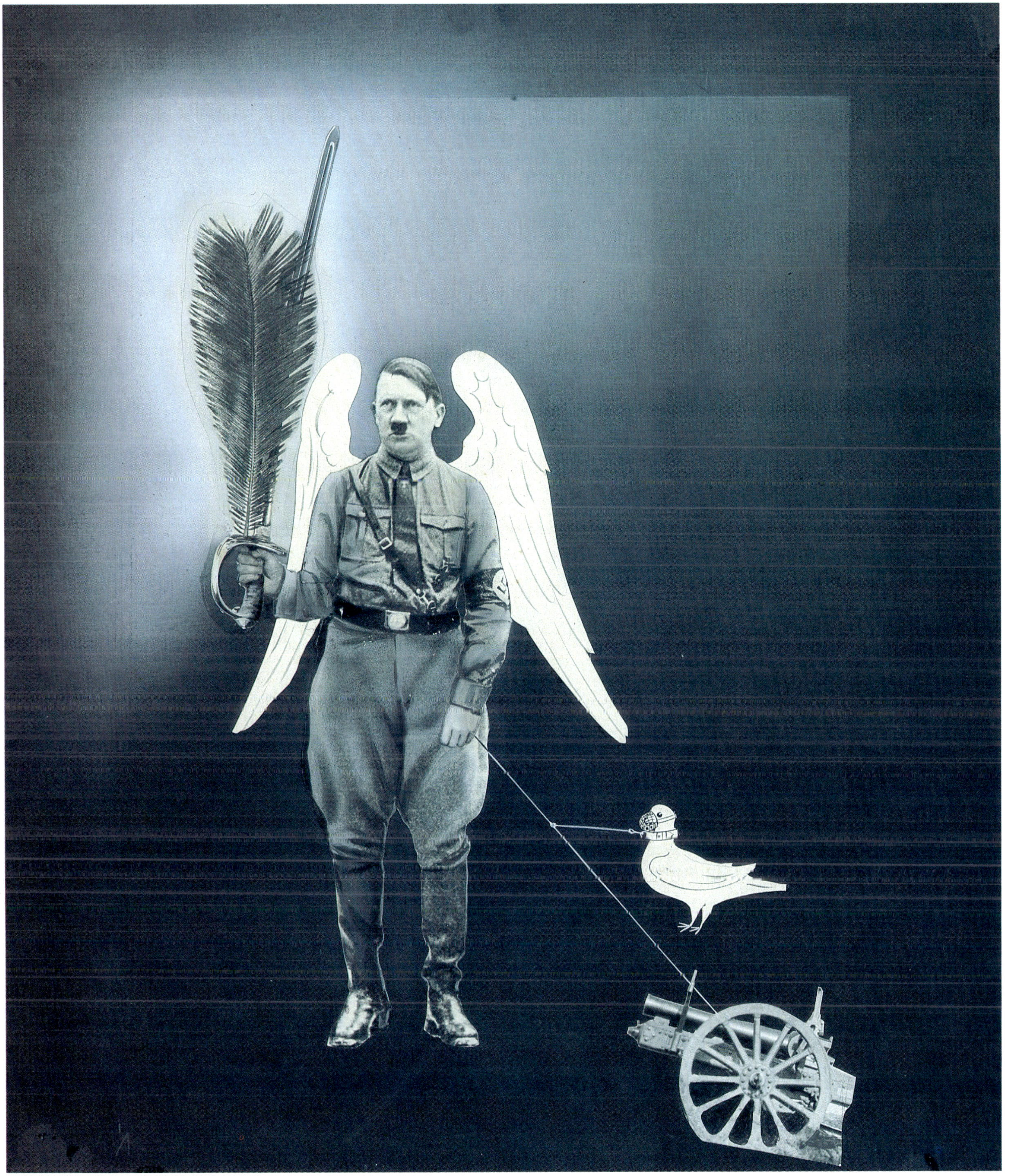

John Heartfield. *Deutsche Eicheln 1933.* 1933
Reproduktionsvorlage für die AIZ/Nr. 37 vom 21. 9. 1933, S. 627.
Geklebte Fotomontage. 40,2×31,7
Vgl. Pfäfflin 24/33

Text in der AIZ: Titel u.;
Die deutsche Eiche mit dem Gärtner Hitler als Tarnung für die faschistische Kriegsvorbereitung. Hitler, der sich über internationales Recht hinwegsetzt. Einigen der Granaten ist die Spitze abgeschnitten. Sie werden dadurch zu sogenannten (völkerrechtlich verbotenen) Dumdum-Geschossen.

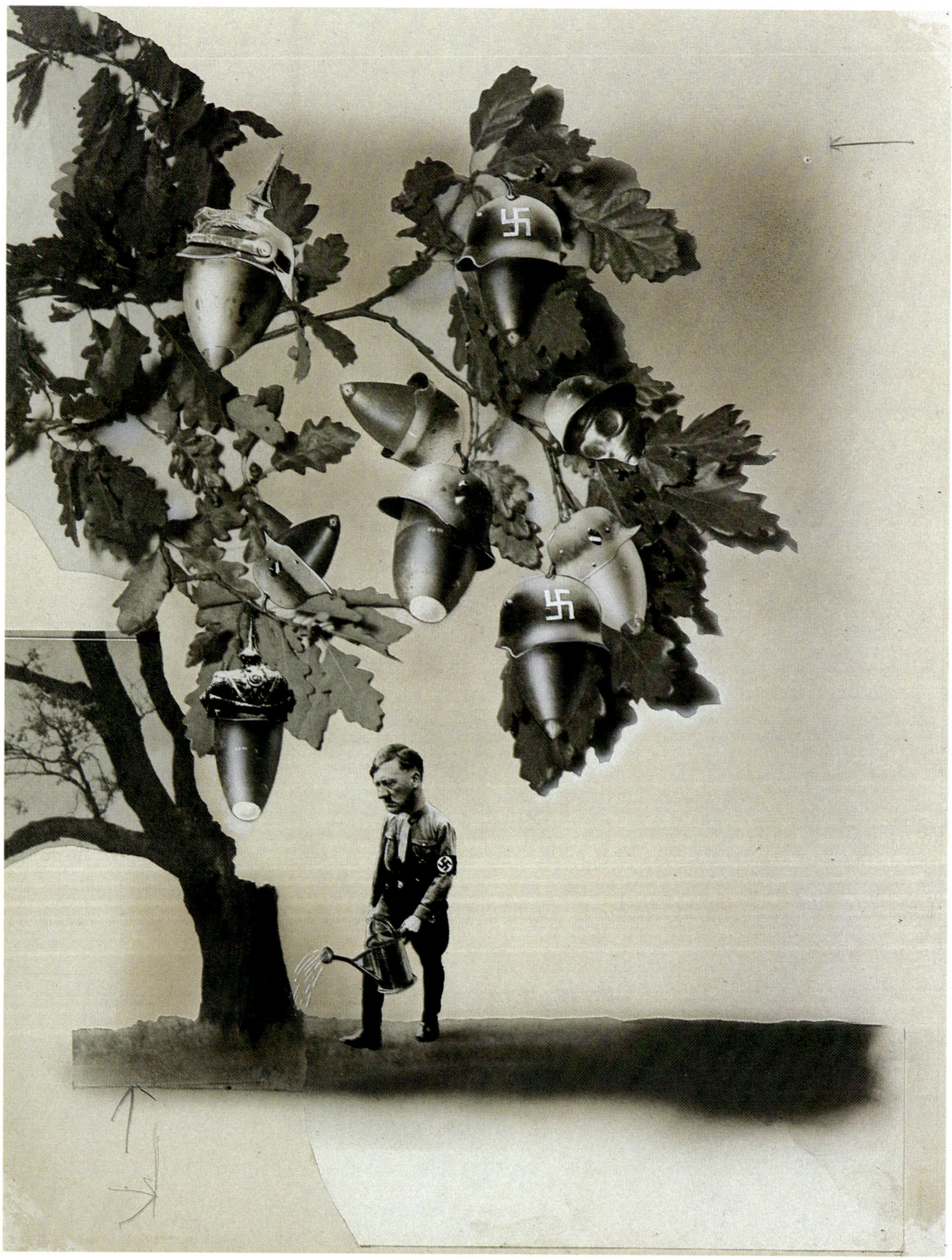

Seite 143:

John Heartfield. *Hjalmar oder Das wachsende Defizit.* 1934
Reproduktionsvorlage für die AIZ/Nr. 14 vom 5. 4. 1934, S. 224 (Rückseite).
Geklebte Fotomontage. 54×38 (44×32)
Vgl. Pfäfflin 14/34

Text in der AIZ: Titel o.; l. darunter: Die Presse meldet, daß der Reichsbankpräsident Dr. Hjalmar Schacht, um das Vertrauen maßgeblicher Kreise zu stärken, die Änderung seines Namens in Hjalmar Helfersich beantragt hat. (Der seinerzeitige Reichsbankpräsident Helfferich schuf nach dem Inflationsgeschäft die sogenannte Rentenmark.); Unterschrift: »Ich lasse sie auf keinen Fall fallen!«
Gemeint ist die Reichsmark, die Schacht seit 1934 in Form von sogenannten Mefo-Wechseln (Metallurgische Forschungsgesellschaft m. b. H.) in Milliardenbeträgen in die Rüstungsindustrie investierte. Die Wechsel mit 5-jähriger Laufzeit besaßen keinerlei Deckung. Vor dem Nürnberger Gerichtshof wurde diese Rüstungsfinanzierung als »beispielloses staatliches Gauner-abenteuer« charakterisiert. Die aggressive Kriegspolitik führte an den Auslandsbörsen zu empfindlichen Einbußen der Währung des »Dritten Reiches«.

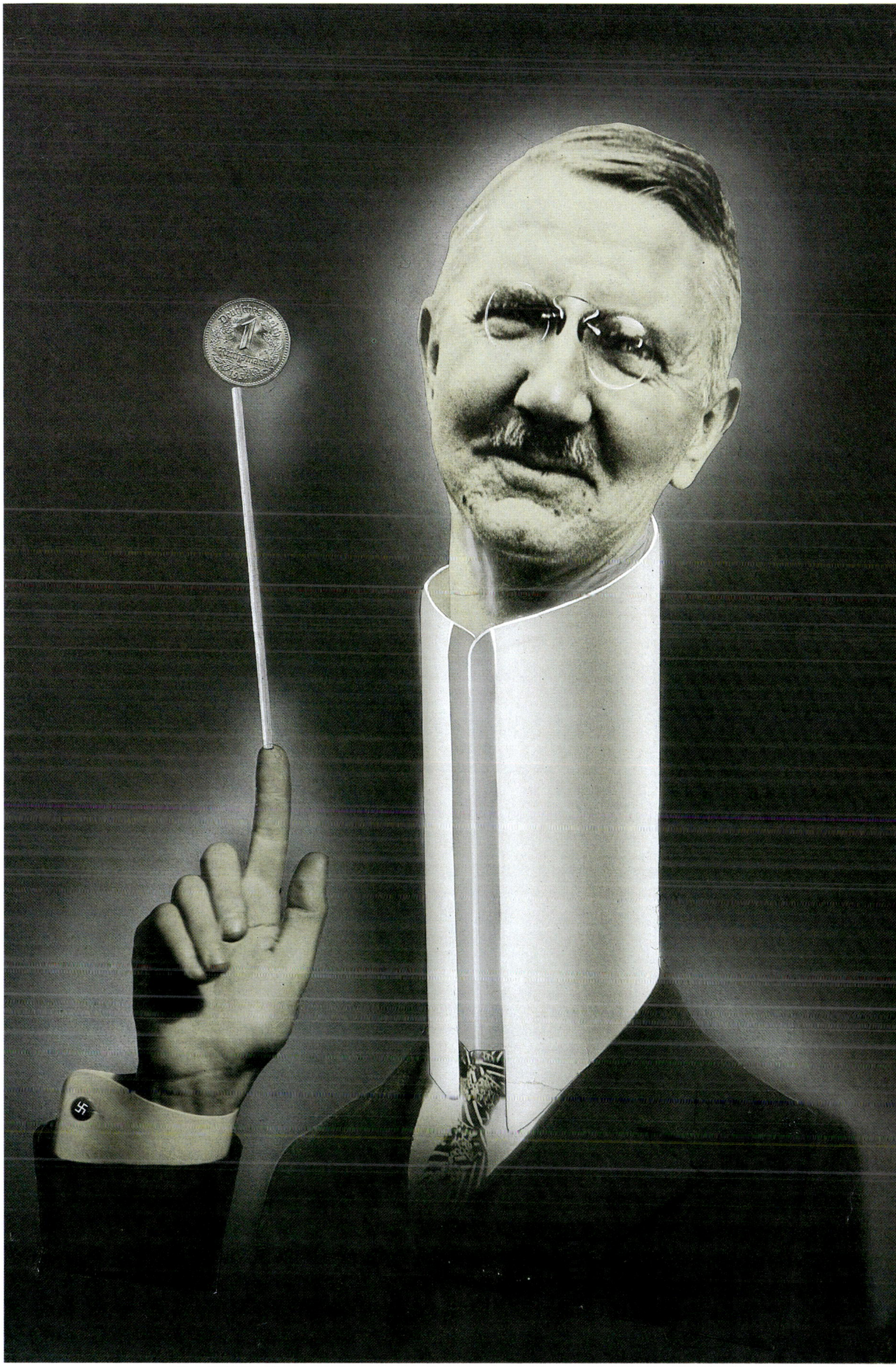

John Heartfield. *So ward aus Hugenberg der Hugenzwerg.* 1933
Reproduktionsvorlage für die AIZ/ Nr. 26 vom 6. 7. 1933, S. 451.
Geklebte Fotomontage. 37×29,9 (36×27,3)
Vgl. Pfäfflin 13/33

Text in der AIZ: Titel; Unterschrift: »Hitler, Hitler, gib mir meine Legionen wieder!«
Hugenbergs Schwanengesang (:)
Gestern noch auf hundert Sesseln
heute sitz' ich in den Nesseln
morgen machen sie mich kalt . . .
deutsche Treue wird nicht alt!
Hitler hatte am 26. Juni 1933 seinen deutschnationalen Wirtschafts- und Ernährungsminister Alfred Hugenberg aufgrund einseitiger Interessenförderung des Großgrundbesitzes aus dem Kabinett entlassen.

Seite 145:

John Heartfield. *6 Millionen kommunistische Stimmen.* 1932
Reproduktionsvorlage für die AIZ/ Nr. 47 vom 20. 11. 1932, S. 1113 (Titelblatt). Geklebte Fotomontage. 44,7×36 (35,4×26,5)
Vgl. Pfäfflin 15/32

Text in der AIZ: Titel o.; u.: »Kein Mittel kann scharf genug sein, den Bolschewismus in Deutschland mit Stumpf und Stiel auszurotten!« (Aus Papens Rundfunkrede vom 4. November) »Aber Papen, was machen Sie denn da?« – »Ich lege den bolschewistischen Sumpf trocken.«
Bei den Reichstagswahlen am 6. November 1932 gewann die KPD 700 000 Stimmen hinzu und vereinte unter ihrer Losung fast 6 Millionen Wähler, während die SPD und die NSDAP Stimmverluste erlitten. Reichskanzler von Papen scheiterte an der Auflösung des Parlamentes und mußte am 17. November zurücktreten.
In »Leben und Werk«, Tafel 156, mit der neuen Überschrift: Wie Fels im Meer . . . und der ergänzten Unterschrift: »Na, na, daß Sie sich mal bloß nicht erkälten.«

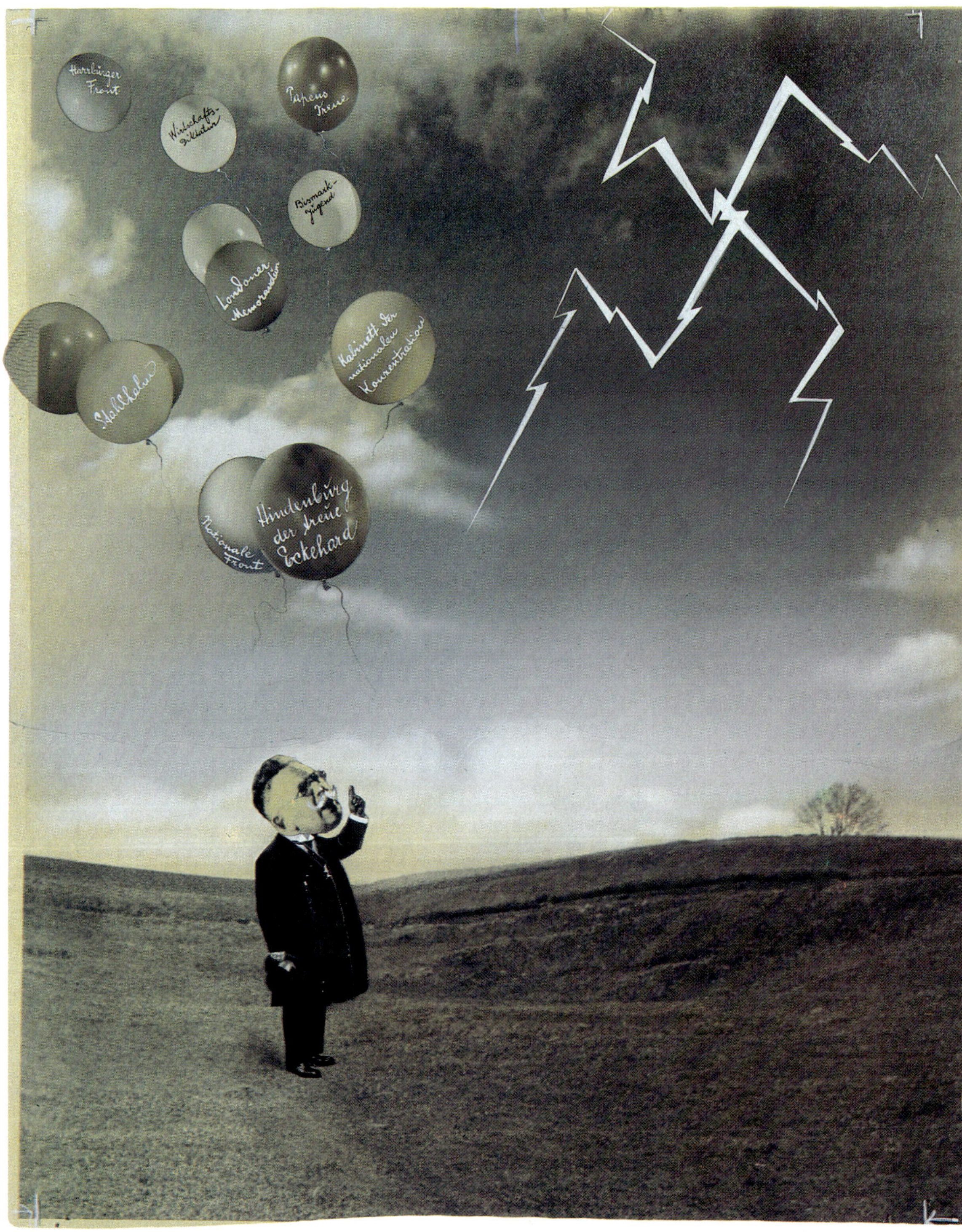

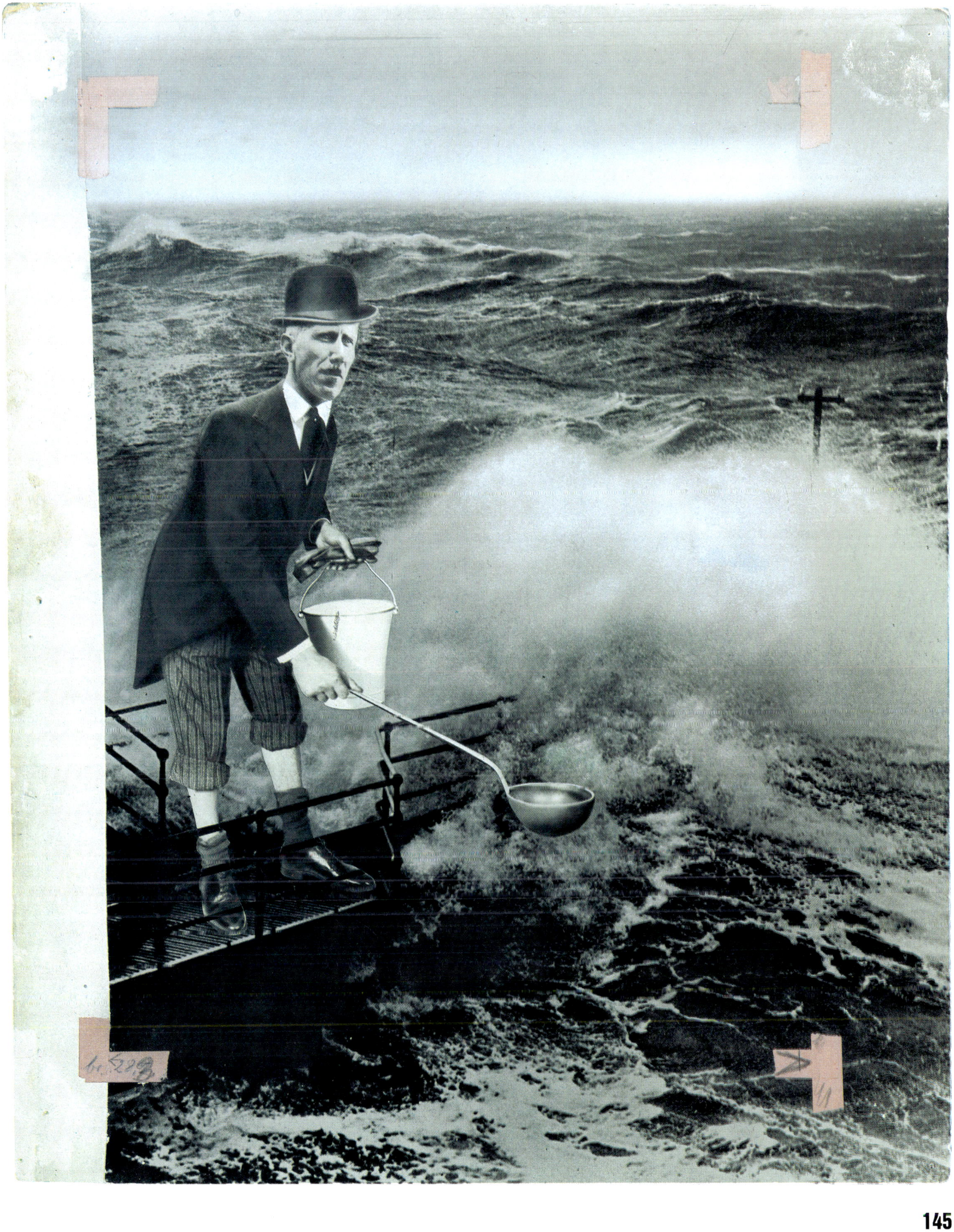

John Heartfield. *Neuer Lehrstuhl an den deutschen Universitäten – Völkische Tiefenschau.* 1933
Reproduktionsvorlage für die AIZ/Nr. 34 vom 31. 8. 1933, S. 579. Geklebte Fotomontage. 46×33
Vgl. Pfäfflin 21/33

Text in der AIZ: Titel o.; Unterschrift: Ein Professor Vitlawopsky von der Universität Heidelberg hat festgestellt, daß das menschliche Hühnerauge, allerdings nur das germanische, befähigt ist, in die Zukunft zu schauen. Hitler hat sogleich nach Bekanntwerden der Entdeckung des genialen Forschers die Überführung von 1300 Hühneraugenoperateuren ins Konzentrationslager angeordnet. Originalaufnahme aus dem teutonischen Busch von John Heartfield.
Der Reichstagsbrand vom 27. Februar 1933 diente den Nazis als Vorwand zur Einrichtung von Konzentrationslagern für sogenannte »Schutzhäftlinge«.

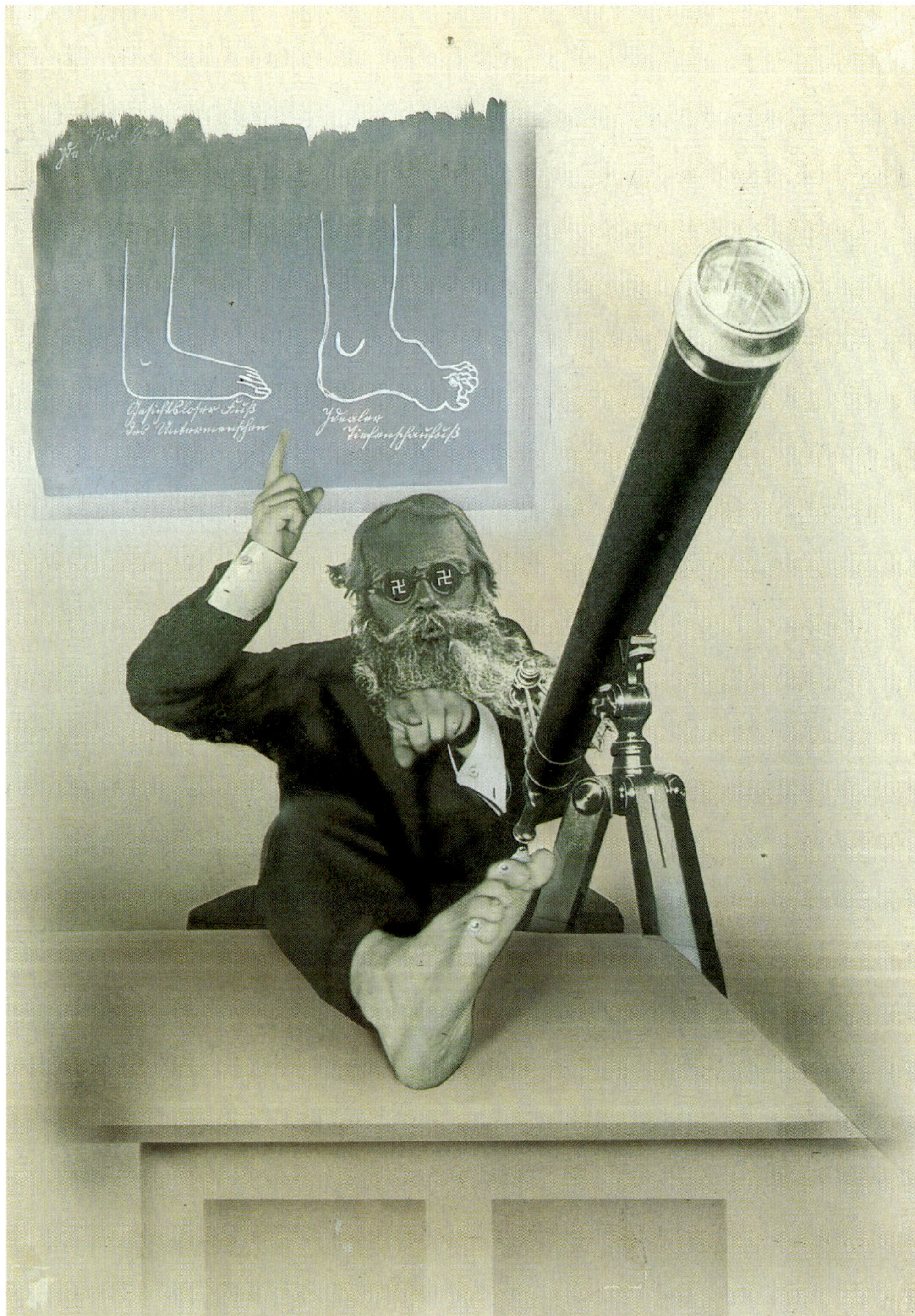

Seite 147:

John Heartfield. *Goering – der Henker des Dritten Reichs.* 1933
Reproduktionsvorlage für die AIZ/Nr. 36 vom 14. 9. 1933, S. 609 (Titelblatt). Geklebte Fotomontage. 43,6×30,7 (32,7×25)
Vgl. Pfäfflin 23/33

Text in der AIZ: Titel; darunter Kommentar der Redaktion: In Leipzig werden am 21. September neben dem Provokateur Lubbe 4 Unschuldige – Opfer eines der ungeheuerlichsten Justizverbrechen – vor Gericht stehen. Der wahre Reichstagsbrandstifter, Goering, wird nicht vor den Schranken erscheinen. Fotomontage: John Heartfield. Umschlagbild des »Braunbuchs über Reichstagsbrand und Hitlerterror«. Das Gesicht Goerings ist einer Originalfotografie entnommen und wurde nicht retuschiert. Sondernummer, Reichstagsbrand-Prozess/Gegenprozess.
Die Montage bezieht sich auf Görings Rolle bei der Brandstiftung des Berliner Reichstages und auf die folgende »Reichstagsbrand-Verordnung« vom 28. Februar 1933. Vgl. Abb. Seiten 54, 55.
Die erste von acht Montagen zum Reichstagsbrandprozeß. Die Montage wurde ohne Text für die Vorderseite des Umschlags zum Braunbuch I. über »Reichstagsbrand und Hitler-Terror«, Universum-Bücherei, Basel, 1933, verwendet.
In »Leben und Werk«, Tafel 168, nur mit der Unterschrift: Göring, der Henker.

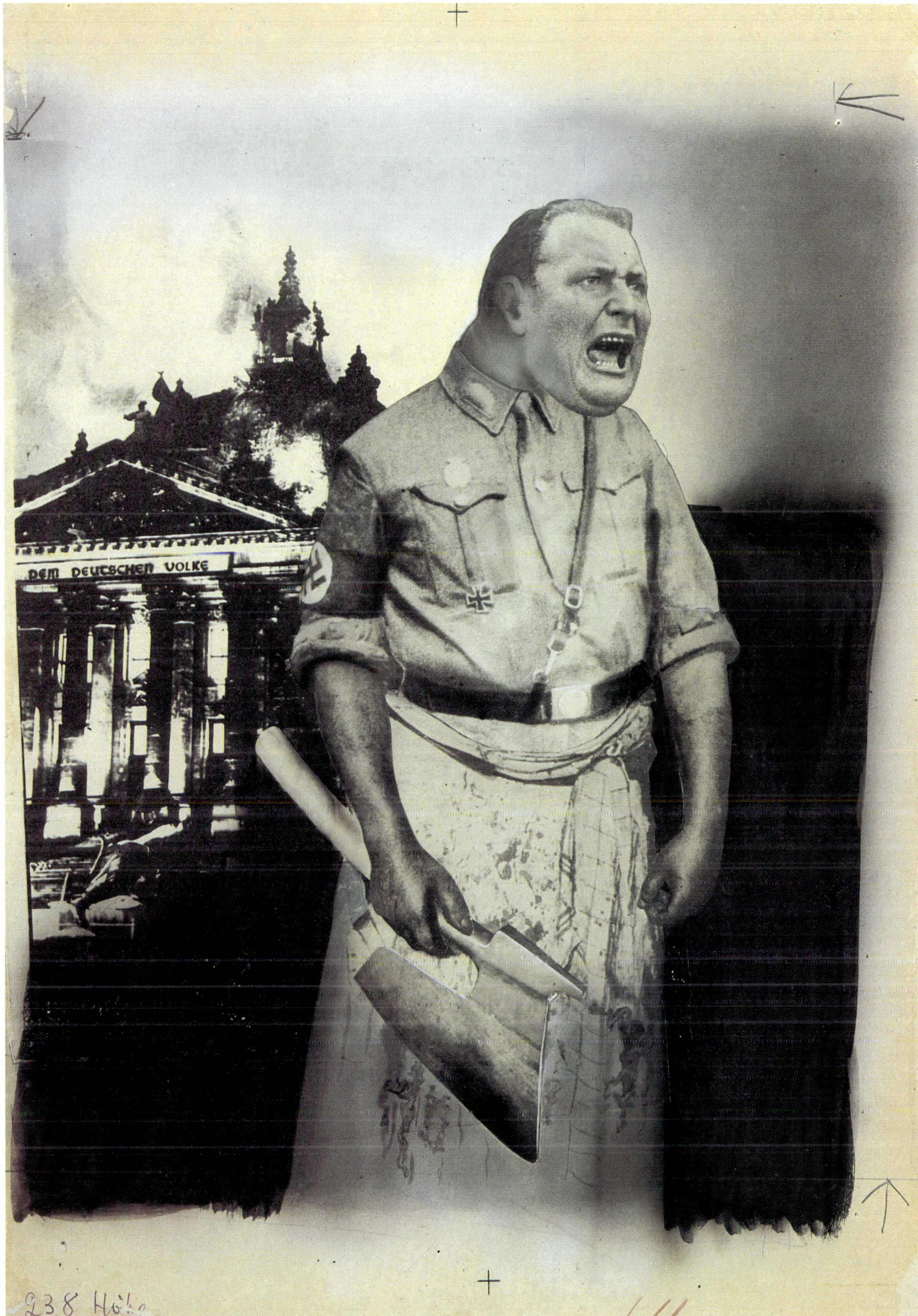
DEM DEUTSCHEN VOLKE
238 Höhe

John Heartfield. *Der Galgengruss.* 1933
Reproduktionsvorlage für die AIZ/Nr. 38 vom 28. 9. 1933, S. 643. Geklebte Fotomontage. 41–9×30,5 (32,9×24)
Vgl. Pfäfflin 25/33

Text in der AIZ: Titel o.; Inschrift M. r.: »Zum Hitler-Gruß hebt seinen Arm Göring, Preußens Generalgendarm. Sein Arm ist wie ein Galgen, der Galgen wie sein Arm, der brandgeschwärzt und blutbefleckt sich über Deutschland streckt. Doch es kommt das Gericht, das an den höchsten Galgen hängt dieses Galgengesicht!« (Johannes R. Becher).
Göring als Initiator der Brandstiftung des Berliner Reichstages. Die Nationalsozialisten benutzten den Reichstagsbrand am 27. Februar 1933, eine Woche vor den Reichstagswahlen, als Vorwand für eine Staats- und Verfassungsumwälzung. Bereits am 28. Februar erließ von Hindenburg auf Veranlassung Hitlers eine Notverordnung zum »Schutz von Volk und Staat«, die die in der Weimarer Verfassung garantierten Grundrechte aufhob. Die Voraussetzung für die Errichtung der Konzentrationslager war geschaffen. Am 23. März 1933 stimmten mit Ausnahme der SPD alle bürgerlichen Parteien dem Ermächtigungsgesetz »zur Behebung der Not von Volk und Reich« zu. Hitler hatte damit freie Hand bei der Ausschaltung seiner Gegner.

Seite 149:

John Heartfield. *Das Spiel der Nazis mit dem Feuer.* 1935
Reproduktionsvorlage für die AIZ/Nr. 9 vom 28. 2. 1935, S. 129 (Titelblatt). Geklebte Fotomontage. 44×33,9 (35,7×28,2)
Vgl. Pfäfflin 8/35

Text in der AIZ: Titel o.; Unterschrift: »Wenn die Welt erst brennt, werden wir schon beweisen, daß Moskau der Brandstifter war.«
Die Montage entstand anläßlich des 2. Jahrestages des Reichstagsbrandes am 27. Februar 1933 in Berlin. Dargestellt ist der preußische Ministerpräsident und Reichsmarschall Hermann Göring, der als Pyromane nun die Welt in Brand zu setzen sucht.

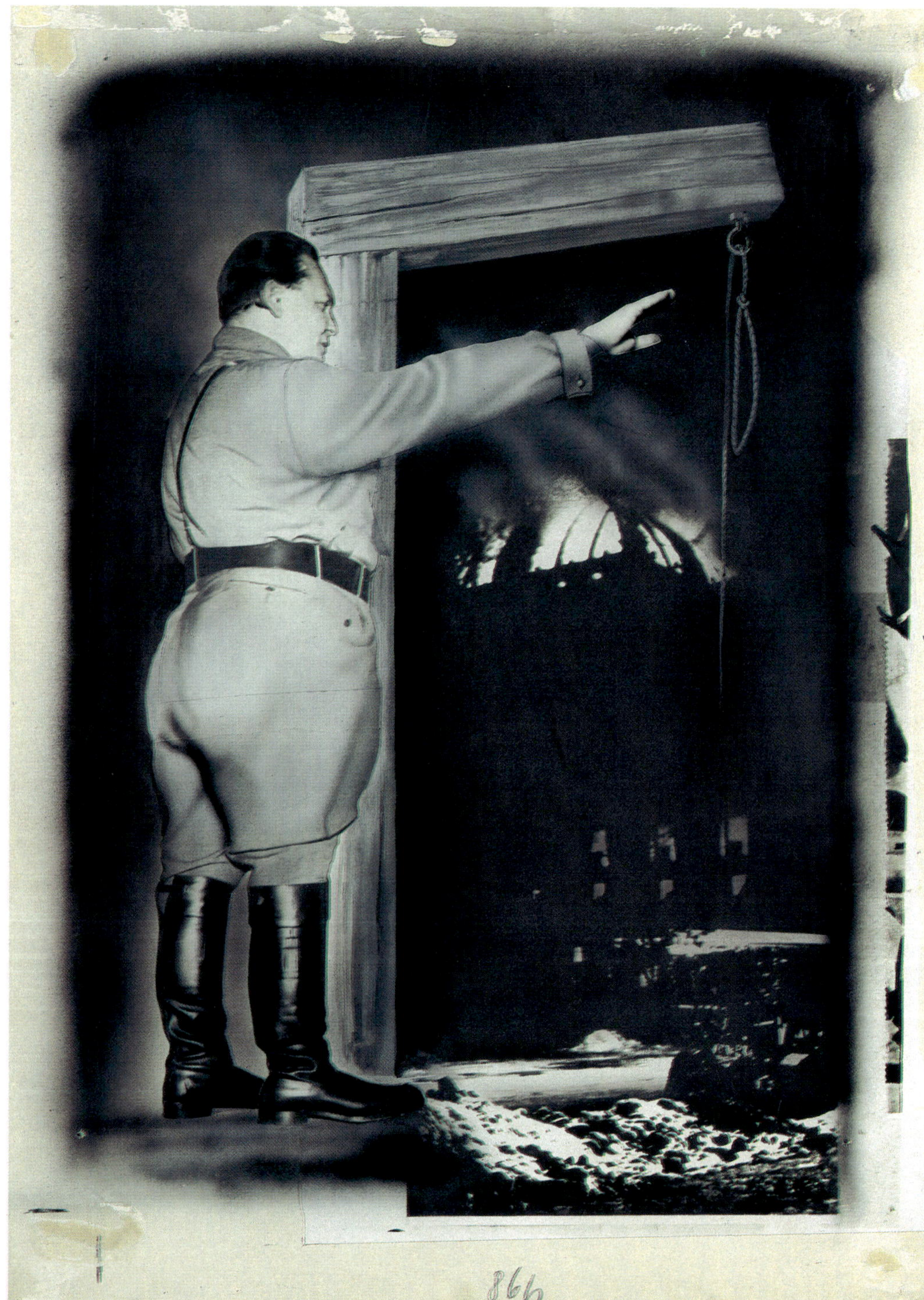

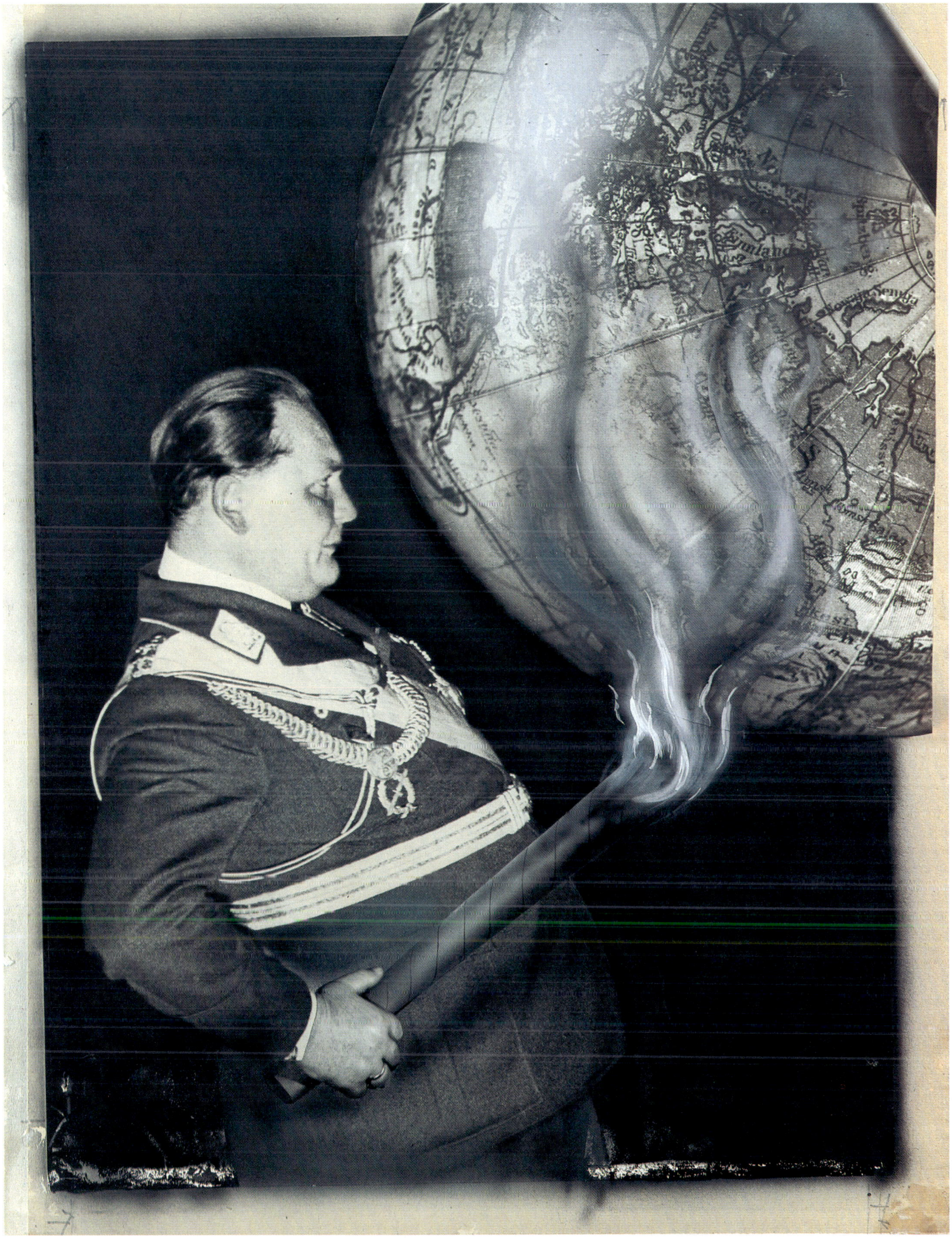

John Heartfield. *Der braune Tod vor den Toren.* 1935
Reproduktionsvorlage für die AIZ/Nr. 2 vom 10. 1. 1935, S. 32 (Rückseite). Geklebte Fotomontage. 65×49,2
Vgl. Pfäfflin 2/35

Text in der AIZ: Titel o.; Unterschrift: Es greift der Tod das Saarland an; doch ist's in eure Macht gegeben, daß er es nicht erwürgen kann: Wählt status quo! Schützt euer Leben!
Nach 15jähriger Verwaltung durch den Völkerbund stimmten am 10. Januar 1935 90,5 % der saarländischen Bevölkerung für die »Heimkehr ins Reich«.
In »Leben und Werk«, S. 73, ist nur ein Ausschnitt abgebildet.

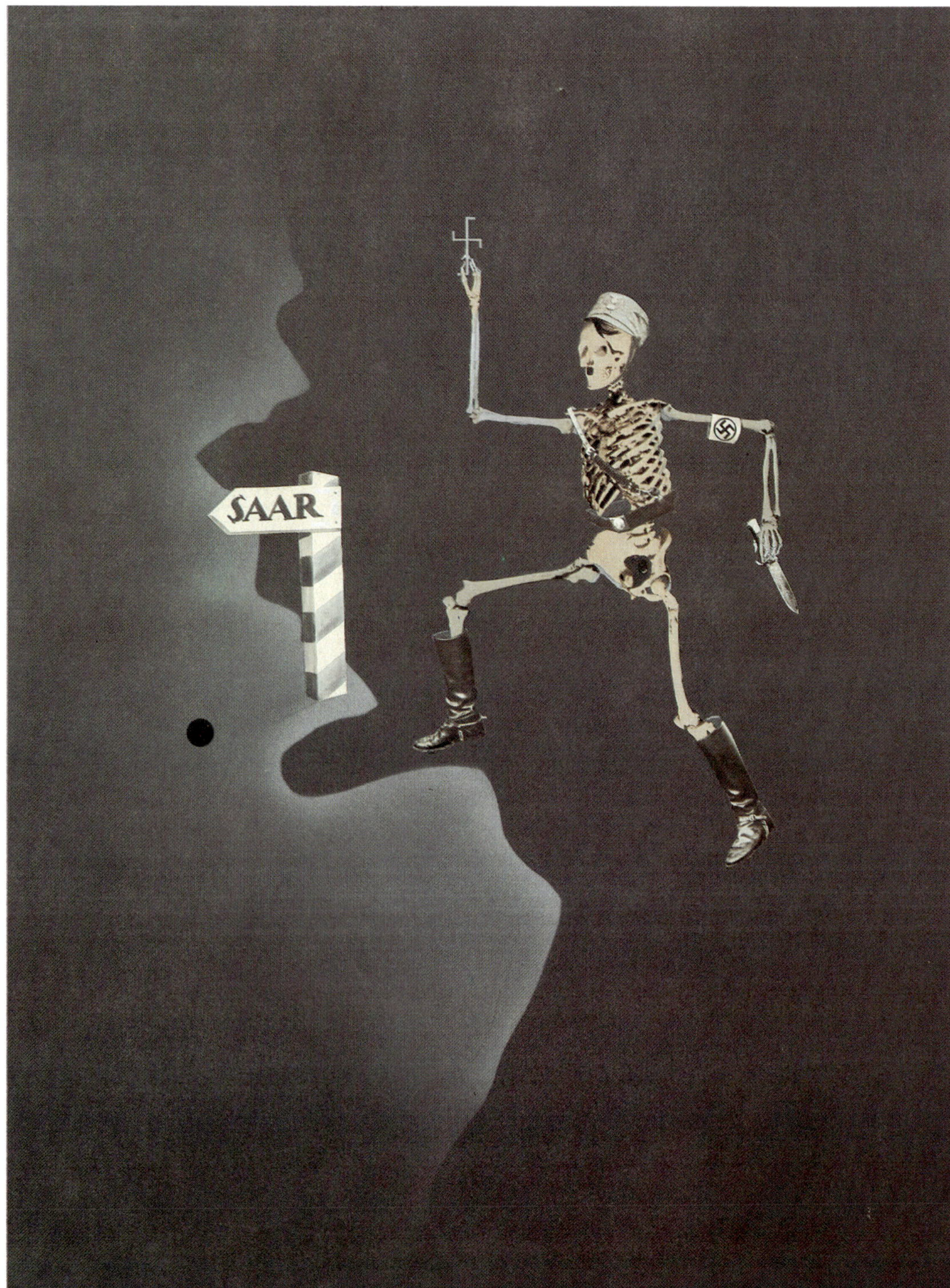

Seite 151:

John Heartfield. *Zum Brandstifter-Prozeß in Leipzig.* 1933
Reproduktionsvorlage für die AIZ/Nr. 41 vom 19. 10. 1933, S. 691. Geklebte Fotomontage. 51,5×41 (38×29). Bez. auf Rückseite: John Heartfield »Nazi-Justiz«
Vgl. Pfäfflin 27/33

Text in der AIZ: Titel o.; Unterschrift: Sie winden sich und drehen sich und nennen sich deutsche Richter.
Im Bild des Schlangenparagraphen entlarvte Heartfield die Verschlagenheit der deutschen Klassenjustiz, wie sie während des Reichstagsbrandprozesses im 4. Strafsenat des Leipziger Reichsgerichtes unter seinem Präsidenten Bünger vom 21. September bis 23. Dezember 1933 zu Tage trat.
Als Agitationspostkarte mit der Überschrift »Hakenkreuzottern« verbreitet.
In »Leben und Werk«, Tafel 170, ohne Titel, nur mit Unterschrift.
Die Montage wurde auf der Umschlagseite 4 des Braunbuchs II »Dimitroff contra Göring. Enthüllungen über die wahren Brandstifter«, Edition du Carrefour, Paris, 1934, verwendet.

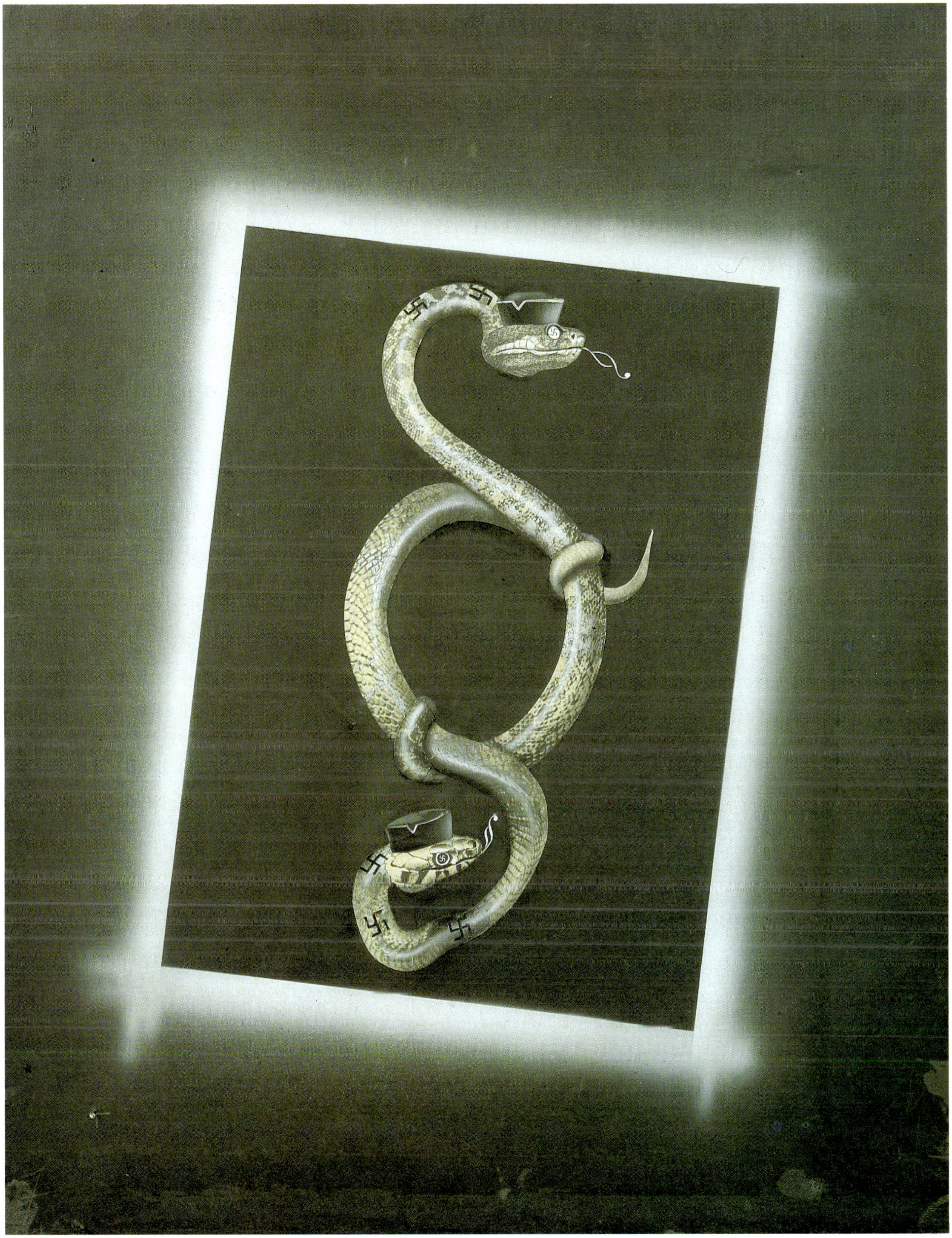

John Heartfield. *Zur Gründung der deutschen Staatskirche.* 1933
Reproduktionsvorlage für die AIZ/ Nr. 23 vom 15. 6. 1933, S. 403.
Geklebte Fotomontage. 46,5×44,5.
Bez. auf Rückseite: John Heartfield, »Das Kreuz war noch nicht schwer genug«
Vgl. Pfäfflin 10/33

Text in der AIZ: Titel; Unterschrift: Das Kreuz war noch nicht schwer genug. »Der Katholik Adolf Hitler organisierte die evangelische deutsche Staatskirche und ernannte einen Reichsbischof.«
Die für die Montage verwandte Christus-Darstellung schuf der dänische Bildhauer Bertel Thorvaldsen.
Die »Glaubensbewegung Deutsche Christen« (auch: »SA Christi«) proklamierte 1932: »Wir kämpfen für einen Zusammenschluß der im ›Deutschen Evangelischen Kirchenbund‹ zusammengefaßten 29 Kirchen zu einer Evangelischen Reichskirche.« Am 3./4. April 1933 forderte die »Glaubensbewegung« die Gleichschaltung der Kirche mit dem nationalsozialistischen Staat. Am 25. 4. 1933 stellte die nationalsozialistisch geführte »Glaubensbewegung Deutsche Christen« mit Ludwig Müller den Reichsbischof, im Juli ging sie aus den Kirchenwahlen als Sieger hervor. Die Verfassung der Reichskirche wurde am 11. Juli 1933 als Reichsgesetz verkündet.

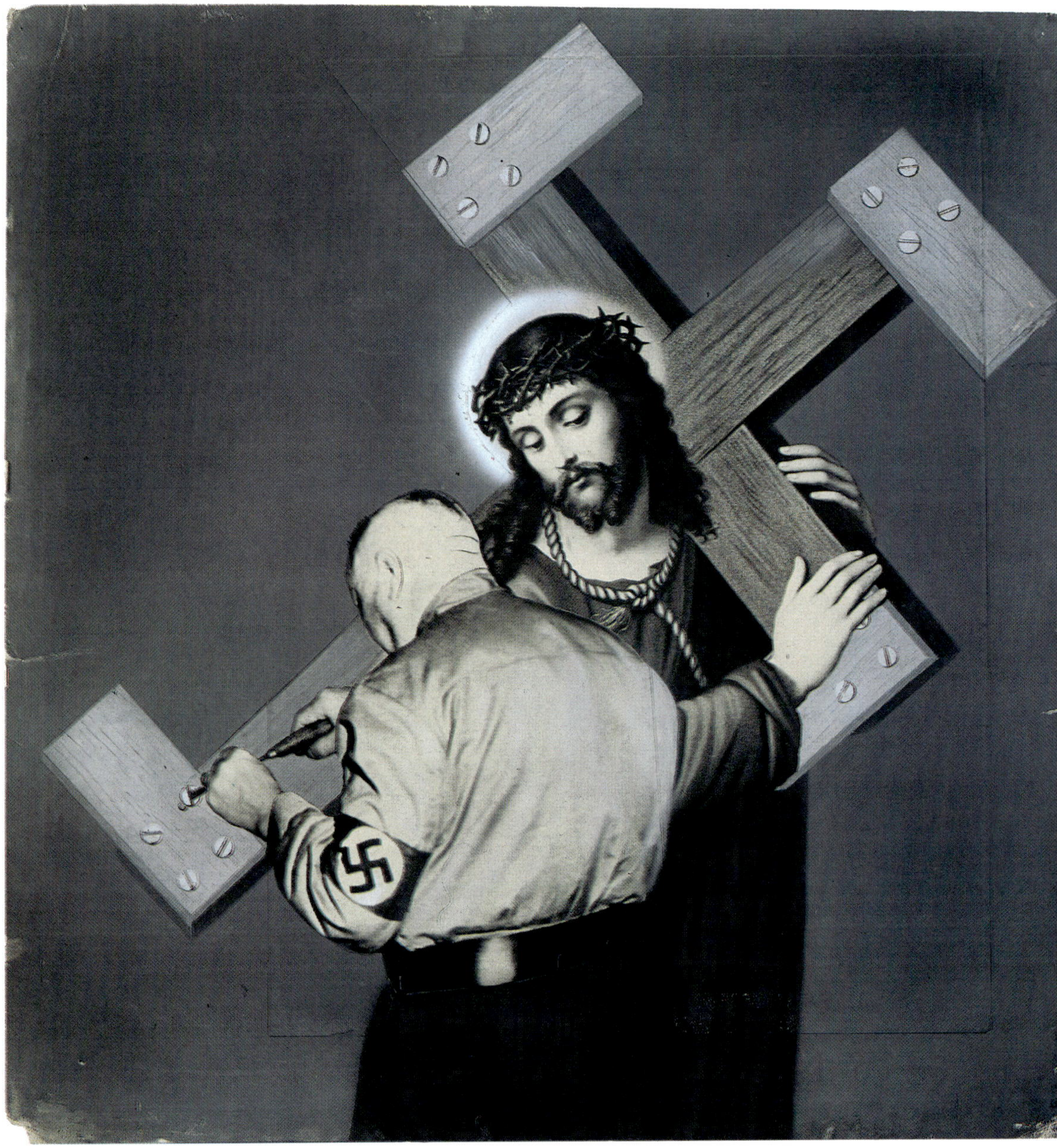

Seite 153:

John Heartfield. *Der Reichsbischof richtet das Christentum aus.* 1934
Reproduktionsvorlage für die AIZ/ Nr. 3 vom 18. 1. 1934, S. 35.
Geklebte Fotomontage. 50×40
Vgl. Pfäfflin 3/34

Text in der AIZ: Titel o.; Unterschrift: Reichsbischof Müller »He, der Mann da, das Kruzifix etwas weiter nach rechts!« Der Kommandierende links ist Dr. Ludwig Müller, protestantischer Pfarrer, den Hitler zum Landesbischof von Preußen und zum Reichsbischof der Deutschen Evangelischen Kirche ernannte.
Am 13. November 1933 forderte Müller die völlige Nazifizierung der evangelischen Kirche. Der Pfarrernotbund unter Martin Niemöller reagierte mit scharfen Kanzelerklärungen.

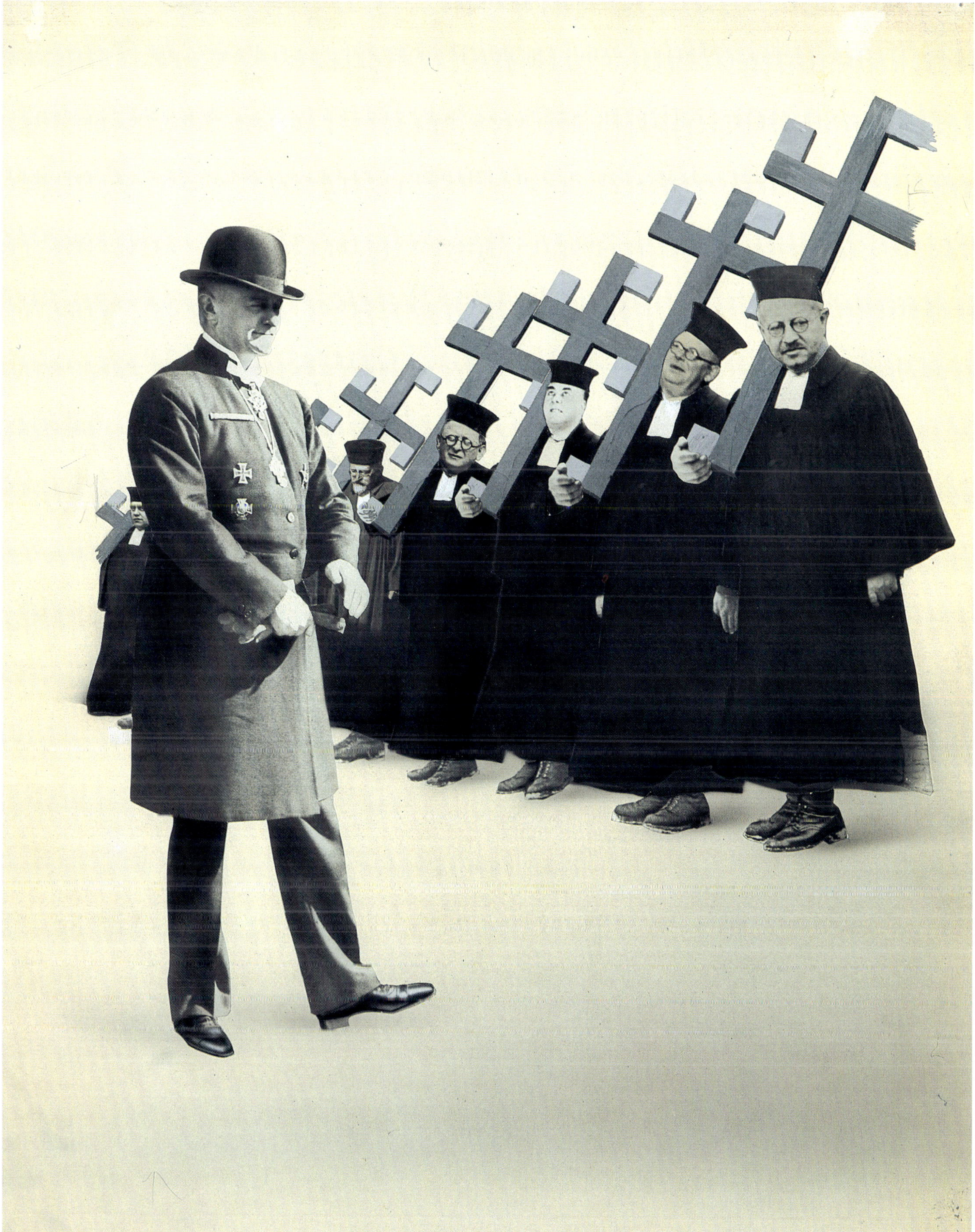

John Heartfield. *Nach einem Jahr – Fassade unverändert.* 1934
Reproduktionsvorlage für die AIZ/Nr. 6 vom 8. 2. 1934, S. 83.
Geklebte Fotomontage. 40,1×30,4 (35,5×24,7)
Vgl. Pfäfflin 6/34

In der AIZ Unterschrift: Fassade unverändert – Kater und Pleitegeier nicht mehr wegzuleugnen.
Die Montage erschien anläßlich des 1. Jahrestages des »Dritten Reiches«.

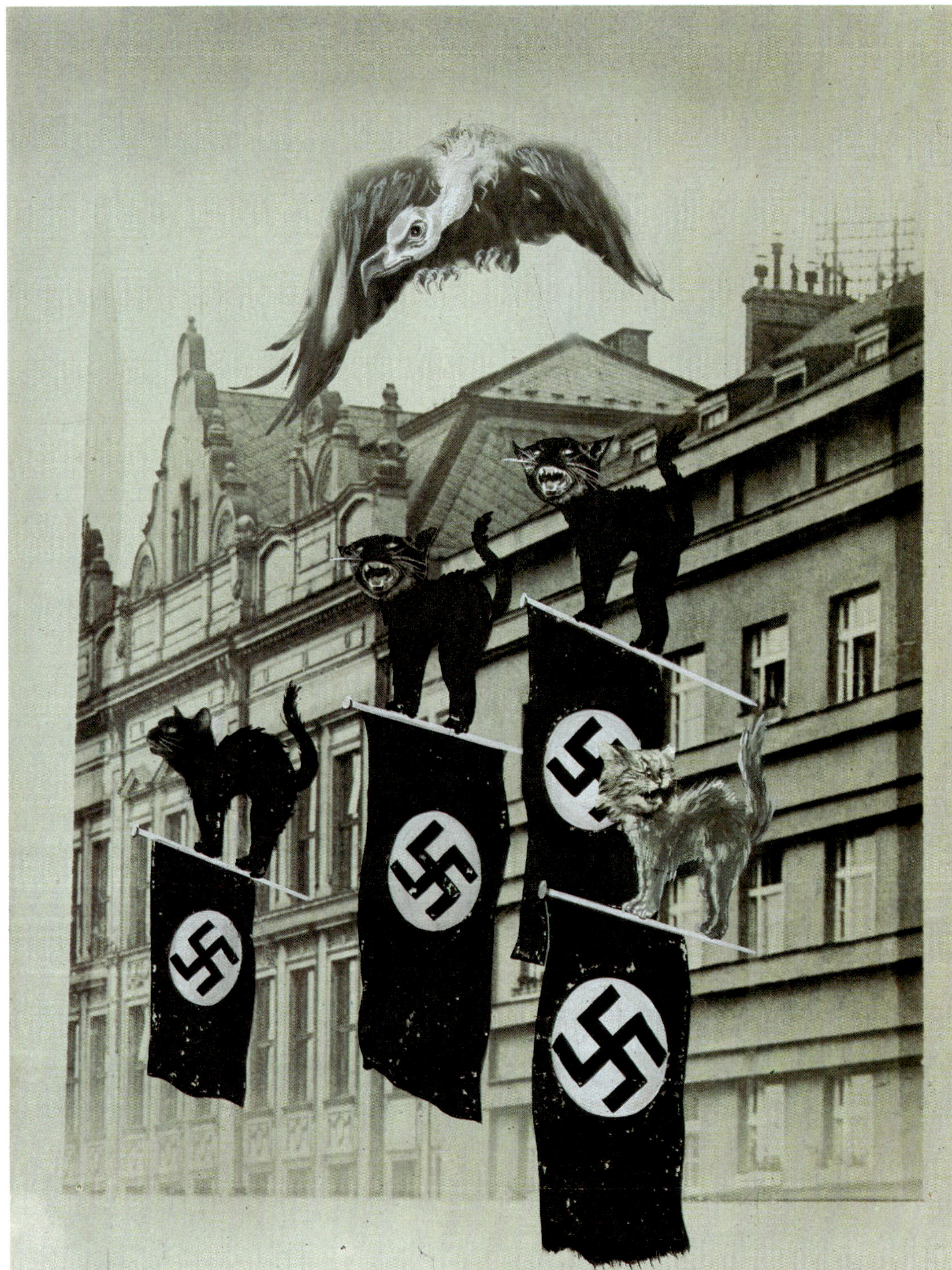

Seite 155:

John Heartfield. *Faschismus sein letzter Retter – Krieg sein letzter Ausweg!* 1934
Reproduktionsvorlage für die AIZ/Nr. 30 vom 26. 7. 1934, S. 465 (Titelblatt). Geklebte Fotomontage. 48,6×34,5 (39×27)
Vgl. Pfäfflin 29/34

Text auf dem Titelblatt der AIZ l. o.: 24 Seiten Sondernummer 1914 bis 1934, Hitler treibt zum Krieg! Siehe Innenseiten! Unterschrift: Titel.
Mit der Meldung, ausländische Flugzeuge hätten am 23. Juni 1934 über Berlin gegen die Regierung gerichtete Flugblätter abgeworfen, werden Gas- und Luftschutzübungen begründet. Hitler motivierte damit seine Aufrüstung.
In »Leben und Werk«, Tafel 184, statt der Originalunterschrift: Unzuverlässiger Bankwächter

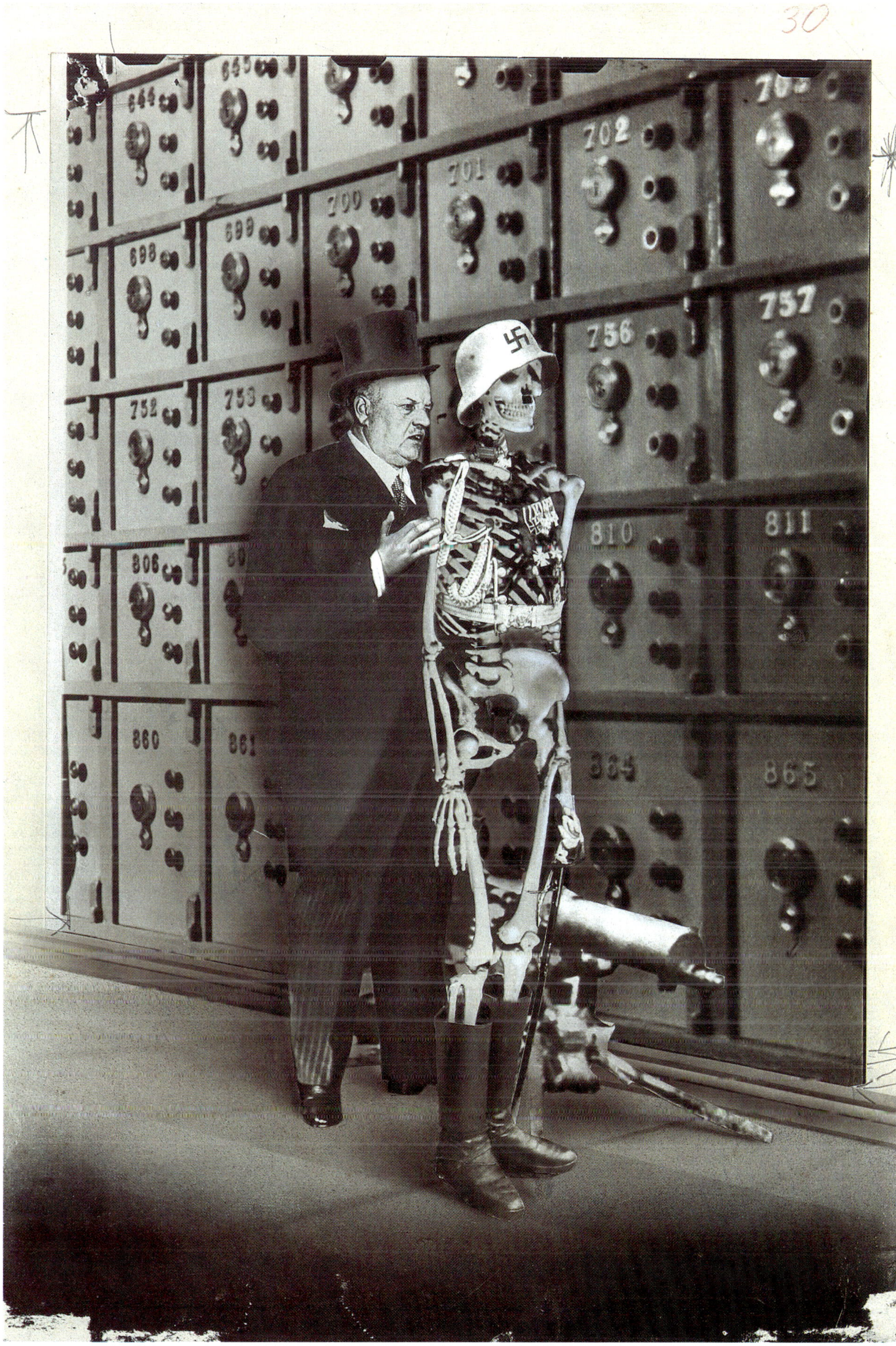
702
701
700
699
698
757
756
752
810
811
806
860
861
865

John Heartfield. *Die Wanze als Kammerjäger.* 1933
Reproduktionsvorlage für die AIZ/ Nr. 35 vom 7. 9. 1933, S. 593 (Titelblatt). Geklebte Fotomontage. 45,7×33 (36,5×25)
Vgl. Pfäfflin 22/33

Text in der AIZ: Titel u.; darunter: »Ich werde mein Haus doch noch von Ungeziefer rein kriegen!«
(33 Deutschen, darunter Heinrich Mann, Prof. E. J. Gumbel, Willi Münzenberg, Wilhelm Pieck, Ernst Toller, Kurt Tucholsky und Lion Feuchtwanger, wurde die Staatsangehörigkeit aberkannt.)
Wilhelm Frick, Reichsinnenminister, entzog deutschen Intellektuellen und Politikern die deutsche Staatsangehörigkeit.

Seite 157:

John Heartfield. *Gespräch im Berliner Zoo.* 1934
Reproduktionsvorlage für die AIZ/Nr. 23 vom 7. 6. 1934, S. 368 (Rückseite). Geklebte Fotomontage. 54,5×44,5
Vgl. Pfäfflin 22/34

Text in der AIZ u.: Titel; »Herr Streicher schreibt, die Juden seien Tiere und so weiter – Da sperrt man sie wohl nächstens in den Zoo?« Da sprach der weise Marabu: »Iwoo! Man setzt sie auf die Kirchturmspitzen, denn das ist viel gescheiter.« Der Affe drauf: »Erkläre mir, wieso?« »Die Juden sind die besten Blitzableiter.«
Der »Stürmer«, das antisemitistische Hetzblatt Julius Streichers, war das Sprachrohr der nationalsozialistischen »Endlösung der Judenfrage«. Die Diffamierung der Juden reichte vom Boykott jüdischer Geschäfte im März 1933, der Verkündung der Nürnberger Rassengesetze vom 15. 9. 1935, über den offenen Terror in der »Reichskristallnacht« am 9. November 1938 und den Judenstern-Erlaß vom September 1941 bis zur systematischen Vernichtung von Millionen jüdischen Häftlingen in den Konzentrationslagern.

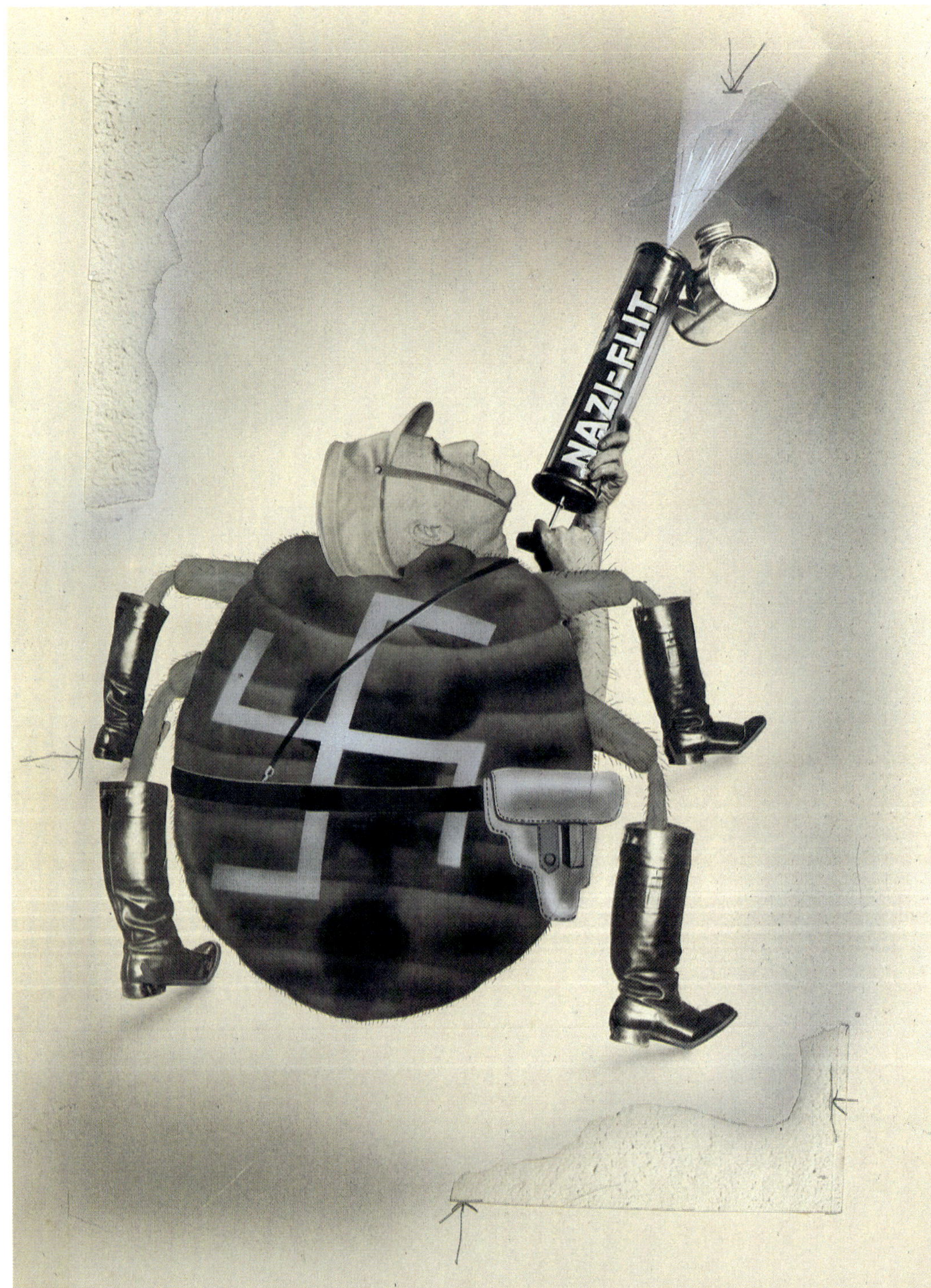

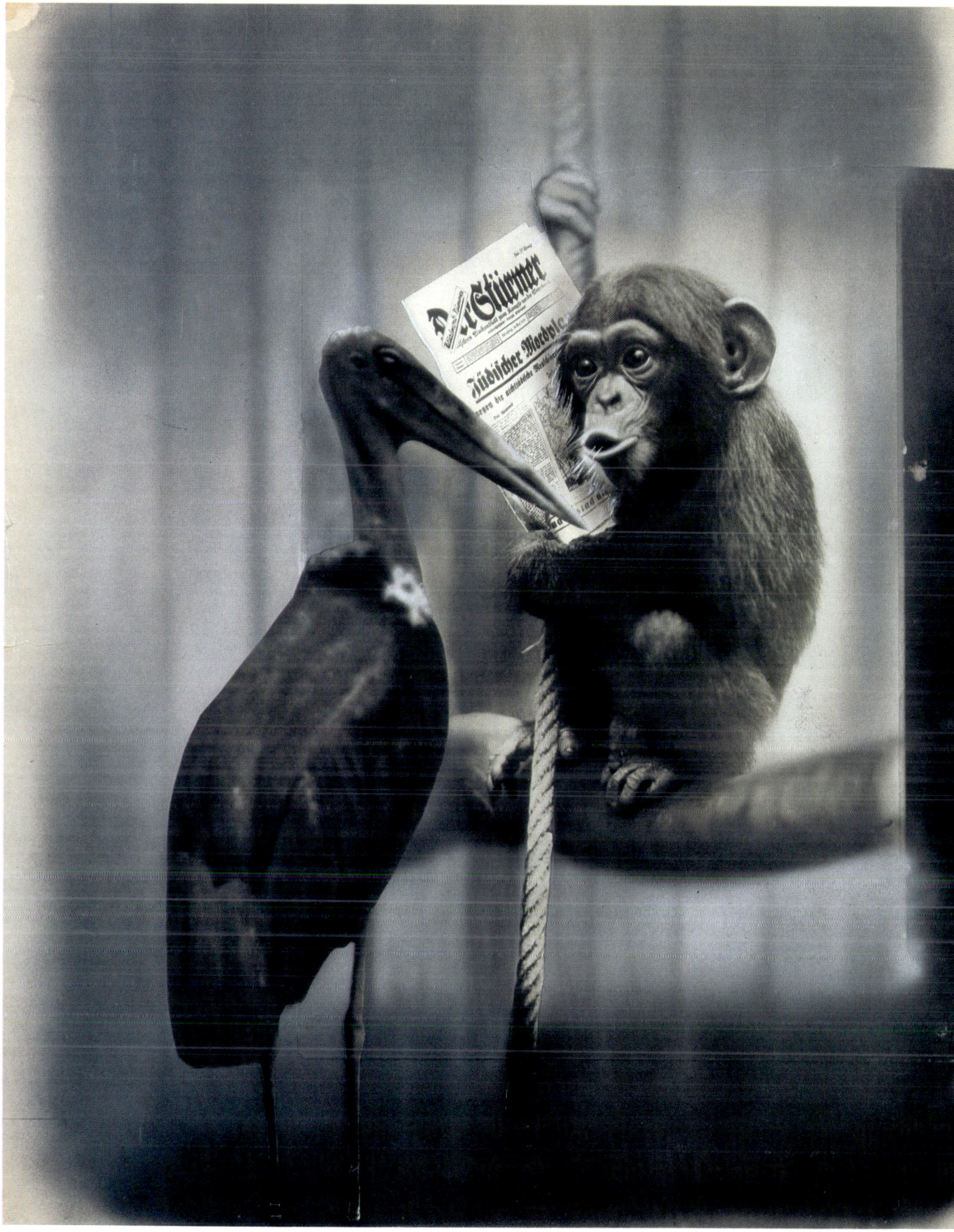
Stürmer
Jüdischer

John Heartfield. *Aufrüstung tut not!* 1932
Reproduktionsvorlage für die AIZ/ Nr. 46 vom 13. 11. 1932, S. 1091. Geklebte Fotomontage. 38,4×31,8
Vgl. Pfäfflin 14/32

Text in der AIZ: Titel o.; im Bild 1. Toter: »Ja, ja, der Profit aus unsern Knochen nimmt auch mal eine Ende.« 2. Toter: »Nur keine Bange, für Nachschub wird schon gesorgt.« In »Leben und Werk«, Tafel 150, neue Überschrift: Und immer wieder? Der Dialog unverändert, aber als Unterschrift

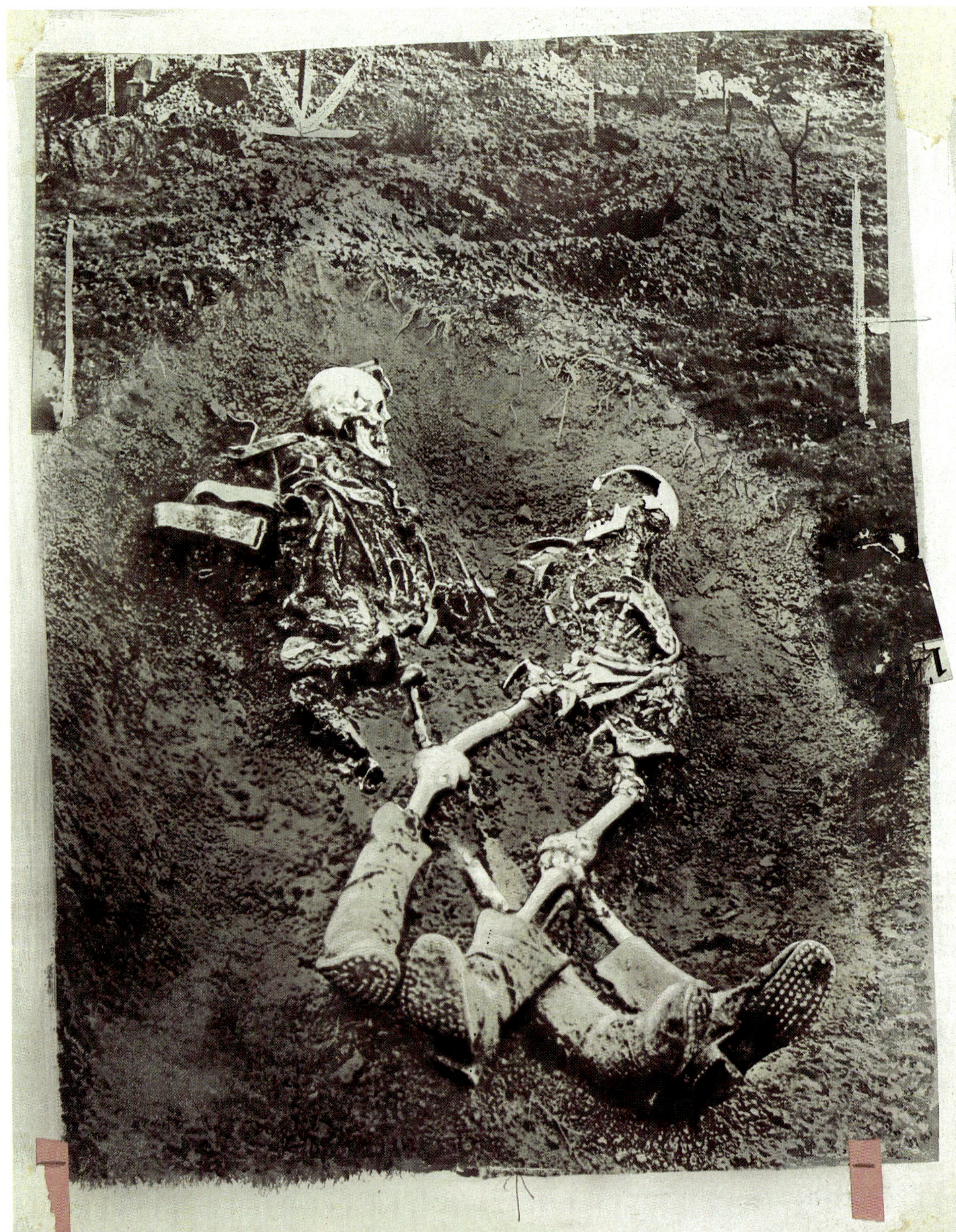

Seite 159:

John Heartfield. *Die alte Welt hat ihre Pleitegeier.* 1934
Reproduktionsvorlage für die AIZ/ Nr. 9 vom 1. 3. 1934, S. 144 (Rückseite). Geklebte Fotomontage. 53,3×36,6
Vgl. Pfäfflin 9/34

Text in der AIZ: In Wien wurde der Doppeladler wieder eingeführt; Titel; Österreich hat einen mit zwei Köpfen. Heartfield hatte auf die Adlerköpfe (Doppeladler, Wappentier der 1918 gestürzten Monarchie), die Porträts und auf die Hälse die Namen des Bundeskanzlers Engelbert Dollfuß und des Vizekanzlers, des Heimführers Major Emil Fey, gesetzt. Beide richteten sogenannte »Anhaltelager« für Gegner der Regierung ein.

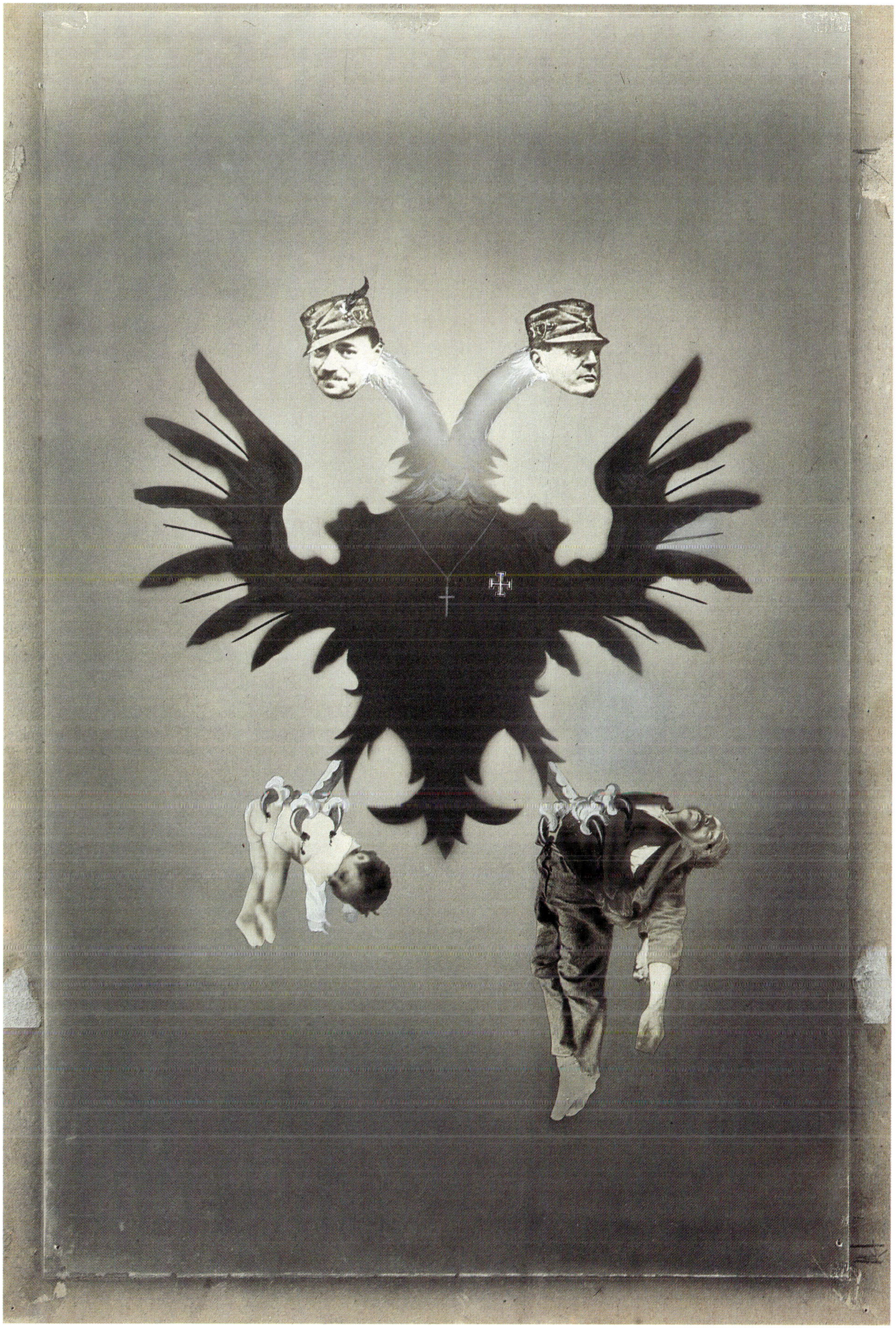

John Heartfield. *Neudeutscher Kraft-Akt.* 1934
Reproduktionsvorlage für die AIZ/Nr. 49 vom 6. 12. 1934, S. 800 (Rückseite). Geklebte Fotomontage. 52,5×35,3
Vgl. Pfäfflin 49/34

Text in der AIZ: o.; u.: »Hallo, Mannen!« schreit Schacht, »Hoch die Mark! Nicht schlapp gemacht! Wenn erst Mitte Januar abgestimmt ist an der Saar, stürzt sie doch – was macht's denn schon? – in die schönste Inflation!«
Die Dargestellten von l.: Hjalmar Schacht war von 1933 bis 1939 Reichsbankpräsident, von 1934 bis 1937 zugleich Reichswirtschaftsminister, Carl Goerdeler (Reichskommissar für Preisüberwachung), Joseph Goebbels (Propagandaminister). Der »Neue Plan« vom Herbst 1934 versuchte die problematische Finanzsituation zu lösen, während die Nazis sich von der Volksabstimmung an der Saar im Januar 1935 neue Rohstoffquellen für die Rüstung erhofften.

Seite 161:

John Heartfield. *Stützen der Gesellschaft: »Alles in schönster Ordnung«.* 1933
Reproduktionsvorlage für die AIZ/Nr. 25 vom 29. 6. 1933, S. 436.
Geklebte Fotomontage. 44,5×30,7
Vgl. Pfäfflin 12/33

Text in der AIZ: Titel; Unterschrift: Daladier, französischer Ministerpräsident: »Ich habe vom Beginn der Weltwirtschaftskrise an eine günstige Entwicklung der Probleme feststellen können. Die Verhandlungen scheinen fester umrissenen Lösungen entgegenzugehen, als man hoffen konnte.« »MacDonald, Vorsitzender der Konferenz: »Ich kann in ehrlicher Überzeugung erklären, daß das Ergebnis der Konferenz sehr befriedigend ist.« Rechts oben eine Zeitungsnotiz zur Vernichtung von sechs Millionen Sack Kaffee in Sao Paulo am 18. 6. 1933.
Im Bilde von l. nach r. (in der Unterschrift falsch gekennzeichnet): USA-Außenminister und Berater Roosevelts Cordell Hull, englischer Schatzkanzler Neville Chamberlain, englischer Ministerpräsident Ramsay MacDonald, französischer Ministerpräsident Daladier. Entstanden anläßlich der internationalen Wirtschaftskonferenz vom 2. Juni bis 7. Juli 1933 in London. Die Konferenz blieb ergebnislos und konnte weder den Handelskrieg zwischen den kapitalistischen Ländern noch die Währungskrise beheben. Die Montage konfrontiert den Zweckoptimismus der Konferenzbeteiligten mit den Folgen der Weltwirtschaftskrise.

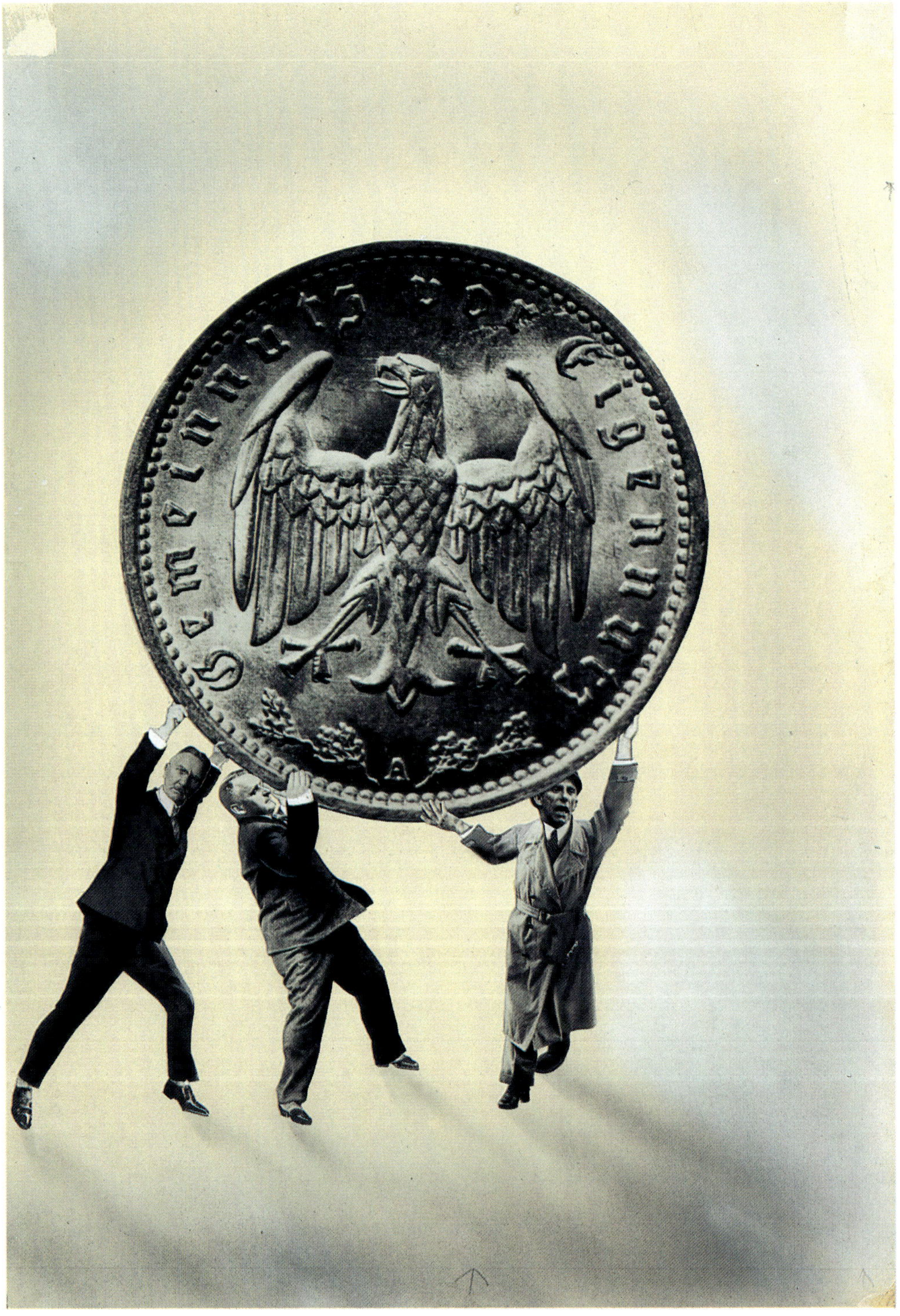

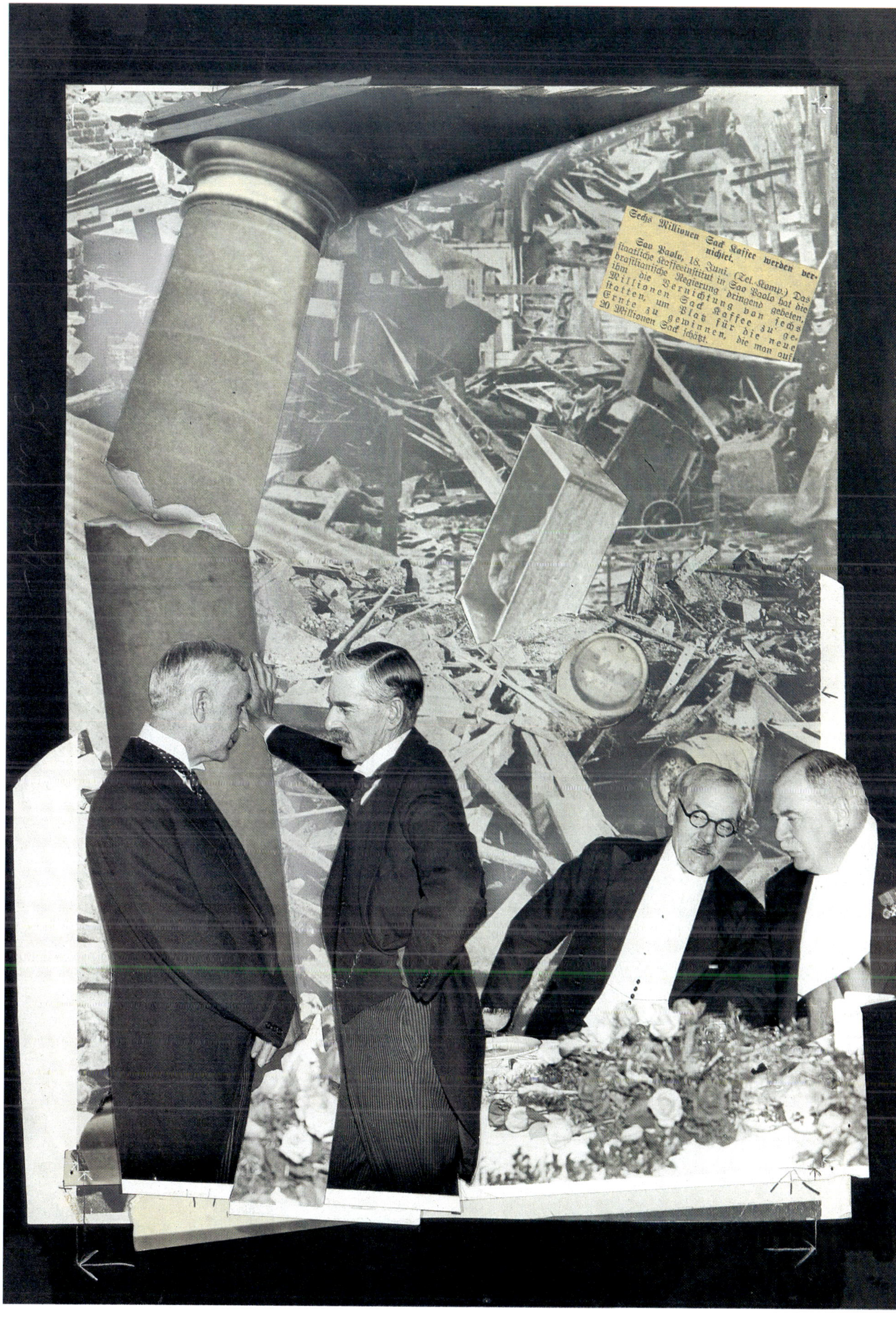
Sechs Millionen Sack Kaffee werden vernichtet.
Sao Paolo, 18. Juni. (Tel.-Komp.) Das staatliche Kaffeeinstitut in Sao Paolo hat die brasilianische Regierung dringend gebeten, ihm die Vernichtung von sechs Millionen Sack Kaffee zu gestatten, um Platz zu gewinnen für die neue Ernte, die man auf 20 Millionen Sack schätzt.

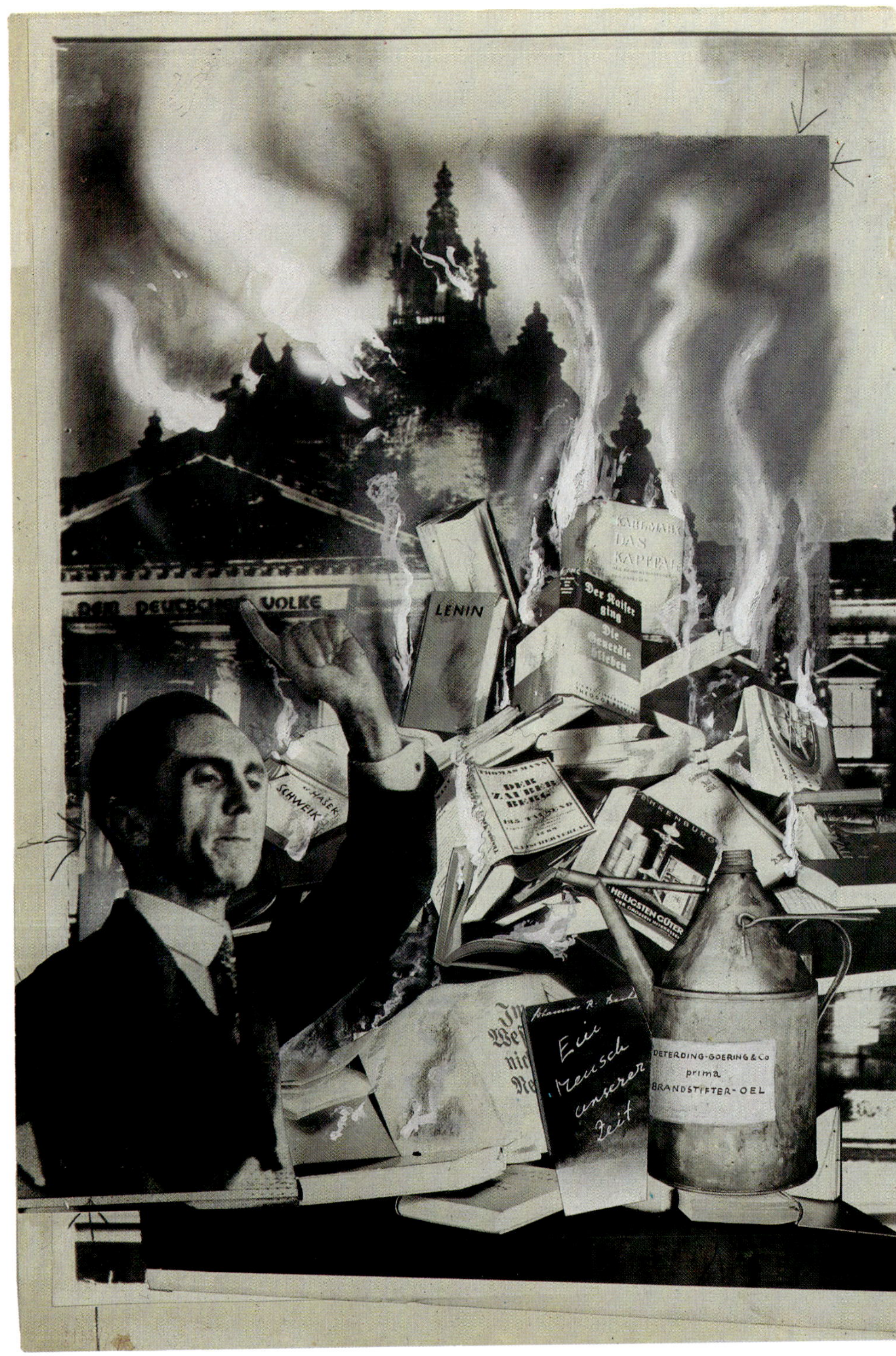

John Heartfield. *Durch Licht zur Nacht.* I. Fassung. 1933
Reproduktionsvorlage für die AIZ/Nr. 18 vom 10. 5. 1933, S. 321 (Titelblatt).
Geklebte Fotomontage. 42,2×28,5
Vgl. Pfäfflin 5/33

Text in der AIZ u.: Am 10. Mai werden in Deutschland alle missliebigen Bücher verbrannt; Titel; Also sprach Dr. Goebbels: Lasst uns aufs neue Brände entfachen, auf dass die Verblendeten nicht erwachen!
Der »Nationalsozialistische Deutsche Studentenbund« führte in Berlin und anderen deutschen Städten mit Bücherverbrennungen die Aktion »Wider den undeutschen Geist« durch. Allein in Berlin wurden im Mai 1933 mehr als 500 Tonnen Bücher von Marx bis Tucholsky beschlagnahmt. (Auf Heartfields Scheiterhaufen auch sein Umschlag zu Ilja Ehrenburg »Die heiligsten Güter«.) Reichsminister für Volksaufklärung und Propaganda Dr. Goebbels leitete die Berliner Bücherverbrennung, die Heartfield im Zusammenhang mit der Reichstagsbrandstiftung darstellt.

Seite 163:

John Heartfield. *Dr. Goebbels, der Gesundbeter.* 1934
Reproduktionsvorlage für die AIZ/Nr. 20 vom 17. 5. 1934, S. 320 (Rückseite).
Geklebte Fotomontage. 47,5×32,5 (39×29)
Vgl. Pfäfflin 19/34

Text in der AIZ: Titel; »60 Millionen antreten zum Nachbeten!«
Anlaß für diese Montage war eine großangelegte Kampagne zur Steigerung der Arbeitsproduktivität im »Dritten Reich« durch Dr. Joseph Goebbels (1897–1945).

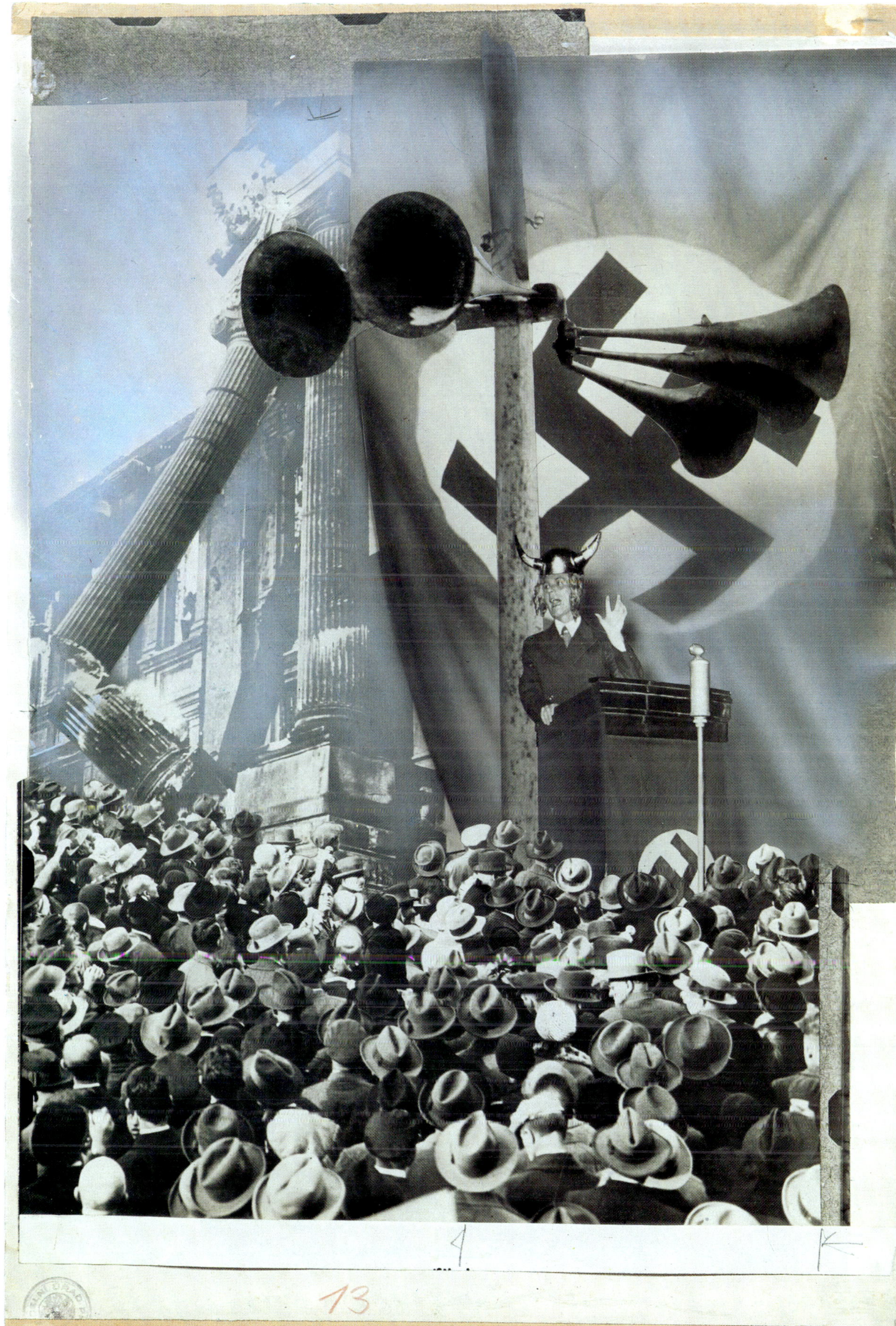
13

John Heartfield. *Die Nachtleuchter tagen in Brüssel.* 1934
Reproduktionsvorlage für die AIZ/Nr. 24 vom 14. 6. 1934, S. 384 (Rückseite). Geklebte Fotomontage. 50,2×30 (43,5×28,5)
Vgl. Pfäfflin 23/34

Text in der AIZ: Titel; Zur Tagung des Exekutivausschusses der II. Internationale, daneben das Gedicht »Die Tagnachtlampe« von Christian Morgenstern. – Unterschrift: Wo die hinleuchten, wirds duster! Die Personen von links nach rechts: Friedrich Adler (Österreich), Vandervelde (Belgien), Hendrik Man (Holland), Otto Wels (Deutschland). Die Namen sind in »Leben und Werk«, Tafel 183, weggelassen. Anlaß für die Montage war die Tagung des Exekutivausschusses der II. Internationale in Brüssel.

Seite 165:

John Heartfield. *Fantasie zweier Ostpaktjäger.* 1935
Reproduktionsvorlage für die AIZ/Nr. 6 vom 7. 2. 1935, S. 96 (Rückseite). Geklebte Fotomontage. 43,3×33,7
Vgl. Pfäfflin 6/35

Text in der AIZ unter dem Titel o.: Dem Beispiel Herrn von Papens folgend, der kürzlich nach Ungarn »jagen« fuhr, hat sich Göring zu einer »diplomatischen Jagd« in die Urwälder von Bialowieza in Polen begeben. – Unterschrift: Reichsjägermeister Göring zum polnischen Außenminister Beck: »Lassen Sie mir den Hals des Bären, Herr Kollege, dann lasse ich Ihnen den Steiß.«
Zur Diplomatie Hitlerdeutschlands gehörte es, seine Beziehungen zu den Nachbarländern durch »Jagdausflüge« zu verbessern.
In »Leben und Werk«, Tafel 193, nur mit der Unterschrift: Zwei Fantasten auf der Bärenjagd

Seite 166:

John Heartfield. *Wien . . . 1934*
Reproduktionsvorlage für die AIZ/Nr. 8 vom 22. 2. 1934, S. 113 (Titelblatt). Geklebte Fotomontage. 44,3×34,5 (38,5×27,5)
Vgl. Pfäfflin 8/34

Text in der AIZ: Titel u.; darunter: Das alte Wort der pariser Kommune ward wieder lebendig: »Platz dem Arbeiter! Tod den Henkern!«
Heartfield verwandte ein Foto vom Februar-Aufstand 1934 gegen die klerikal-faschistische Regierung Dollfuß, die die Linken und die Republikaner durch Bundestruppen niederschlagen ließ.

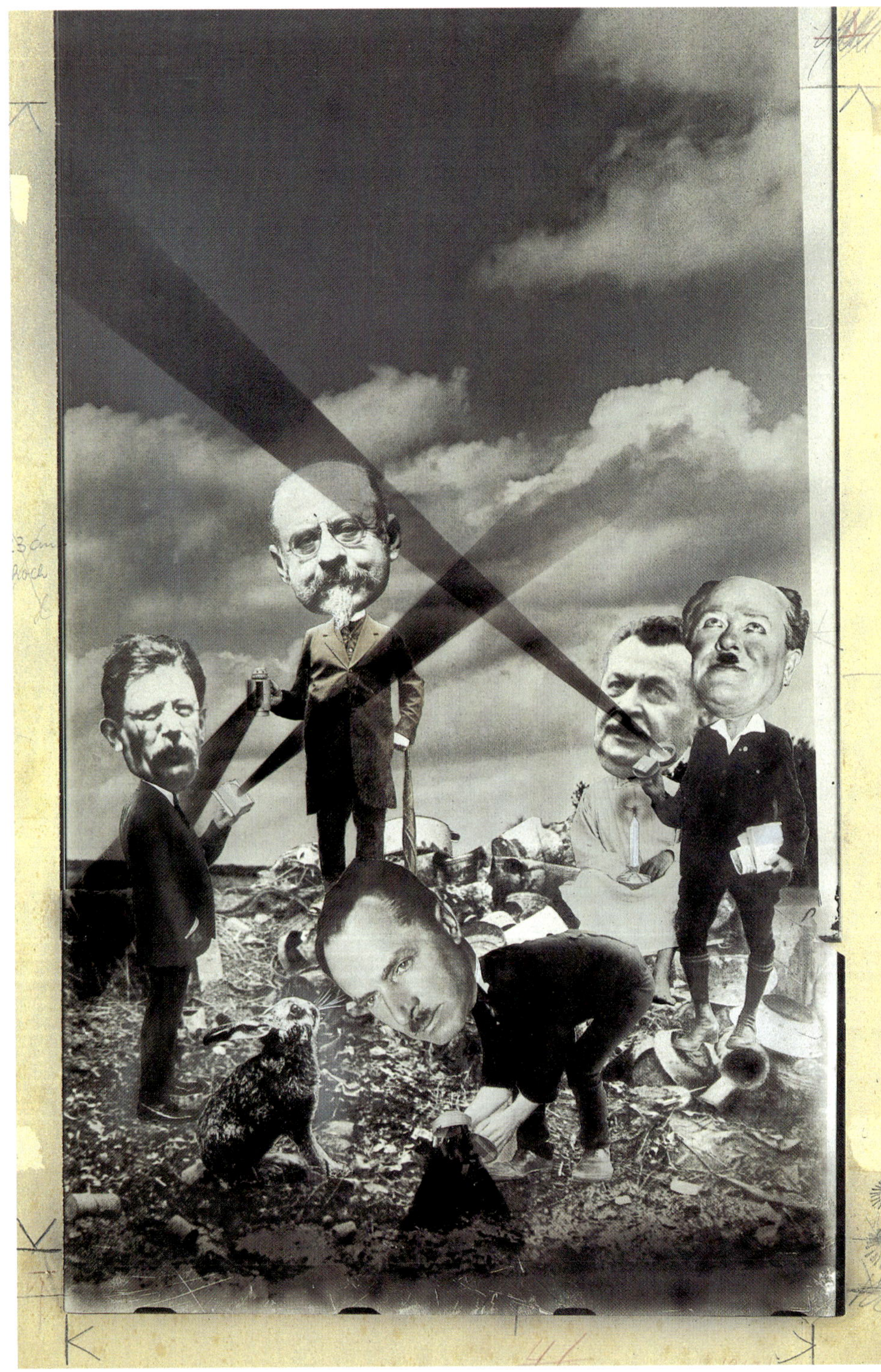

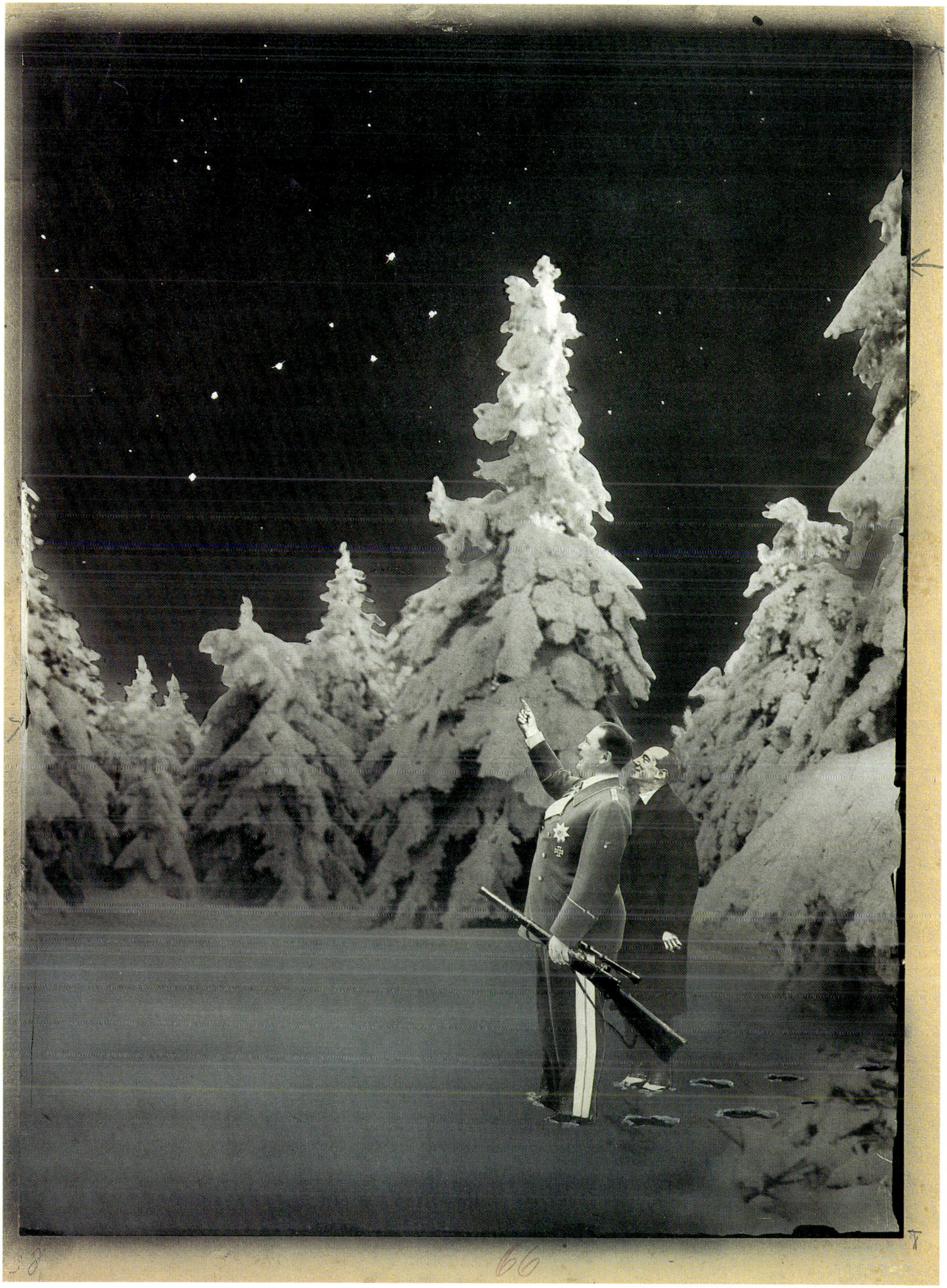

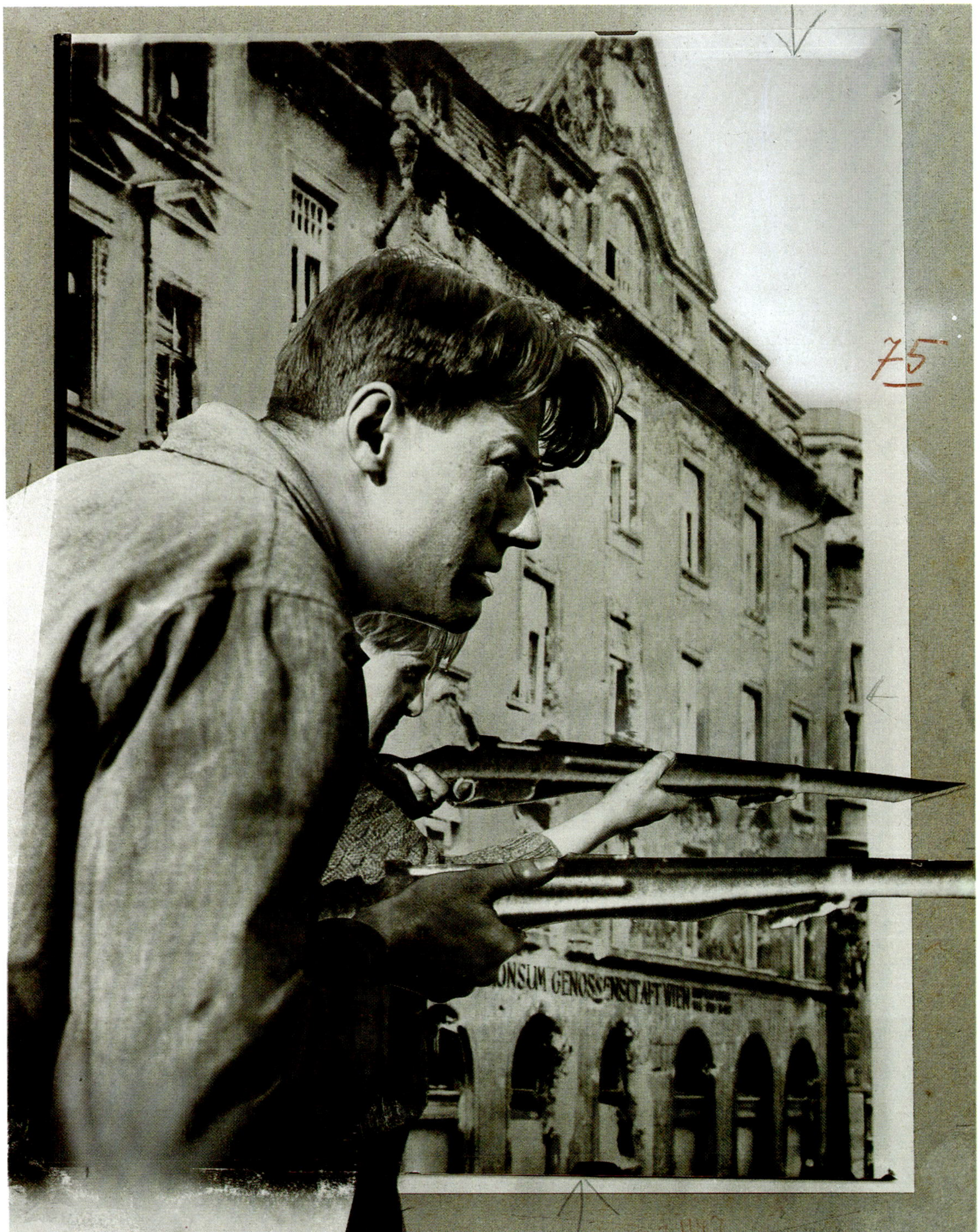
ONSUM GENOSSENSCHAFT WIEN
75

V

A I Z - B L Ä T T E R

John Heartfield. *Zur Intervention des Dritten Reichs.* 1934
AIZ/Nr. 18 vom 3. 5. 1934, S. 288 (Rückseite).
Fotomontage im Kupfertiefdruck. 38×27.
Bez. r. u.: John Heartfield
Pfäfflin 17/34

Titel o.: Zur Intervention des Dritten Reichs gegen die Internationale Karikaturen-Ausstellung im Kunstverein Mánes in Prag. – Darunter: Der deutsche Gesandte in Prag (Dr. Koch – R. M.) protestierte in mehreren Verbalnoten gegen Fotomontagen und Karikaturen, die seine Führer darstellten. Auf die Intervention hin wurden einige Bilder aus der Ausstellung behördlich entfernt. – Unterschrift: Je mehr Bilder sie weghängen, um so sichtbarer wird die Wirklichkeit!
Der Prager Kunstverein Mánes zeigte vom 6. April bis 3. Juni 1934 eine Internationale Karikaturen-Ausstellung, an der sich Heartfield mit 36 Fotomontagen beteiligte. Zu den Demarchen führte insbesondere »Adolf, der Übermensch: Schluckt Gold und redet Blech.« Auf Drängen Hitlerdeutschlands und nach Zwang durch die tschechoslowakische Regierung mußten sieben Montagen aus der Ausstellung entfernt werden. Heartfields Reaktion: »Je mehr Bilder sie weghängen, um so sichtbarer wird die Wirklichkeit!«

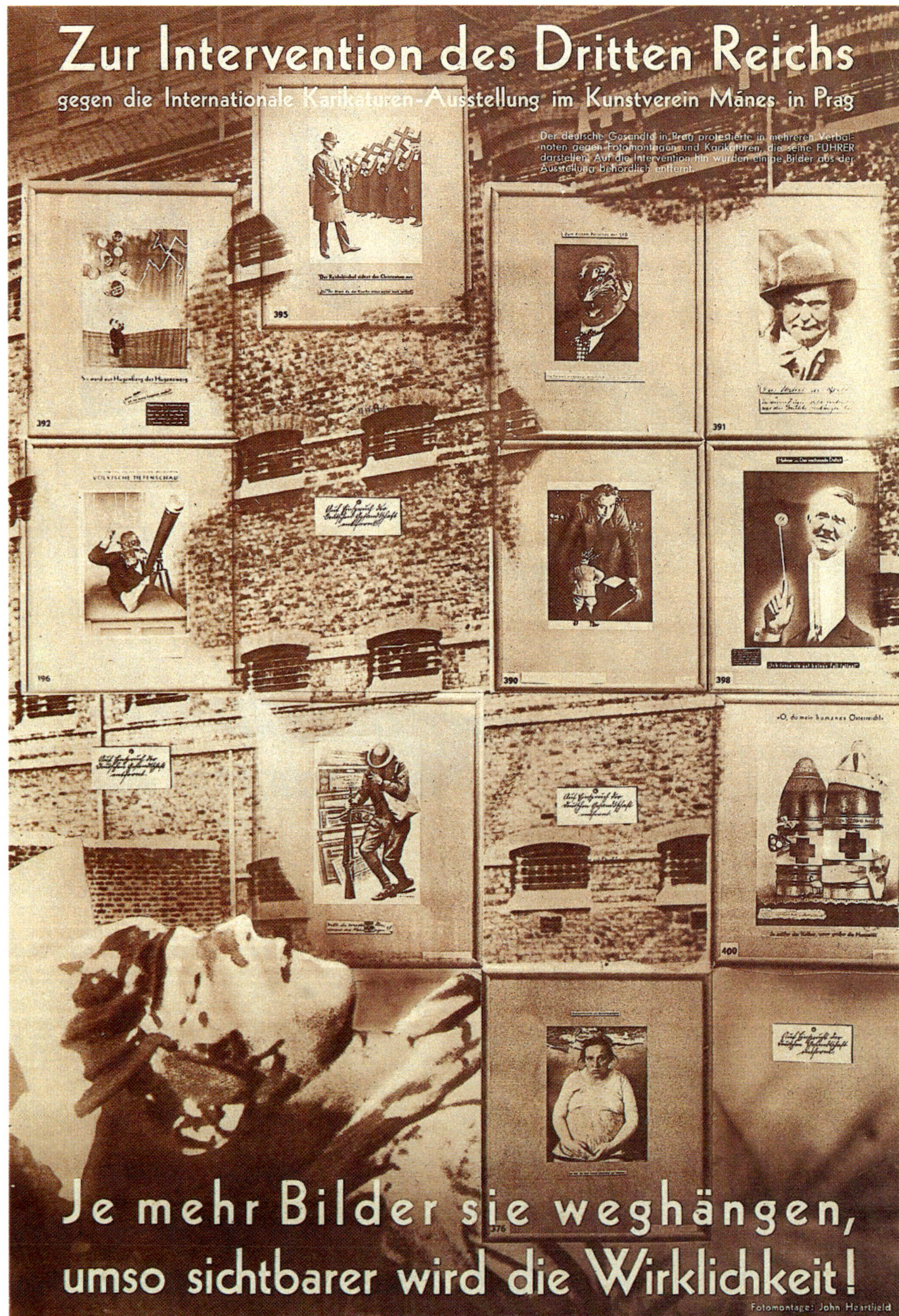

Vom Klebebild ohne Schrift bis zur ausgedruckten Foto-Text-Montage, das war ein langwieriger und komplizierter Prozeß. Nach dem Klebebild, das ein Retuscheur nach Heartfields Anweisungen für die Reproduktion vorbereitete, entstand ein Negativfilm im endgültigen Montageformat. Danach wurde dann ein seitenrichtiges Diapositiv angefertigt. Da das Klebebild keine Schrift enthielt, mußte der Text, der die Initialien AIZ, Titel, Unterschrift oder Inschrift enthielt, in das Diapositiv einkopiert werden. Der Typograph Heartfield wählte die Schriftarten aus und überprüfte sie anhand von Zwischenaufnahmen auf ihren Standort und den rhythmischen Zusammenklang von Bild und Text. Von der Typographie verstand er ebensoviel wie von der Fotokleberei, schon von der frühen Zeit der »Neuen Jugend« und des Dadaismus her. Für das Klebebild waren die Fotografen die entscheidenden Partner, nun, im weiteren Fortgang der Arbeit, kam der enge Kontakt zu den Spezialisten des graphischen Gewerbes, den Druckern, Chemigraphen und Retuscheuren hinzu. Kein Problem für Heartfield; denn kollektive Arbeit war ihm von früh an vertraut. Obwohl die technische Realisierung nicht mehr direkt in seiner Hand lag, nahm er weiterhin Einfluß darauf. Bei einem Andruck blieb es selten, er prüfte und änderte, bis die Druckfassung seiner Bildvorstellung entsprach. Die Leute von der Polygraphie wußten ein Lied von Heartfields hartnäckigem Anspruch auf die bestmögliche Lösung zu singen. Er war bei ihnen gefürchtet, aber auch beliebt. Gab er ihnen doch das Gefühl, mehr zu leisten als bisher und schöpferisch zu sein.

Da kamen sie nun von der Rotationspresse, die AIZ-Blätter in ihrem sonoren Sepiabraun, zuweilen auch im matten, tiefen Blau oder Grün, zur Freude Heartfields und aller Beteiligten. In einer Auflage von einer halben Million, in der zweitgrößten Illustrierten Deutschlands. Ein kleines Wunder war das schon, nach all den Mühen. Auf diesen illustrierten Zeitungsseiten ist manches von dem überwunden, was dem Fotomonteur stets ein Dorn im Auge war. Die mechanischen Mängel der Fotografie mit ihren Unschärfen im Hintergrund etwa, vor allem aber die Unzulänglichkeiten der eigenen Handarbeit im Klebebild. In Heartfields besten Montagen ist die technische Tatsache des Montierens fast völlig verschwunden, weil erst der Druck all das in der Fläche einebnete, was trotz graphischer Überarbeitung und Retusche im Klebebild in Resten noch vorhanden war: die Schnittkanten und die Reliefhaftigkeit. Der Druck war der Schmelztiegel für das Heterogene, das sich solange widerspenstig gezeigt hatte. Heartfield schöpfte nicht nur sein künstlerisches Vermögen, sondern auch alle Möglichkeiten der modernen Drucktechnik bis zum Äußersten aus, bis er endlich am Ziel war.

Die gedruckte Fotomontage lebt vom Mechanismus der gegenseitigen Beeinflussung von Bild und Text: »Das Bild, die Überschriften, jedes Stück gebrochener Realität negiert sich selbst, die Dialektik der Geschichte nimmt eine sichtbare formale Qualität an – kurz gesagt: sie wird ein Kunstwerk.«[112] (Hans Hess) So enthalten Heartfields Montagen immer mehrere Ebenen des Textsinnes: Titel, Inschrift, Unterschrift, dokumentarische Zeitungsnotiz, Gedicht, Fabel, Vers und oft auch den persönlich formulierten Kommentar des Fotomonteurs. Als Mittexter und Ratgeber für Bildideen stand ihm dabei sein Bruder Wieland Herzfelde hilfreich zur Seite. In diesem widersprüchlichen Kontext von Bild- und Textpartien entstand als transitorisches Drittes eine aktivierende Ebene für die Anschauung und das Denken des Betrachters. In diesem Sinne sind Heartfields Fotomontagen als »Lese-Bilder«[113] im Sinne der älteren Emblematik und als »visuelle Rhetorik«,[114] als »Denkbilder«[115] und auch als »graphisch-literarische Kunstform«[116] im 20. Jahrhundert verstanden worden.

Von Heartfields Bildhaftigkeit war schon die Rede, aber auch dem deutschen Sprachgut verdankt er viel. Nicht selten sind seine Fotomontagen Verbildlichungen von Redewendungen und Sprichwörtern aus dem Volk: »Die großen Fische fressen die kleinen«, – darin folgte er Pieter Breughel –, »Hunger ist der beste Koch« oder »Der Platz an der Sonne«. Verszeilen aus dem christlichen Liedgut kamen hinzu, nur leicht verändert durch einen anderen Buchstaben oder ein Wort der Irritation: »Die drei Weisen aus dem Sorgenland«, »Ein feste Burg ist unser Genf« und »O du fröhliche, o du selige, gnadenbringende Zeit«. Den christlichen Chiliasmus, die Erwartung eines »tausendjährigen Reiches« hatten die Nazis für sich reklamiert, um an das »Erste Reich« der Deutschen (843–1806) zu erinnern und die Prophetie der Unvergänglichkeit ihrer Herrschaft zu verbreiten. Was Heartfield davon hielt, zeigt uns sein grandioses Kartenhaus vom Hochhinaus und Absturz-Ende. Wenn der Fotomonteur Märchenhaftes aufgriff, dann immer mit einer Wendung ins politisch Satirische hinein. Da fragt sich Adolf Hitler: »Spieglein, Spieglein an der Wand, wer ist der Stärkste im ganzen Land?« Von Heartfield bekommt er zur Antwort: »Die Krise«. In den letzten Jahren seines Prager Exils haben verschärfte Zensurbedingungen zu mancherlei Verschlüsselung seiner Aussagen geführt. Das Märchen von der Katze und Maus der Brüder Grimm oder Lafontaines Tierfabel »Der Fuchs und der Igel« boten sich dafür an. Beide Gleichnisse sind verbrämte Warnungen vor der Annexion Österreichs und der Tschechoslowakei durch Hitlerdeutschland. Das war eine erzwungene Abschwächung des Bildes, aber zugunsten der Textpointe. In Kunst und Literatur sind Metaphern seit altersher nichts anderes als verkürzte Vergleiche. Am besten hat das Heartfield mit seinen Tiermotiven begriffen. Seine Metaphorik der Tiere ist so nicht vorrangig dem Zwang zur Verschlüsselung, sondern dem Drang zur sinnfälligen Überhöhung des Themas zu danken. Haifisch und Schlange, Hyäne und Wolf verkörpern in ihrer ungeheuchelten Tierheit seit jeher negative Charaktereigenschaften, die sich leicht in die Ebene satirischer Kunst übertragen ließen. Heartfields Hyäne ist in ihrer Monumentalität des Schreckens und in der Symbolisierung der anachronistischen Institution Krieg bis heute unübertroffen geblieben. All das gehörte zum volkstümlichen Wirkungsfeld seiner Fotomontage, die aber immer wieder auch – und das spricht für die Popularität Heartfields – ins Leben selbst zurückkehrte. Eine bezeichnende Episode dafür hat der Fotomonteur der Nachwelt überliefert: »Es hatte heftig geregnet. Sie (die Knaben – R.M.) hockten an einer Pfütze, und der eine brummte zum anderen: ›Was machst du da?‹ und erhielt zur Antwort: ›Ich schöpfe das kommunistische Meer aus.‹ Ich war baß erstaunt. Meine Montage, die sie nachspielten, zeigte den damaligen Reichskanzler Papen auf einem kleinen Steg mit aufgekrempelten Hosen, einen kleinen Sandeimer und eine Schöpfkelle in den Händen, bemüht, ein brausendes Meer auszuschöpfen . . .«[117]

Wenn jemand an diesem »brausenden Meer« des Kommunismus propagandistisch seinen Anteil hatte, so war es Willi Münzenberg[118] mit seiner »Arbeiter-Illustrierten-Zeitung«.[119] Vermutlich war es dieser glänzende spiritus rector der visuellen Kommunikation des Proletariats, der Heartfield zur Mitarbeit an der AIZ bewog. Das war 1930. Warum aber so spät? Die AIZ erschien erst seit 1927 im Kupfertiefdruck, aber das allein erklärt Heartfields spätes Beginnen nicht. Jeder andere Grund blieb bis heute im Dunkeln. Den ersten Vorabdrucken seiner Arbeiten in den Nummern 29 und 31 des Jahrganges 1929 folgten seit dem Februar 1930 bis Anfang Oktober 1938 weitere 236 Blätter nach. Seit der Rückkehr von einer Reise in die Sowjetunion 1931/32 erhöhte sich die Anzahl pro Jahr beträchtlich und weist vor allem in den ersten Jahren des Prager Exils[120] eine zunehmende Produktivität Heartfields aus. Während in der Weimarer Republik fast monatlich eine seiner Montagen erschien, kam seit 1934 wöchentlich eine auf das Titelblatt, den Innenteil oder die Rückseite der AIZ. Was das für Heartfield unter den erschwerten Lebens- und Schaffensbedingungen des Exils bedeutet haben muß, das ist kaum zu ermessen. Die an sich schon zeit- und kostenaufwendige Herstellung einer Fotomontage wurde nun noch erschwert durch den Mangel an aktuellem Fotomaterial, das Heartfield nur noch in seltenen Fällen von den in der Illegalität tätigen Arbeiterfotografen erhielt. Das publizistische Aktionsfeld der AIZ war durch einen neuen und sozial anders strukturierten Leserkreis in der Tschechoslowakei, den geringeren Radius der internationalen Verbreitung und die sich bis 1938 verschärfende Vorzensur beträchtlich eingeschränkt worden. Heartfields antifaschistische Montagen waren für Hitlerdeutschland eine ständige Provokation. Berlin reagierte mit diplomatischen Maßregeln und zwang die tschechoslowakische Regierung mehr denn je in die außenpolitische Defensive. Seit 1937 verringerte sich Heartfields Produktion noch mehr. Die Auflage der Zeitschrift sank beständig und betrug 1936 nur noch 12 000 Exemplare, auch dem Versuch, die AIZ in Miniaturausgaben und Heartfields Montagen als Postkarten ins »Dritte Reich« einzuschleusen, war nur geringer Erfolg beschieden. Seit dem 19. August 1936 erschien die AIZ unter dem neuen, programmatischen Namen »Die Volks-Illustrierte« in Prag, ein Bekenntnis zur antifaschistischen Volksfrontpolitik in aller Welt. Heartfield arbeitete nun nicht mehr nur als Fotomonteur, sondern auch als Redakteur der »Volks-Illustrierten«.

Am 5. Oktober 1938, wenige Tage nach dem Diktat und Verrat von München, erschien John Heartfields letzte Montage in der »Volks-Illustrierten«: »Das gigantischste Lügenmaul aller Zeiten«. Nach Adolf, dem »Übermenschen«, bekommen wir noch einmal den Schreihals Hitler mit Bärtchen und aufgerissenem Schlund zu Gesicht. Mehr geahnt als erkennbar, denn die Zensur hatte das Blatt braun überdrucken lassen. Ein wahrhaft symbolischer Schlußpunkt der Heartfieldschen Fotomontagen in Prag. Doch die Wahrheit ließ sich auf die Dauer von »tausend Jahren« nicht übertünchen. Heartfields Fotomontagen der Jahre 1930 bis 1938 sind das Wappenschild seiner streitbaren Kunst. Sie sind es geblieben bis auf den heutigen Tag, als Zeugnisse der unverwechselbaren Kunstform des Fotomonteurs John Heartfield und als mahnendes, unvergängliches Sinnzeichen der geschichtlichen Erinnerung.

Seite 171:

Verhaftung eines Demonstranten am 1. Mai 1929 in Berlin. Aus: AIZ/1929/Nr. 20

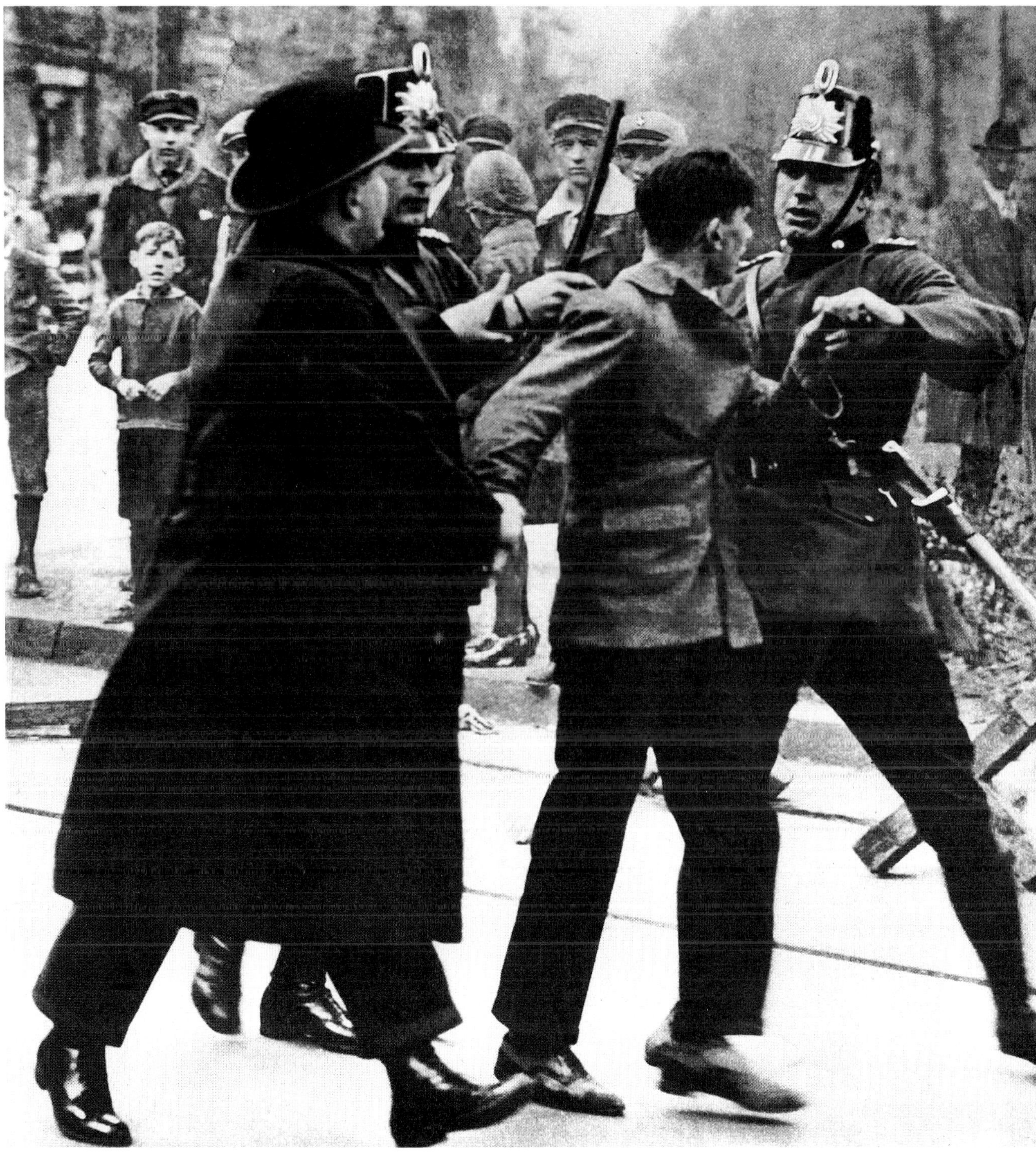

Reichstagswahlen am 14. September 1930 in Berlin. Die Polizei geht mit dem Gummiknüppel gegen Demonstranten vor.

Karl Zörgiebel und Frau am Kaffeetisch. Aus: Volksbuch 1930, S. 44

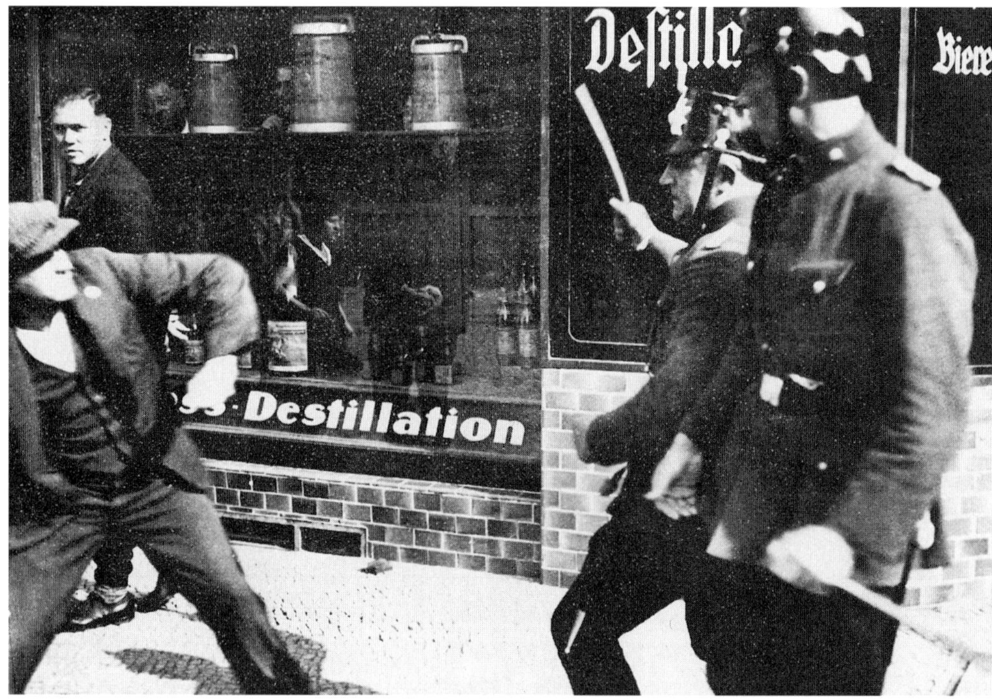

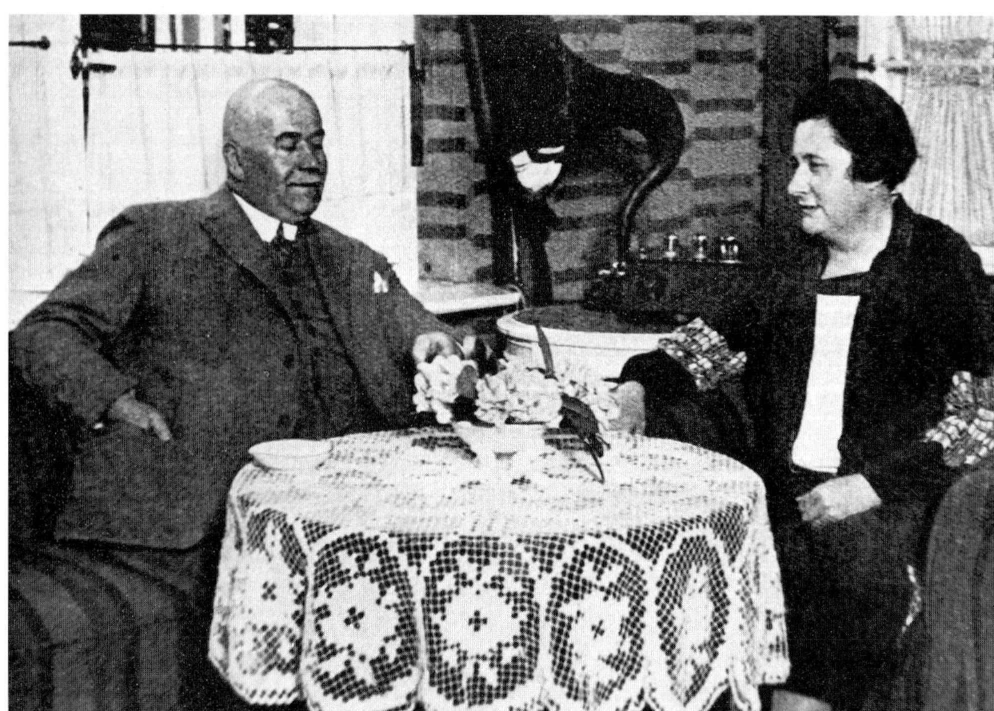

Seite 173:

John Heartfield. Benütze Foto als Waffe!. Aus: AIZ/1929/Nr. 37
Anläßlich der Ausstellung seiner Arbeiten auf der Großen Berliner Kunstausstellung erschien Heartfields Selbstbildnis mit Zörgiebel erstmals 1929 in der Nummer 37 der AIZ.
Mit seinem Selbstbildnis reagierte Heartfield auf den Blutmai 1929. Trotz Demonstrationsverbot des Berliner Polizeipräsidenten Karl Zörgiebel (SPD) demonstrierten ca. 200 000 Arbeiter. Die Polizei provozierte und schoß auf Demonstranten. Die Arbeiter errichteten zur Abwehr Straßensperren im Wedding und Neukölln. Der Polizeiterror forderte 31 Tote und Hunderte Verwundete, über 1200 Arbeiter wurden verhaftet.
Max Gebhard berichtet: »Zwei oder drei Tage nach dem 1. Mai wurden wir von Ernst Schneller im Zentralkomitee zusammengerufen, sämtliche Asso-Mitglieder, also Illustratoren und Grafiker und Fotomonteure, um über den Blutmai zu sprechen. Heartfield war dazu eingeladen, als einer der wichtigsten Leute. Und Heartfield war nicht da. Es dauerte also mindestens 10 Minuten, und dann tauchte er plötzlich auf. Zitternd am ganzen Leibe. Man spürte ihm die Erregung an, und er wurde gefragt von Schneller: ›Johnny, wo kommst du her, wo bist du gewesen . . .?‹ ›Ich war im Kampfgebiet. Ich mußte sehen, wo das passiert ist. Ich brauchte das für meine Arbeit.‹ –
Er wurde natürlich dann von Schneller sehr scharf attackiert, der sagte: ›Wie konntest du nur! Du weißt doch, wie wichtig du für uns bist. Du weißt, da wird noch gekämpft. Da kann noch was passieren. Wie konntest du nur!‹ ›Ja, ich mußte das sehen. Ich mußte das erleben.‹
Und wir spürten, daß er es erlebt hatte.«
Max Gebhard. 1977. Vgl. Anm. 1 – S. 150

BENÜTZE FOTO ALS WAFFE!

ZUR AUSSTELLUNG DER ARBEITEN VON JOHN HEARTFIELD AUF DER GROSSEN BERLINER KUNSTAUSSTELLUNG

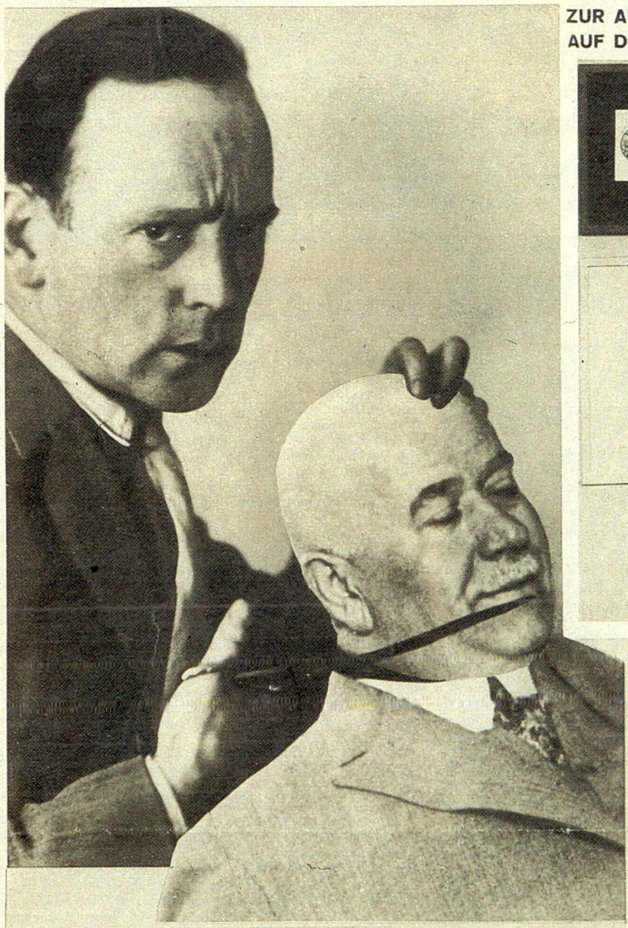

JOHN HEARTFIELD MIT POLIZEIPRÄSIDENT ZÖRGIEBEL

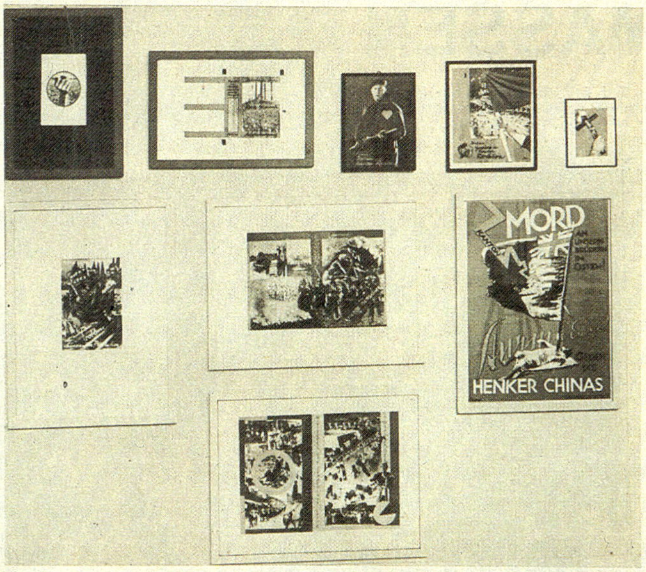

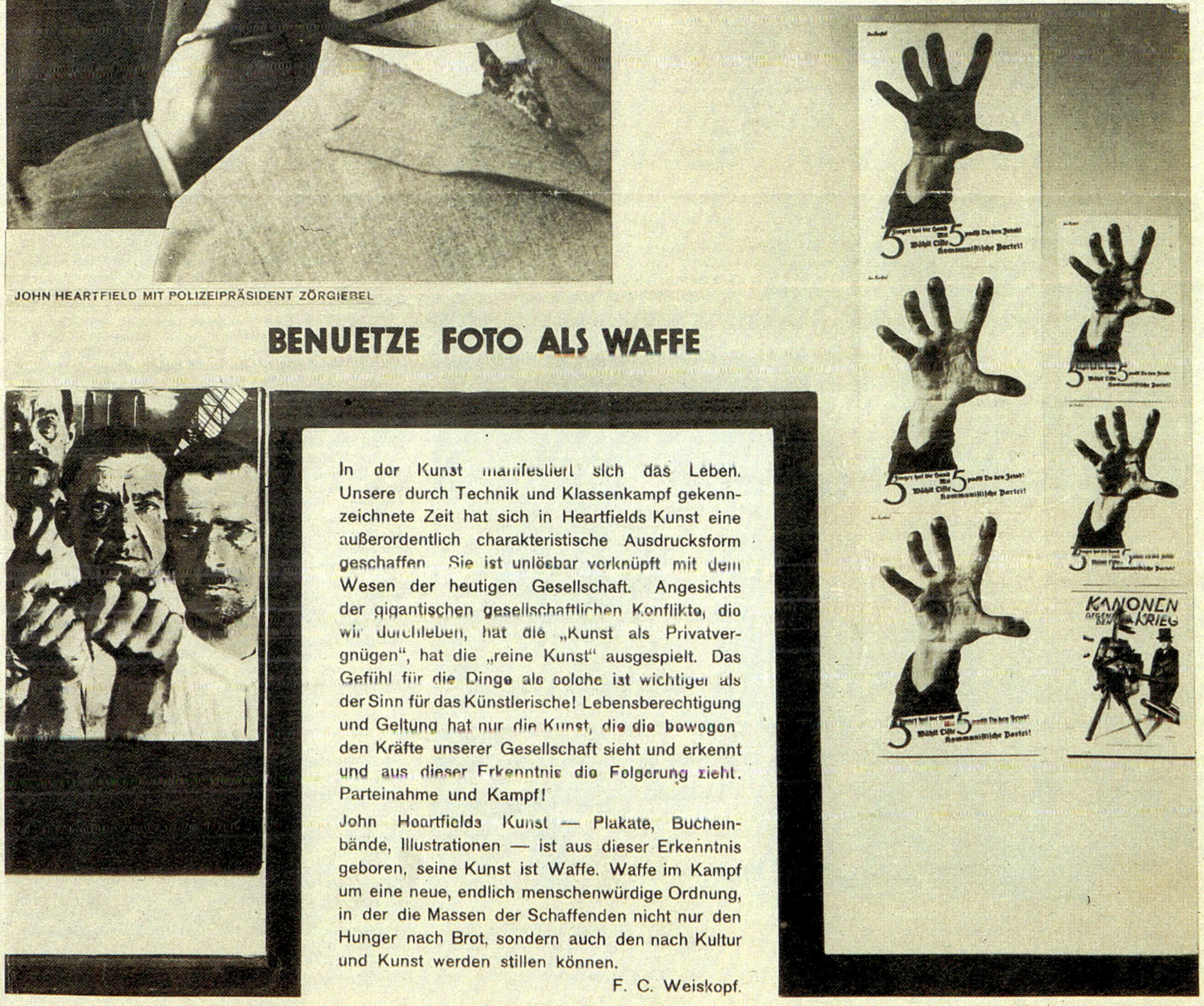

17

John Heartfield. *Der Sinn des Hitlergrusses.* 1932
AIZ/Nr. 42 vom 16. 10. 1932, S. 985 (Titelblatt, AIZ-Kopf abgedeckt). Fotomontage im Kupfertiefdruck.
38×27. Bez. r. u.: John Heartfield
Vgl. Pfäfflin 11/32

Titel o.: Der Sinn des Hitlergrusses:
u.: Motto: Millionen stehen hinter mir!
Kleiner Mann bittet um große Gaben.
Vgl. den Kommentar zur Reproduktionsvorlage Abb. Seite 65. Ferner: Siepmann, Eckhard: Heartfields »Millionen«-Montage. Zur Dialektik von politischer Intention und künstlerischer Technik. Magisterarbeit TU Berlin (West), 1972. Derselbe in: Montage: John Heartfield . . . Berlin (West), 1977. – S. 240–252

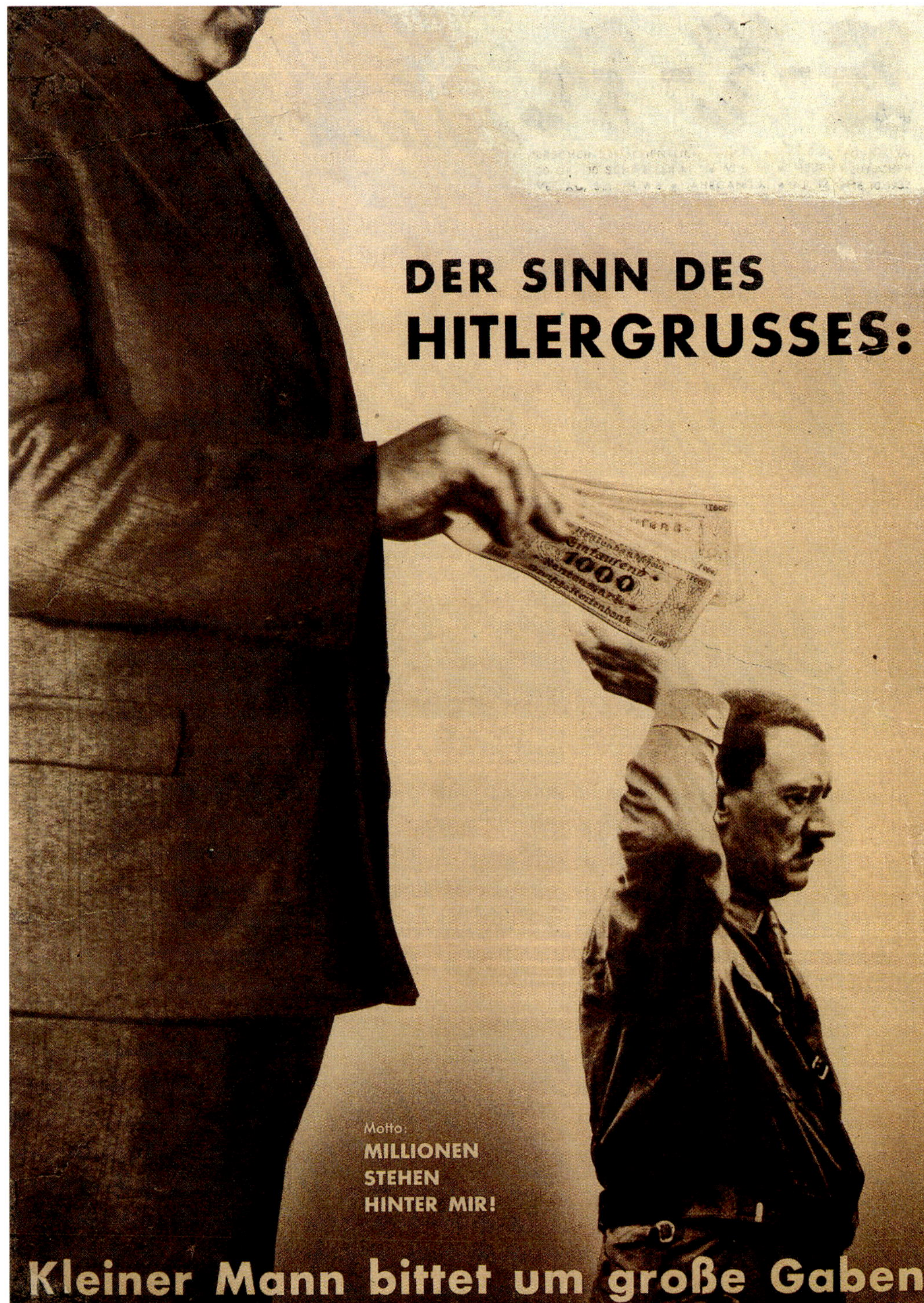

Seite 175:

John Heartfield. *S. M. Adolf – Ich führe euch herrlichen Pleiten entgegen!* 1932
AIZ/Nr. 34 vom 21. 8. 1932, S. 795. Fotomontage im Kupfertiefdruck. 38×27.
Bez. r. u.: John Heartfield
Vgl. Pfäfflin 6/32

Titel o. und u.: »Seine Majestät« Adolf (Hitler) in der Uniform und mit dem Bart Wilhelms II., dem Heartfield des Kaisers Versprechen »Ich führe Euch herrlichen Zeiten entgegen« sinnverkehrt mit den »Pleiten« in den Mund legte.
Variante in: Kaiser Adolf. The Man against Europe. In: Picture Post (Titelblatt). – London, 9. 9. 1939

S.M. ADOLF

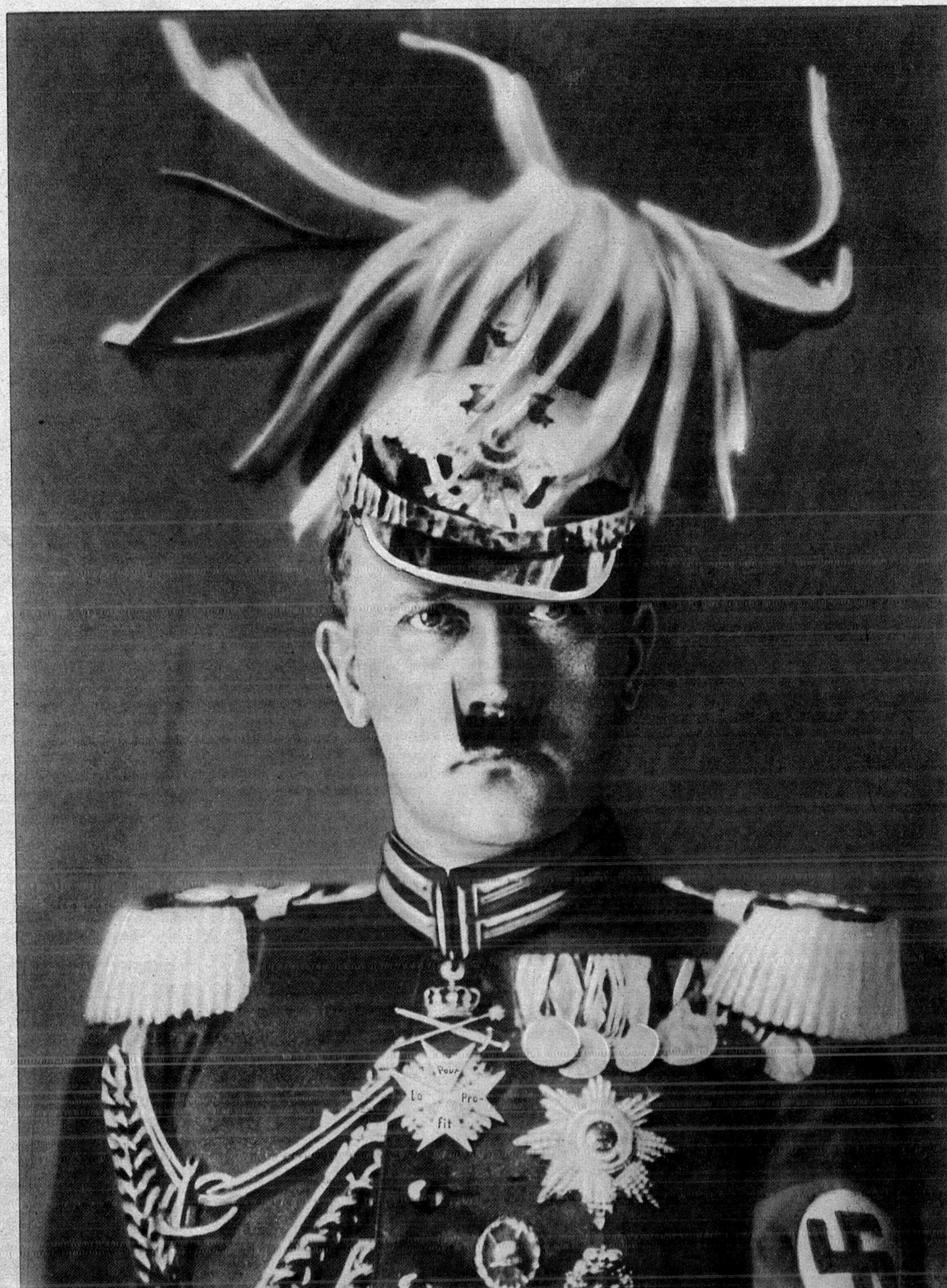

Fotomontage: John Heartfield

Ich

führe Euch herrlichen Pleiten entgegen!

John Heartfield. *Deutsche Naturgeschichte.* 1934
AIZ/Nr. 33 vom 16. 8. 1934, S. 536 (Rückseite). Fotomontage im Kupfertiefdruck. 38×27. Bez. r. u.: John Heartfield
Vgl. Pfäfflin 33/34

Text unter dem Titel o.: Deutscher Totenkopf-Falter (Acherontia atropos germanica) in seinen drei Entwicklungsstufen: Raupe, Puppe, Falter. – Bildunterschrift: METAMORPHOSE »Metamorphose« (griechisch μορφη = Gestalt), bedeutet: 1. in der Mythologie: die Verwandlung von Menschen in Bäume, Tiere, Steine usw. 2. In der Zoologie: die Entwicklung mancher Tiere über Larvenformen und Puppen, beispielsweise Raupe, Puppe, Schmetterling. 3. In der Geschichte der Weimarer Republik: die geradlinige Folge EBERT – HINDENBURG – HITLER.
Die Dargestellten von u. nach o.: Reichspräsident Friedrich Ebert (1919–1925), Reichspräsident Paul von Hindenburg (1925–1934), Adolf Hitler, Reichskanzler ab 30. Januar 1933.
In »Leben und Werk«, Tafel 167, nur Unterschrift: Metamorphose: Ebert – Hindenburg – Hitler.

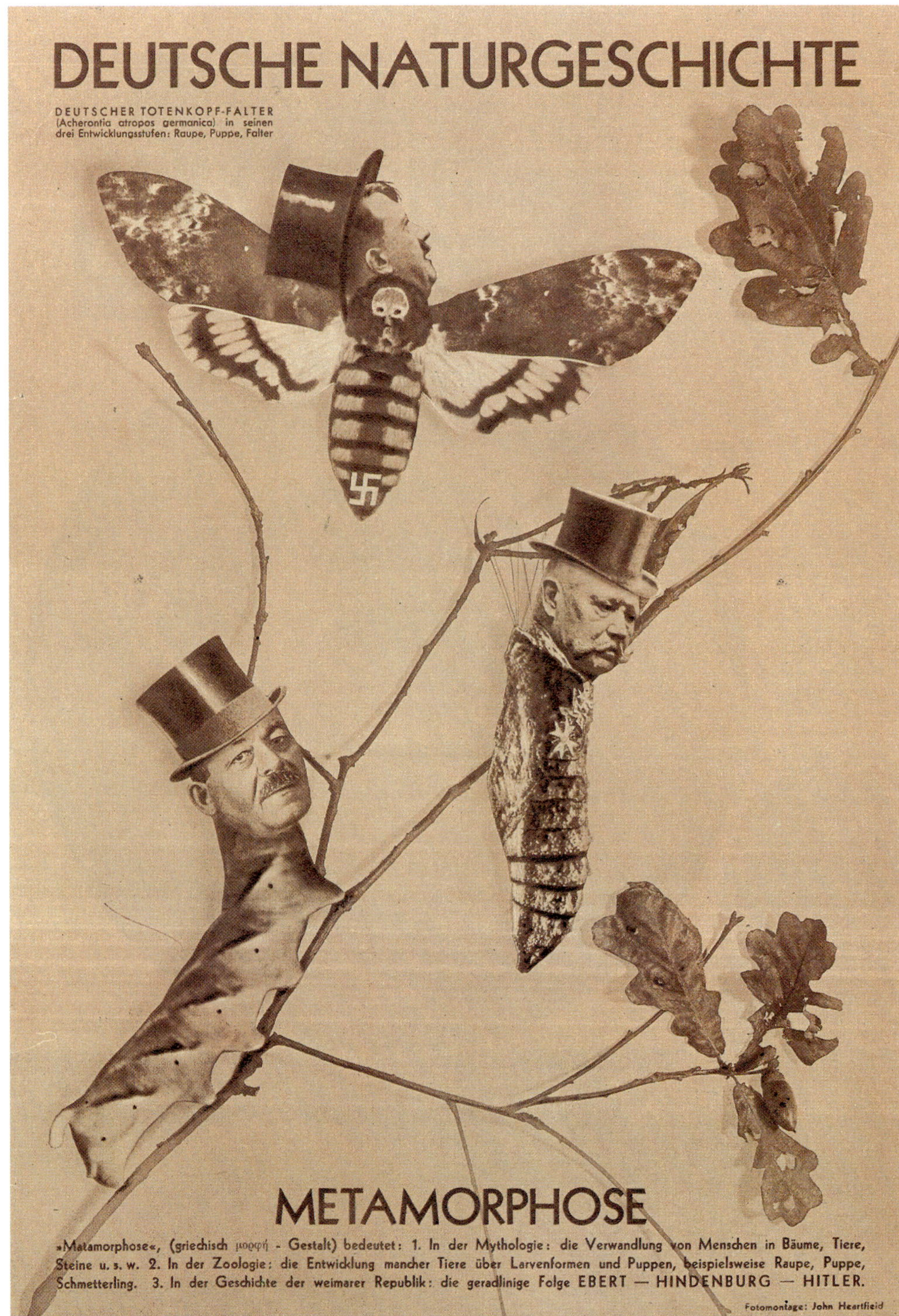

Seite 177:

John Heartfield. *Stimme aus dem Sumpf.* 1936
AIZ/Nr. 12 vom 19. 3. 1936, S. 179. Fotomontage im Kupfertiefdruck. 38×27. Bez. r. u.: John Heartfield
Vgl. Pfäfflin 11/36

Titel; Unterschrift: »Dreitausend Jahre konsequenter Inzucht beweisen die Überlegenheit meiner Rasse!«
Die am 15. September 1935 verkündeten antijüdischen »Nürnberger Gesetze« wurden auch von den japanischen Rassisten begrüßt.

STIMME AUS DEM SUMPF

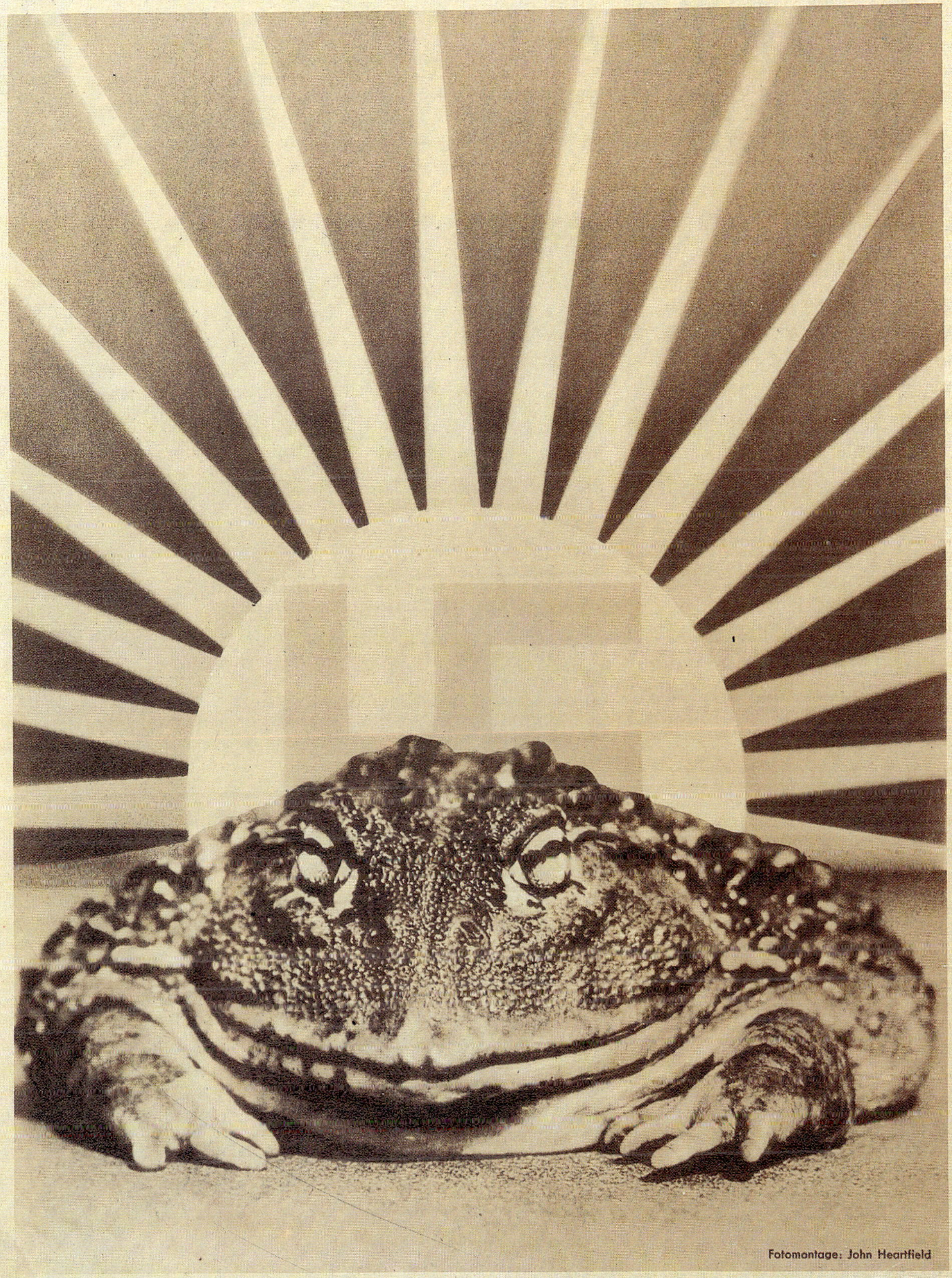

„Dreitausend Jahre konsequenter Inzucht beweisen die Überlegenheit meiner Rasse!"

John Heartfield. *Normalisierung.* AIZ/1936/Nr. 31

In diesem Zeichen will man euch verraten und verkaufen! AIZ/1932/Nr. 27

Das Mörderkreuz. AIZ/1933/Nr. 30

Christbaumständer. Nazikitsch

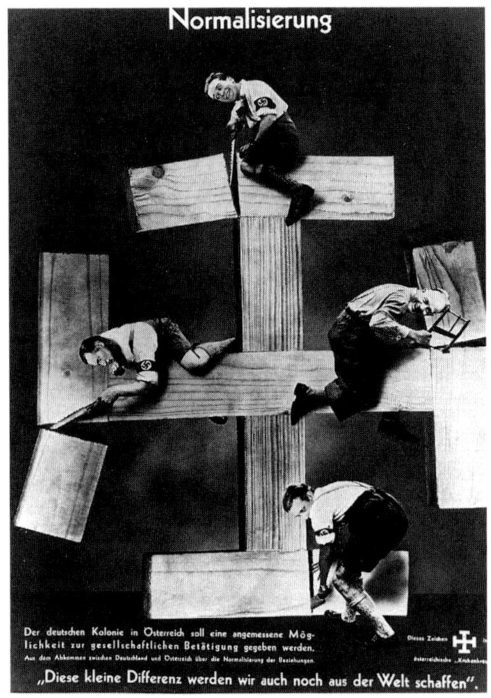

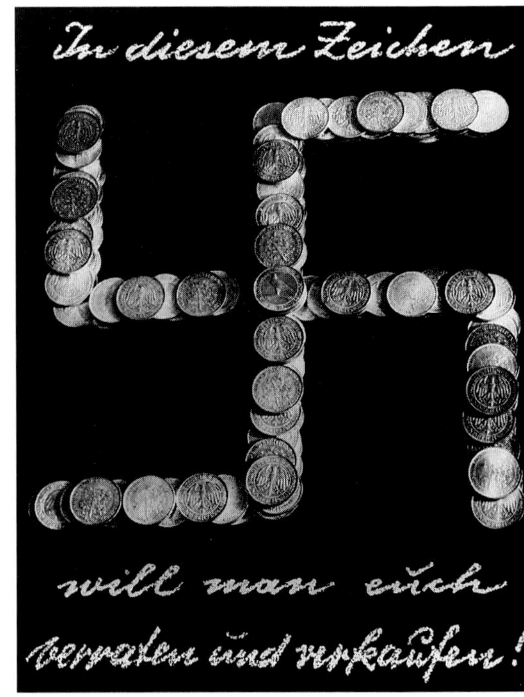

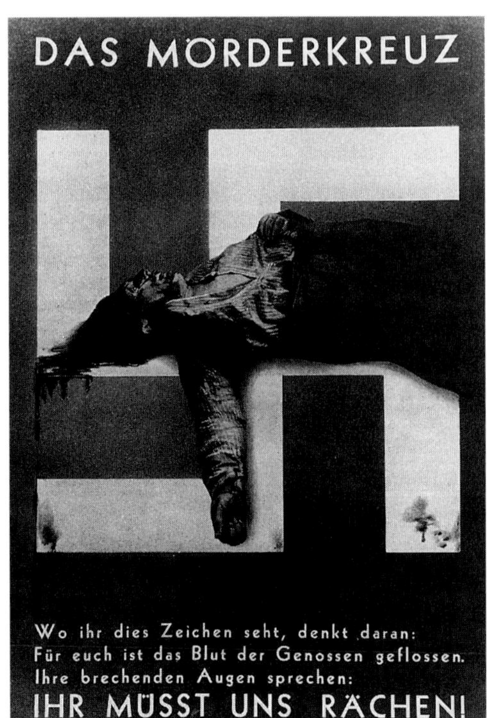

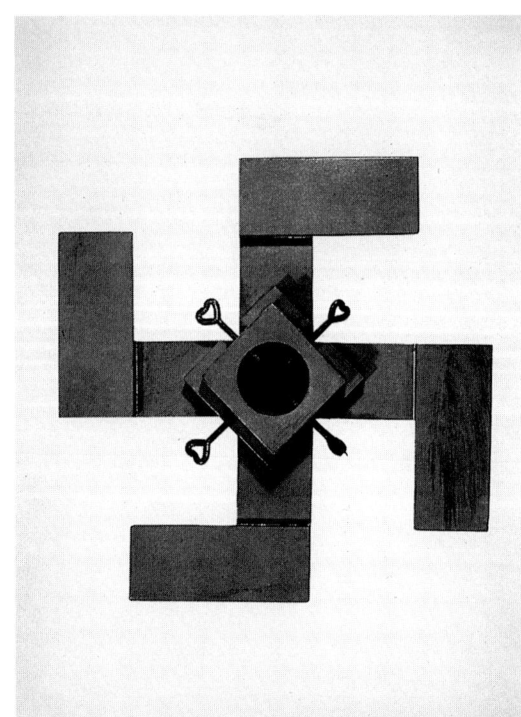

Seite 179:

John Heartfield. *O Tannenbaum im deutschen Raum, wie krumm sind deine Äste!* 1934
AIZ/Nr. 52 vom 27. 12. 1934, S. 848 (Rückseite). Fotomontage im Kupfertiefdruck. 38×27. Bez. r. u.: John Heartfield
Vgl. Pfäfflin 52/34

Unterschrift: Dem christlichen Tannenbaum wird laut Erlaß des Reichsernährungsministers Darré ab Weihnachten 1934 als artfremden Eindringling auf deutschem Boden die Fortpflanzung verboten. Erlaubt ist künftighin nur noch der in Walhall gezüchtete braune »Einheitstannenbaum. DRGM«.
In »Leben und Werk«, Tafel 190, ohne Text.

O Tannenbaum im deutschen Raum, wie krumm sind deine Äste!

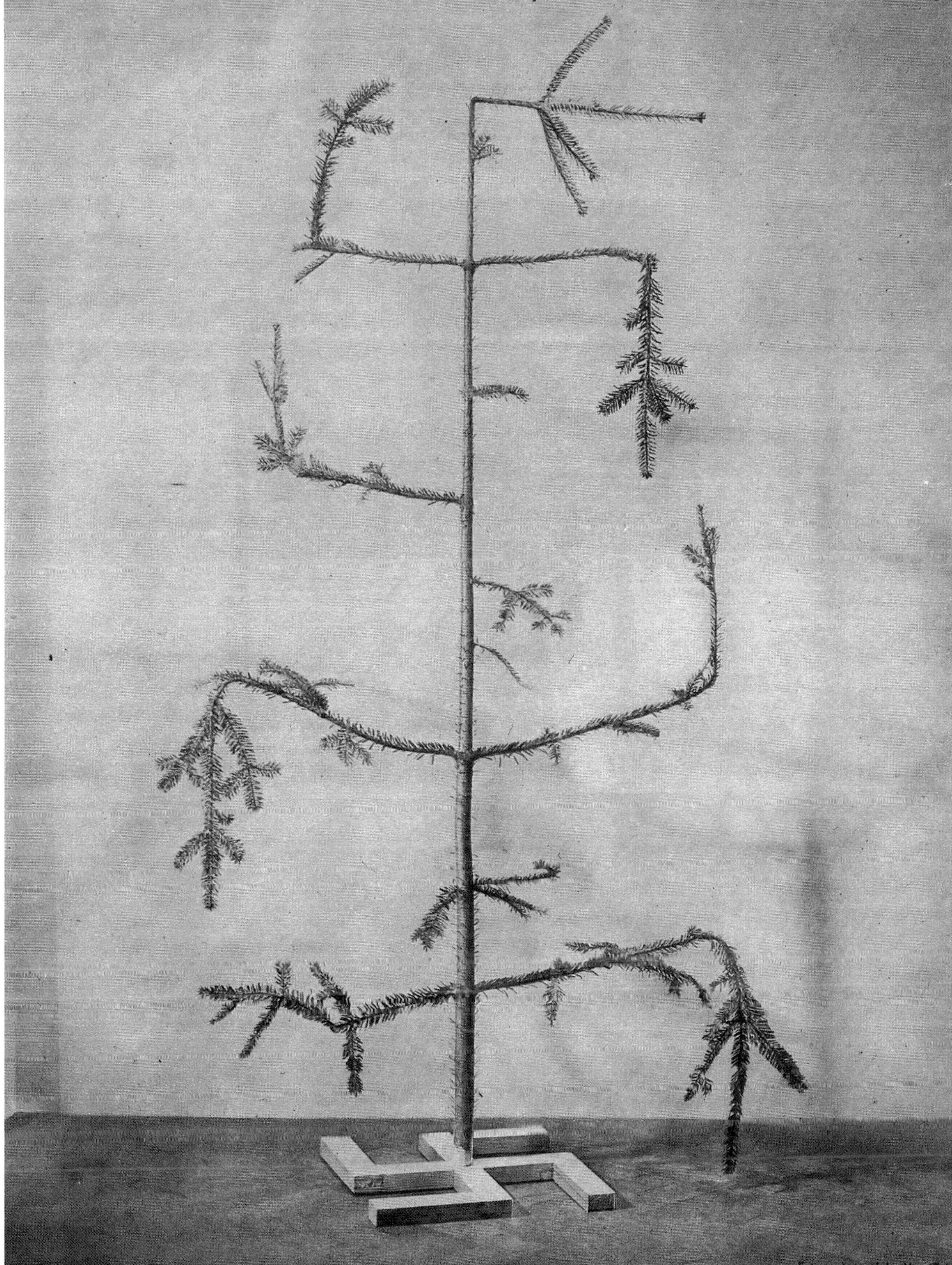

Dem christlichen Tannenbaum wird laut Erlaß des Reichsernährungsministers Darré ab Weihnachten 1934 als artfremdem Eindringling auf deutschem Boden die Fortpflanzung verboten. Erlaubt ist künftighin nur noch der in Walhall gezüchtete braune „Einheitstannenbaum - DRGM".

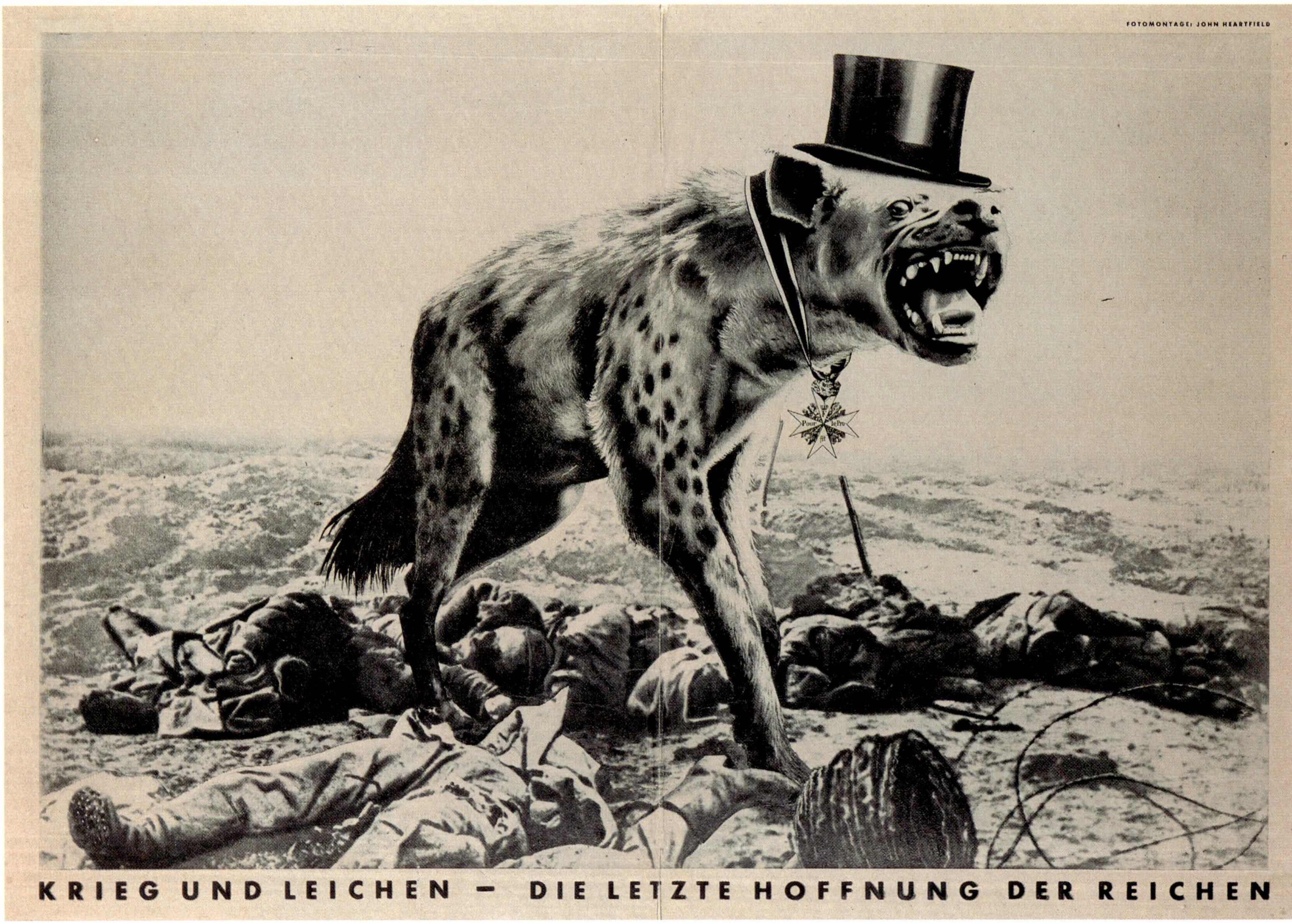

John Heartfield. *Krieg und Leichen – die letzte Hoffnung der Reichen.* 1932
AIZ/Nr. 18 vom 27. 4. 1932, S. 420/421 (Doppelseite). Fotomontage im Kupfertiefdruck. 38×54. Bez. r. o.: John Heartfield
Vgl. Pfäfflin 1/32

Titel u.; Inschrift im Orden: »Pour le Profit« (Abwandlung von »Pour le Mérite«).

Die Montage entstand anläßlich des 15. Jahrestages der russischen Maidemonstration von 1917 gegen den Krieg. Die KPD-Losung bei den Präsidentenwahlen lautete: »Wer Hindenburg wählt, wählt Hitler, wer Hitler wählt, wählt den Krieg!«
In Baden wurde die AIZ wegen dieser Montage beschlagnahmt und erst nach Protesten und Solidaritätserklärungen, u. a. von Brecht, Dix, Feuchtwanger, Pabst und Seghers, wieder freigegeben. Vgl. »Leben und Werk«, S. 369.
In Spanien wurde die Montage im Frühjahr 1934 als Plakat mit der Überschrift »Contra al fascismo sangriento!« verwendet. Der Orden ist durch ein Hakenkreuz ersetzt.
In »Leben und Werk«, Tafel 155, steht unten statt »die letzte«: »immer noch«.

Seite 181:

John Heartfield. Die Saat des Todes. 1937
VI/Nr. 15 vom 14. 4. 1937, S. 237. Fotomontage im Kupfertiefdruck. 38×27. Bez. r. u.: John Heartfield
Vgl. Pfäfflin 11/37

Titel o.; Unterschrift: Wo dieser Sämann geht durchs Land, Erntet er Hunger, Krieg und Brand.

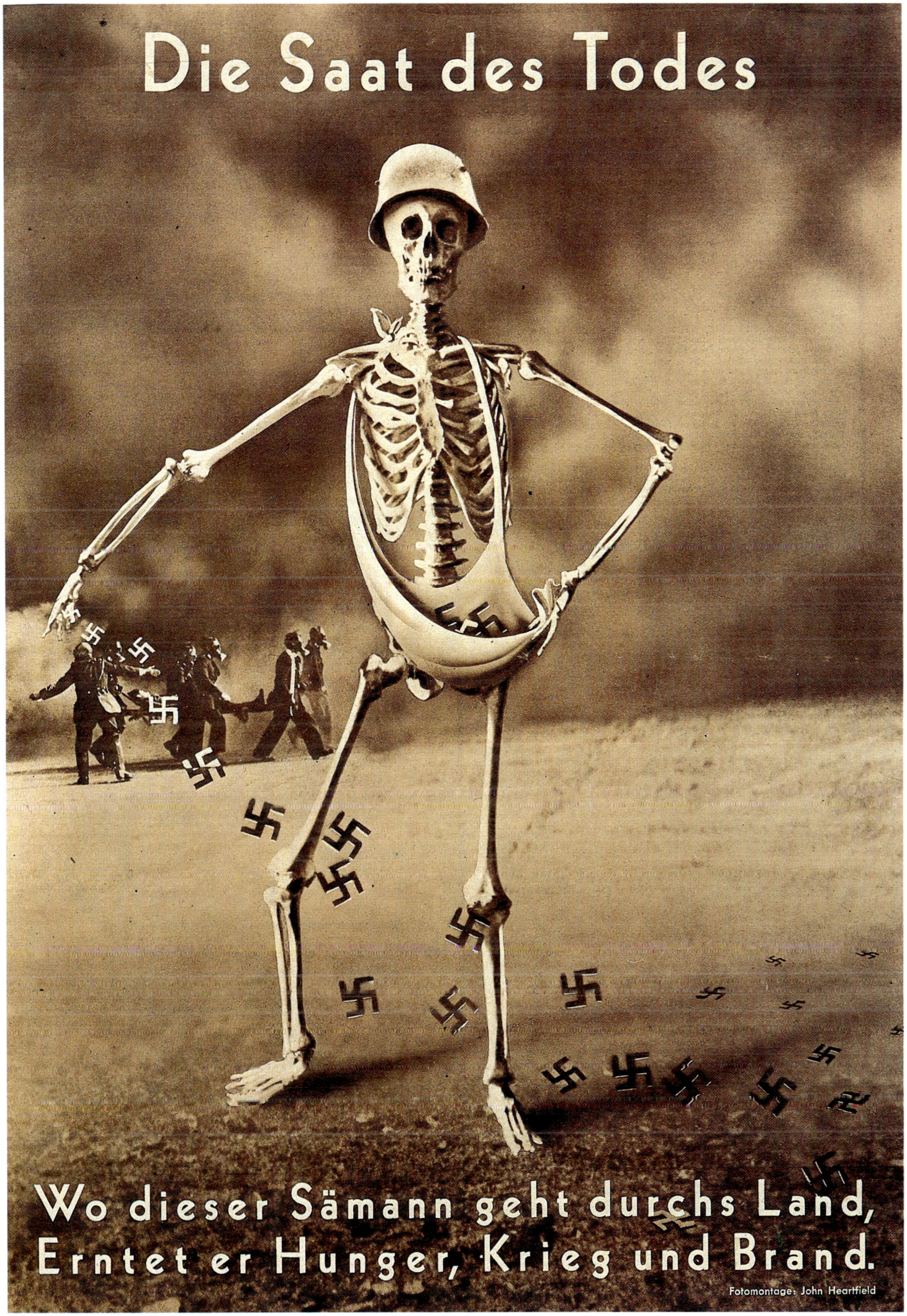
Die Saat des Todes
Wo dieser Sämann geht durchs Land,
Erntet er Hunger, Krieg und Brand.
Fotomontage: John Heartfield

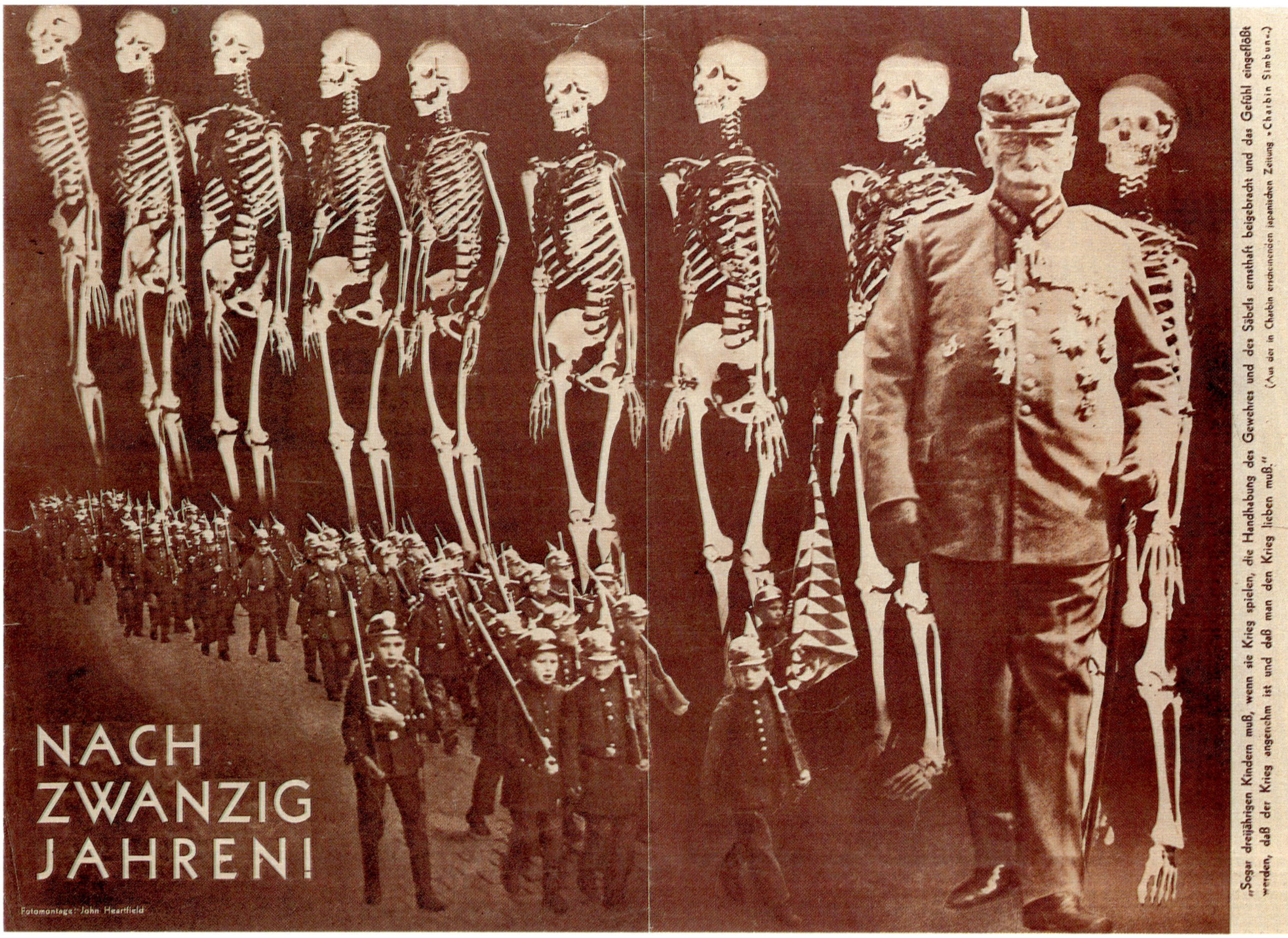

John Heartfield. *Nach zwanzig Jahren!* 1934
AIZ/Nr. 37 vom 13. 9. 1934, S. 592/593 (Doppelseite). Fotomontage im Kupfertiefdruck. 38×54. Bez. l. u.: John Heartfield.
Vgl. Pfäfflin 37/34
Titel l. u.: Text r. außerhalb: »Sogar dreijährigen Kindern muß, wenn sie Krieg spielen, die Handhabung des Gewehrs und des Säbels ernsthaft beigebracht und das Gefühl eingeflößt werden, daß der Krieg angenehm ist und daß man den Krieg lieben muß.« (Aus der in Charbin erscheinenden japanischen Zeitung »Charbin Simbun«). Figur r.: General Karl Litzmann, montiert auf Foto von Zöglingen der Potsdamer Kadettenanstalt. Anläßlich des 20. Jahrestages des Ausbruchs des ersten Weltkrieges im August 1914 erschienene, aktualisierte Fassung der im Antikriegsjahr 1924 in der Berliner Malik-Buchhandlung ausgestellten Fotomontage »Nach zehn Jahren. Väter und Söhne 1924«. Vgl. »Leben und Werk«, S. 367

Seite 183:

John Heartfield. *Madrid 1936.* 1936
VI/Nr. 15 vom 25. 11. 1936, S. 240 (Rückseite). Fotomontage im Kupfertiefdruck. 38×27. Bez. r. u.: John Heartfield. Vgl. Pfäfflin 40/36
Titel o.; Unterschrift: ¡No pasaran! ¡Pasaremos! Sie kommen nicht durch! Wir kommen durch!
Die Weltpresse feierte am 8./9. November 1936 die angebliche Einnahme von Madrid. Die Stadt wurde viele Monate belagert, fiel jedoch erst am 28. März 1939 durch Verrat in die Hände der Franco-Faschisten.

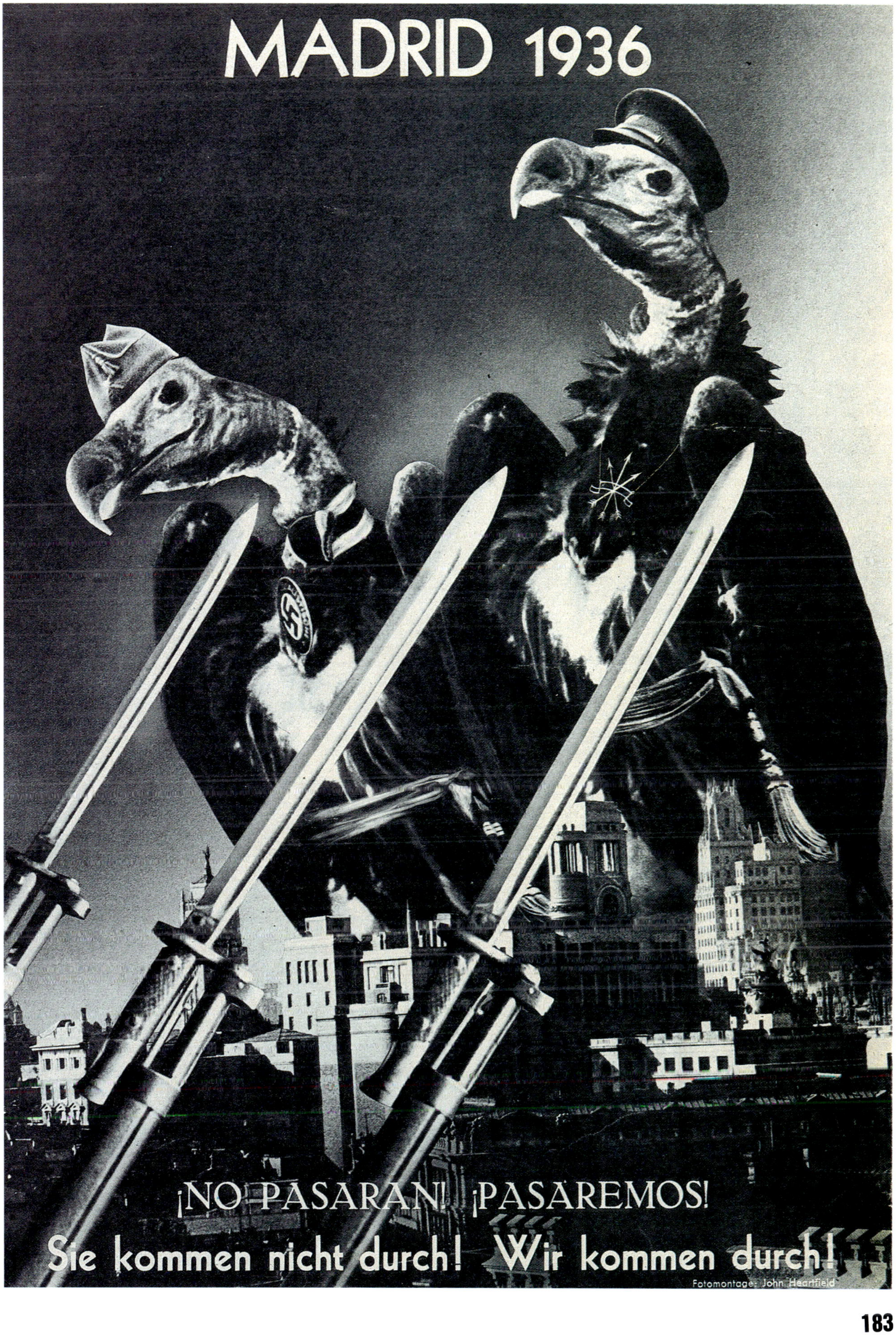
MADRID 1936
¡NO PASARAN! ¡PASAREMOS!
Sie kommen nicht durch! Wir kommen durch!
Fotomontage: John Heartfield

John Heartfield. *Zum Krisen-Parteitag der SPD.* 1931
AIZ/Nr. 24 vom 5. 6. 1931, S. 477. Fotomontage im Kupfertiefdruck. 38×27. Bez. r. u.: John Heartfield
Vgl. Pfäfflin 2/31

Titel; unten: »Die Sozialdemokratie will nicht den Zusammenbruch des Kapitalismus. Sie will wie ein Arzt zu heilen oder zu bessern versuchen« (Fritz Tarnow, Vorsitzender des Holzarbeiterverbandes). Heartfields Kommentar: Die Tierärzte von Leipzig: »Selbstverständlich werden wir dem Tiger die Zähne ausbrechen, aber zunächst einmal müssen wir ihn gesundpflegen und herausfüttern.«
Überliefert ist der Korrekturabzug eines Textes, der vermutlich die gleiche Montage variieren sollte: »Gut gebrüllt Tiger!«, darunter Zitat: »Wir haben keine Krise des Kapitalismus, sondern nur eine Krise des Vertrauens in den Kapitalismus!« (Wassermann; Generaldirektor der DD-Bank). Hinweis auf die Demagogie führender Bankiers, die der Politik der rechten Gewerkschaftsführer entsprach.
Heartfields Montage regte Brecht zu seiner Geschichte »Das neue Gesicht« an.
In »Leben und Werk«, Tafel 142, nur mit der Unterschrift: Zum Krisenparteitag der S.P.D.

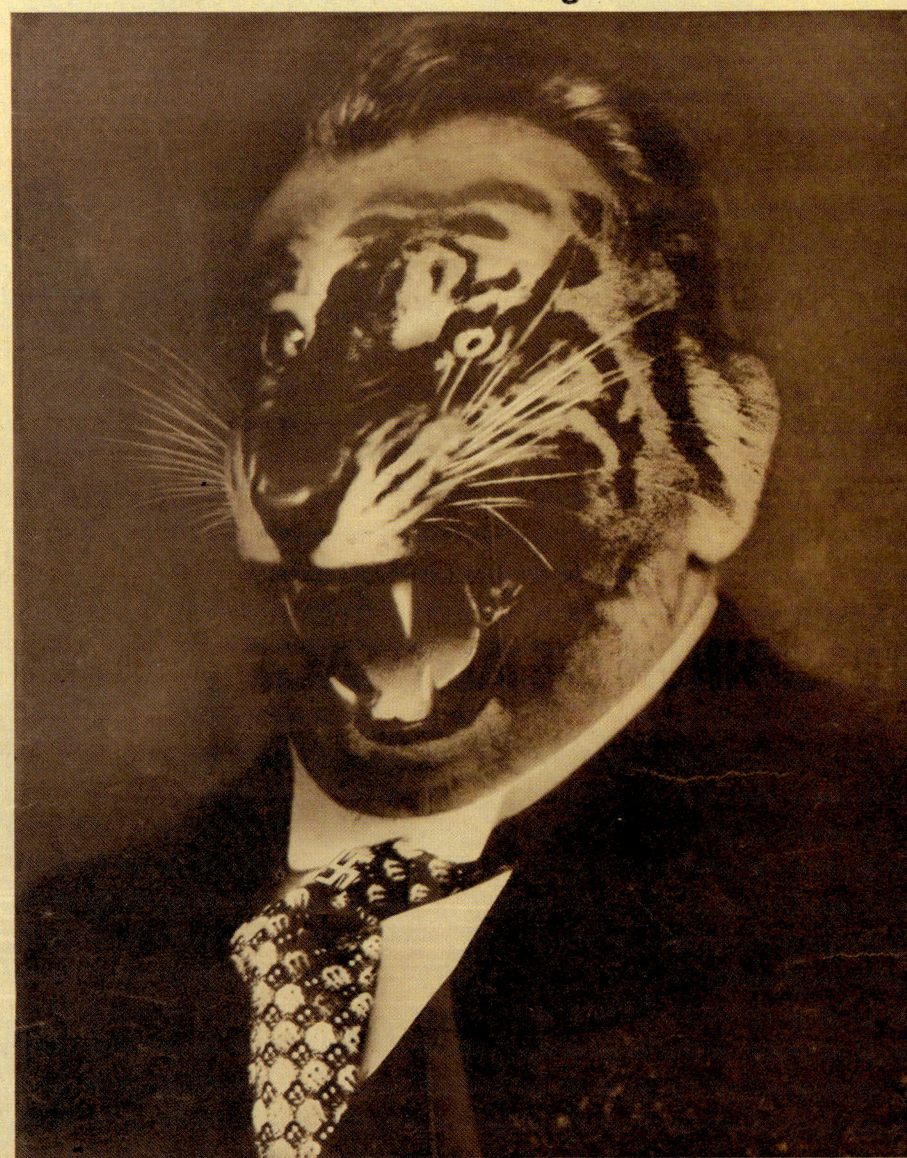
Zum Krisen-Parteitag der SPD

Die Sozialdemokratie will nicht den Zusammenbruch des Kapitalismus. Sie will wie ein Arzt zu heilen und zu bessern versuchen (Fritz Tarnow, Vorsitzender des Holzarbeiterverbandes)

FOTO-MONTAGE: JOHN HEARTFIELD

Die Tierärzte von Leipzig: **„Selbstverständlich werden wir dem Tiger die Zähne ausbrechen, aber zunächst einmal müssen wir ihn gesundpflegen und herausfüttern."**

477

Seite 185:

John Heartfield. *Der friedfertige Raubfisch.* 1937
VI/Nr. 19 vom 12. 5. 1937, S. 307 Fotomontage im Kupfertiefdruck. 38×27. Bez. r. u.: John Heartfield
Vgl. Pfäfflin 15/37

Titel o.; Unterschrift: »Ich verabscheue die kollektive Sicherheit! Ich lade die kleinen Fische einzeln ein, zweiseitige Verträge mit mir abzuschließen«.
Hitler lehnte mehrseitige, auf dem System gemeinsamer Sicherheit des Völkerbundes beruhende Verträge ab und schloß bilaterale, taktisch orientierte Abkommen: 1934 Nichtangriffspakt mit Polen, 1935 Deutsch-britisches Flottenabkommen, 1936 Abkommen mit Österreich, Antikomintern-Pakt mit Japan, Achse Berlin – Rom. Im Januar 1937 trat Italien dem Antikomintern-Pakt bei.
Der Raubfisch steckt in der Uniform des Reichsfeldmarschalls Hermann Göring.

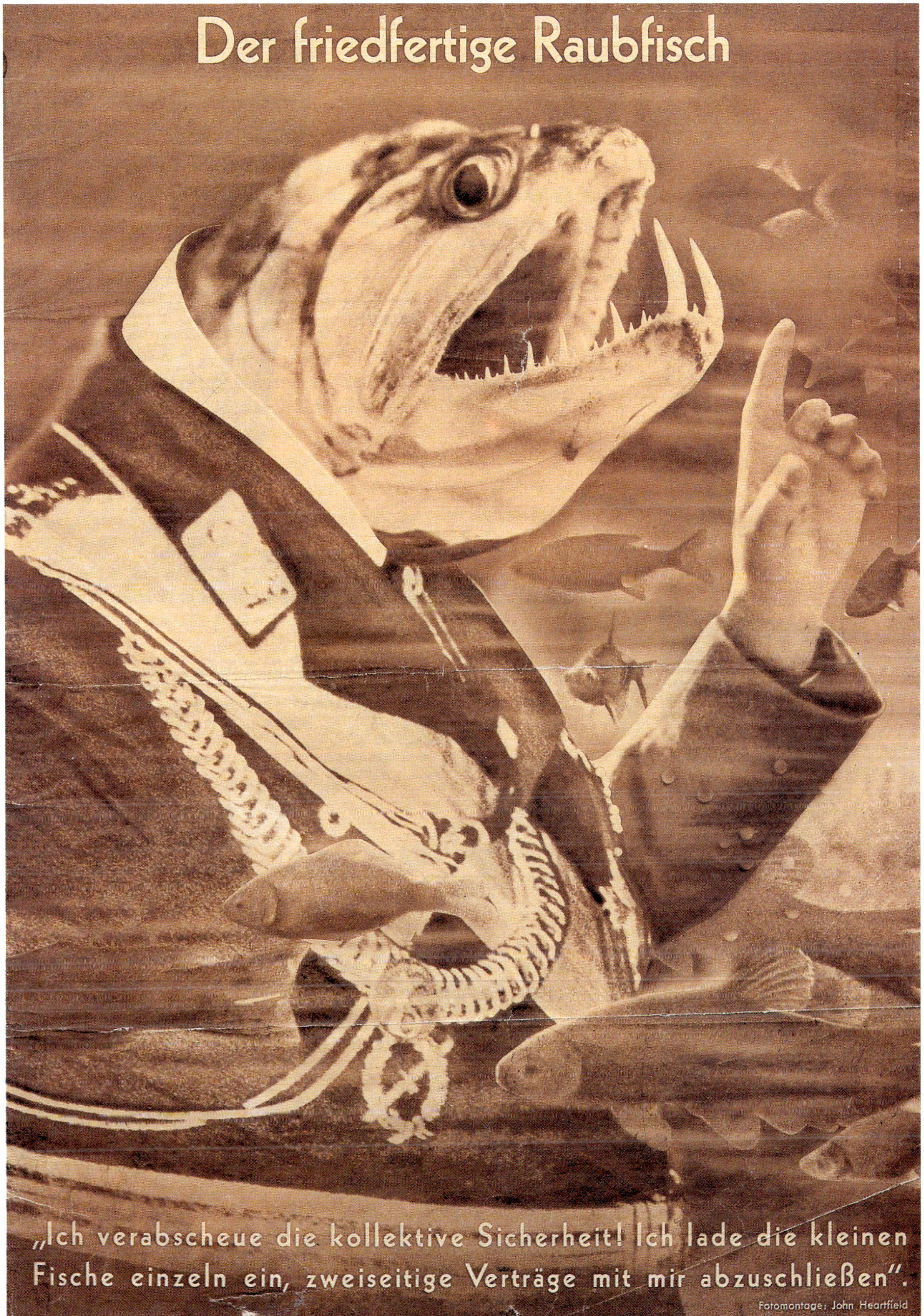
Der friedfertige Raubfisch
„Ich verabscheue die kollektive Sicherheit! Ich lade die kleinen Fische einzeln ein, zweiseitige Verträge mit mir abzuschließen".
Fotomontage: John Heartfield

John Heartfield. *Cagoulards der Börse.* 1938
VI/Nr. 4 vom 26. 1. 1938, unpag.
Fotomontage im Kupfertiefdruck. 38×27.
Bez. r. u.: John Heartfield
Vgl. Pfäfflin 1/38

Titel o; Die Cagoulards (Kapuzenmänner) brachten in einer Aktion der internationalen Finanzoligarchie die französische Volksregierung aus Radikalsozialisten, Kommunisten und Sozialisten zu Fall. Léon Blums Nachfolger Chautemps versuchte vergeblich, den Francs zu sanieren.

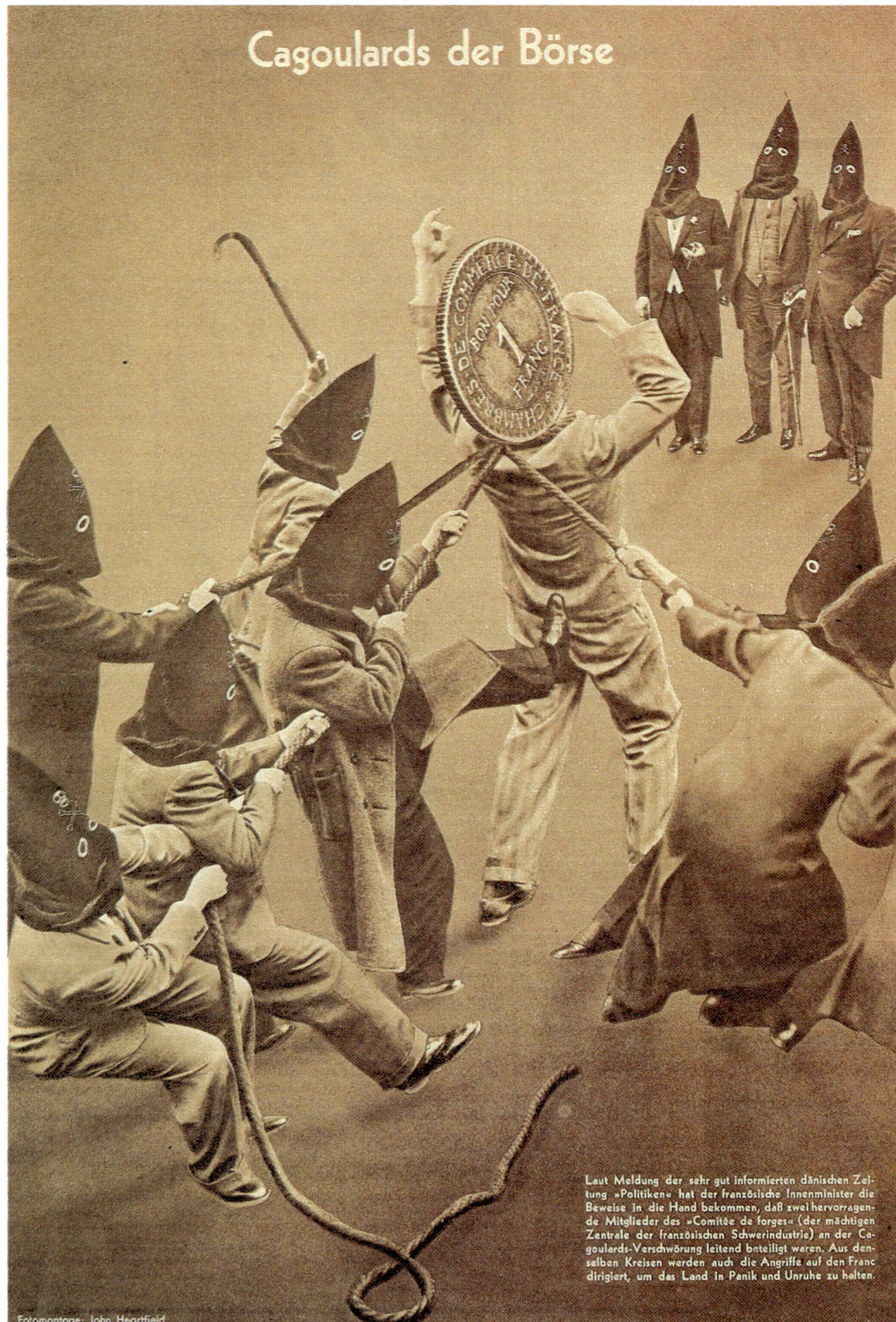
Cagoulards der Börse
Laut Meldung der sehr gut informierten dänischen Zeitung »Politiken« hat der französische Innenminister die Beweise in die Hand bekommen, daß zwei hervorragende Mitglieder des »Comitée de forges« (der mächtigen Zentrale der französischen Schwerindustrie) an der Cagoulards-Verschwörung leitend beteiligt waren. Aus denselben Kreisen werden auch die Angriffe auf den Franc dirigiert, um das Land in Panik und Unruhe zu halten.
Fotomontage: John Heartfield

Seite 187:

John Heartfield. *Der Gipfel ihrer Wirtschaftsweisheit.* 1937
VI/Nr. 17 vom 28. 4. 1937, S. 269
Fotomontage im Kupfertiefdruck. 38×27.
Bez. r. u.: John Heartfield
Vgl. Pfäfflin 13/37

Titel o.; Unterschrift: »Noch nie, solange die Erde besteht, ist so viel Blech geredet und gesammelt worden.«
Anspielung auf die Altmetallsammlungen, die der Kriegsvorbereitung dienten. Im September 1936 hatte Hitler auf dem Reichsparteitag den »Zweiten Vierjahresplan« verkündet, mit dessen Durchführung Göring beauftragt wurde. Für den Bürger war der Plan mit Spar- und Sammelaktionen und der Beschränkung in der Nahrungsmittelversorgung verbunden.

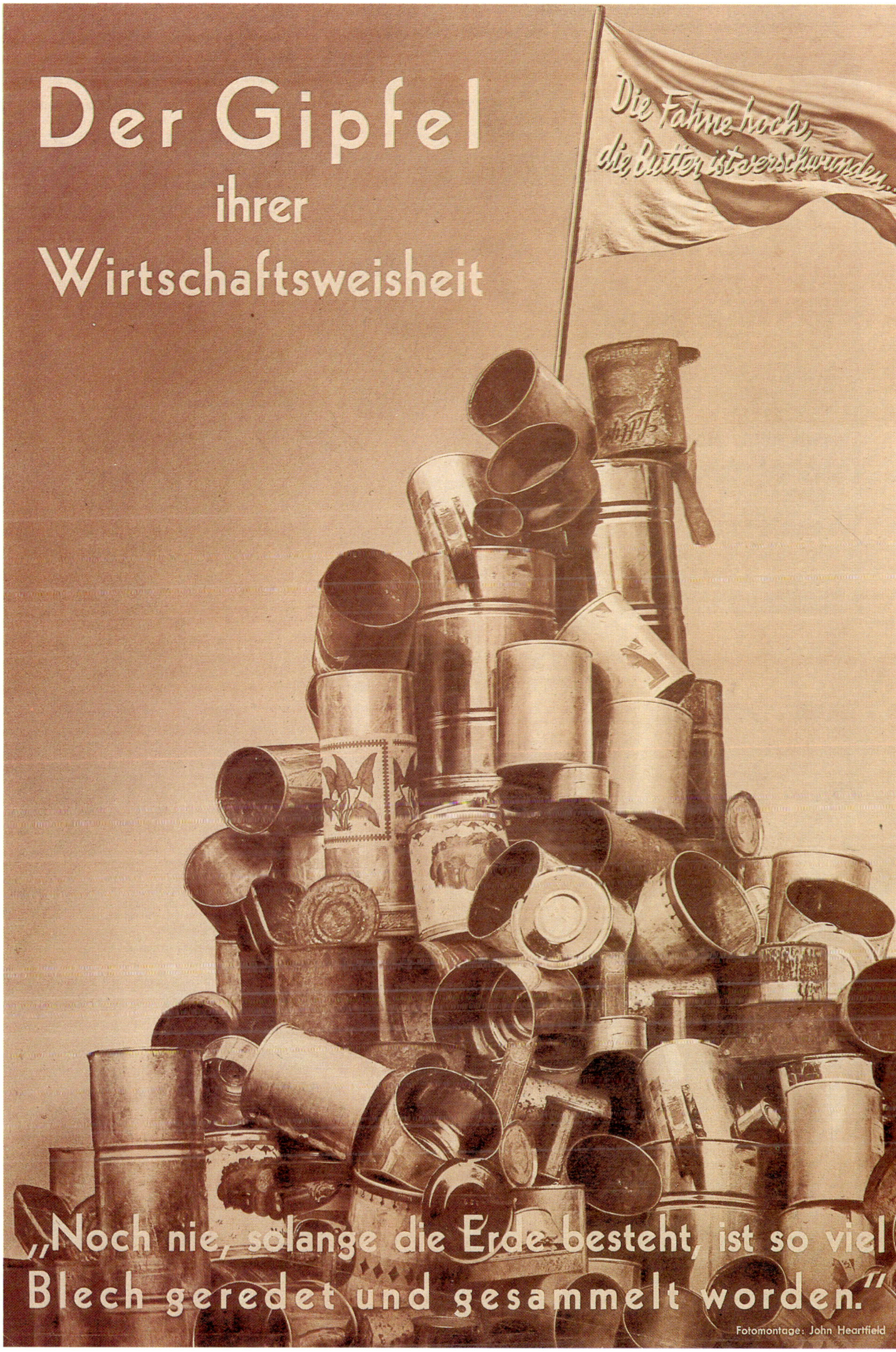
Der Gipfel
ihrer
Wirtschaftsweisheit
Die Fahne hoch,
die Butter ist verschwunden...
„Noch nie, solange die Erde besteht, ist so viel
Blech geredet und gesammelt worden."
Fotomontage: John Heartfield

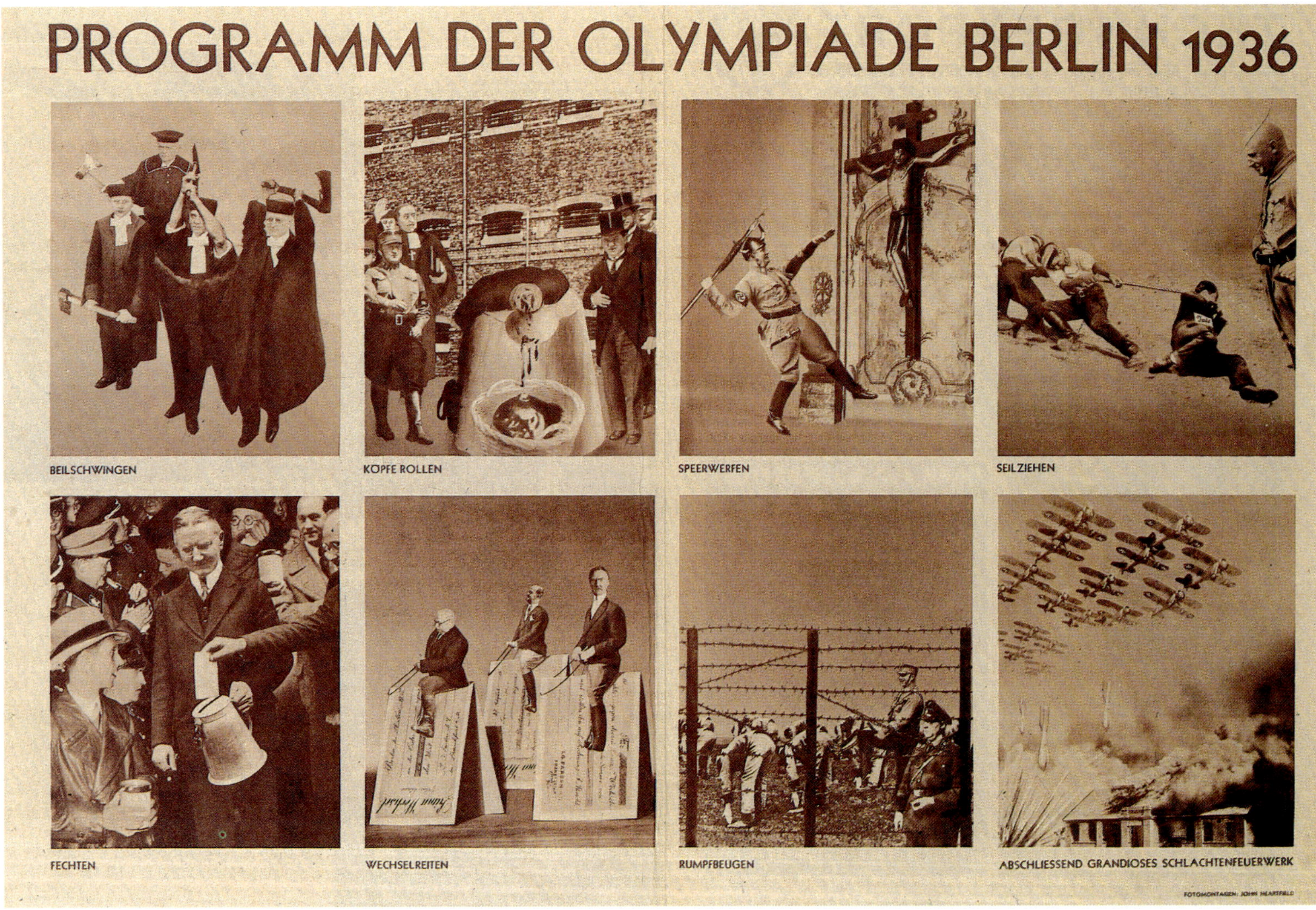

John Heartfield. *Programm der Olympiade Berlin 1936.* 1935
AIZ/Nr. 48 vom 28. 11. 1935, S. 760/761 (Doppelseite). Fotomontage im Kupfertiefdruck. 38×54. Bez. r. u.: John Heartfield
Vgl. Pfäfflin 23/35

Die 13. Olympischen Sommerspiele in Berlin im August 1936 bereiteten die Nationalsozialisten propagandistisch mit großem Aufwand vor. Sie wurden zu einem gleisnerisch beispiellosen Triumph der demonstrierten »Weltoffenheit« Hitlerdeutschlands gegenüber dem Ausland.
Die letzte der acht Fotomontagen (mit der Unterschrift: Abschließend grandioses Schlachtenfeuerwerk zeigt den Ausblick in die Zukunft: ein Flugzeuggeschwader beim Bombardieren einer Stadt. Heartfields Olympia-Montage war die Vorankündigung eines Artikels über die »Lüge um die Olympiade« in der Nr. 50 der AIZ.
In »Leben und Werk«, Tafel 202, wurde für die erste Montage »Beilschwingen« die in Nr. 26 der AIZ vom 24. 6. 1936 veröffentlichte Montage »Berlin ruft zur Olympiade« eingefügt.
Vgl. Abb. Seite 39

Seite 189:

John Heartfield. *Das tote Parlament.* 1930
AIZ/Nr. 42 vom 8. 10. 1930, S. 823
Fotomontage im Kupfertiefdruck. 38×27. Bez. l. u.: John Heartfield
Vgl. Pfäfflin 10/30

Titel o.; Unterschrift: Das blieb vom Jahre 1848 übrig! So sieht der Reichstag aus, der am 13. Oktober eröffnet wird.
Mit der Auflösung der Reichsverfassung durch Hindenburg am 18. Juli 1930 begann die Notverordnungsdiktatur und der Übergang zur faschistischen Diktatur.

Das tote Parlament

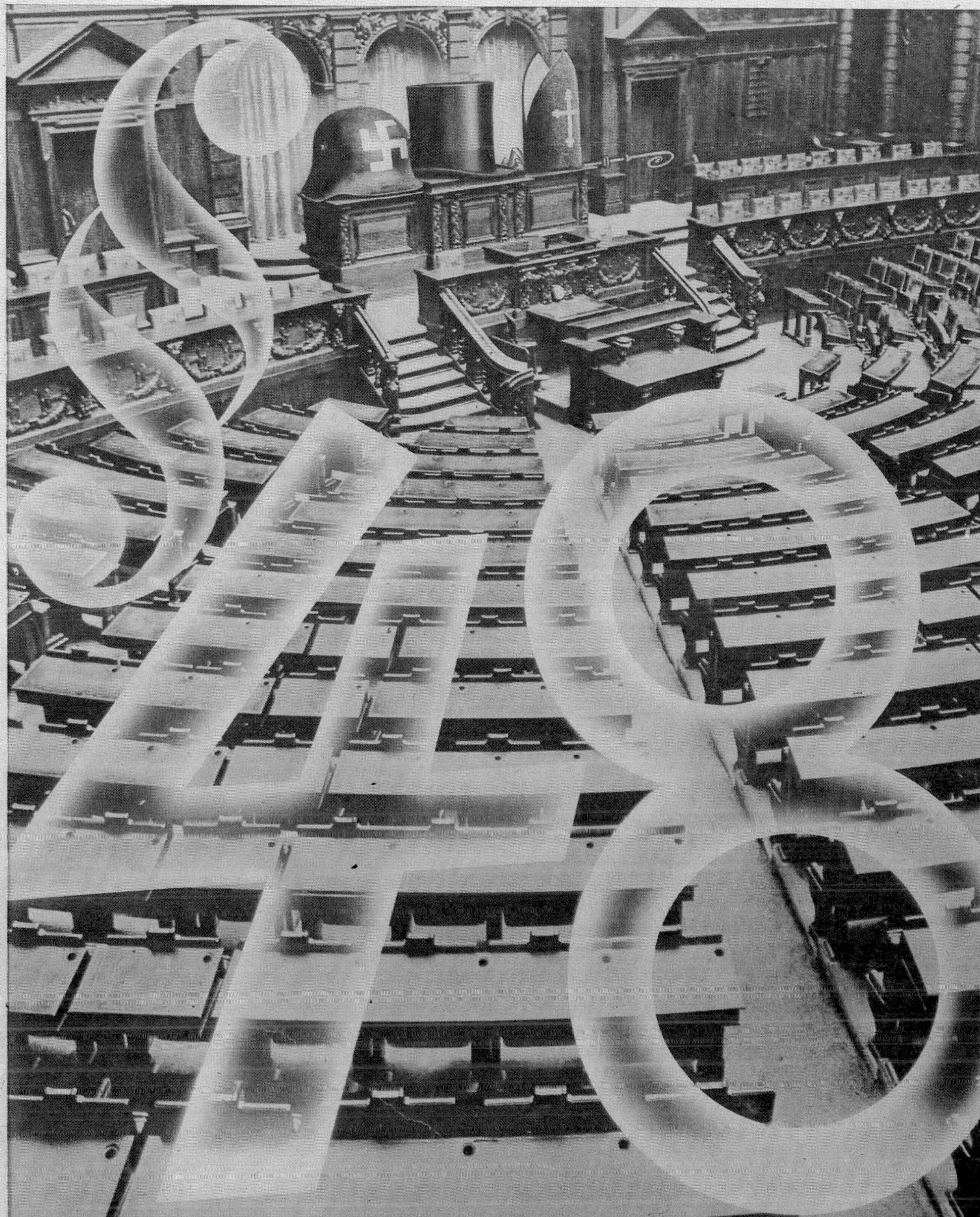

Das blieb vom Jahre 1848 übrig!

So sieht der Reichstag aus, der am 13. Oktober eröffnet wird.

823

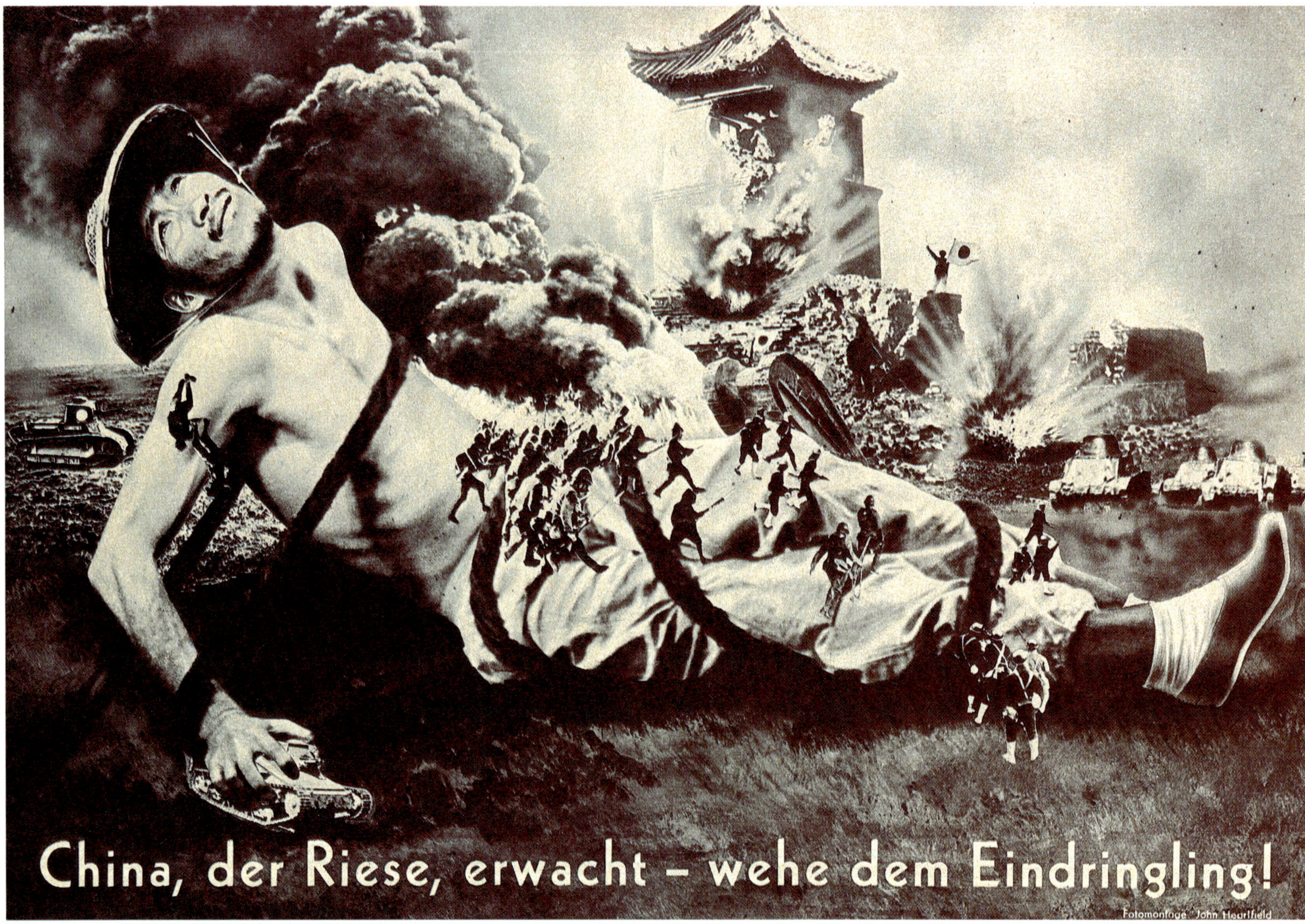

John Heartfield. *China, der Riese, erwacht – wehe dem Eindringling!* 1938
VI/Nr. 18 vom 4. 5. 1938 (Rückseite). Fotomontage im Kupfertiefdruck. 38×54. Bez. r. u.: John Heartfield
Vgl. Pfäfflin 5/38

Titel u.; Im Juli 1937 wurde China vom japanischen Aggressor ohne Kriegserklärung überfallen.
Bis 1939 Stellungskrieg und Partisanenkämpfe in Peking und anderen Städten

Seite 191:

John Heartfield. *Das ist das Heil, das sie bringen!* 1938
VI/Nr. 26 vom 29. 6. 1938, unpaginiert. Fotomontage im Kupfertiefdruck. 38×27. Bez. r. u.: John Heartfield
Vgl. Pfäfflin 8/38

Titel u.; Inschrift l. o. (vgl. Abb. Seite 43).
Heartfield erinnert mit dieser Fotomontage an die deutschen Bombenangriffe auf spanische Städte und verfremdet den Hitlergruß zur Knochenhand des Todes mit den unheilbringenden Flugzeugen.

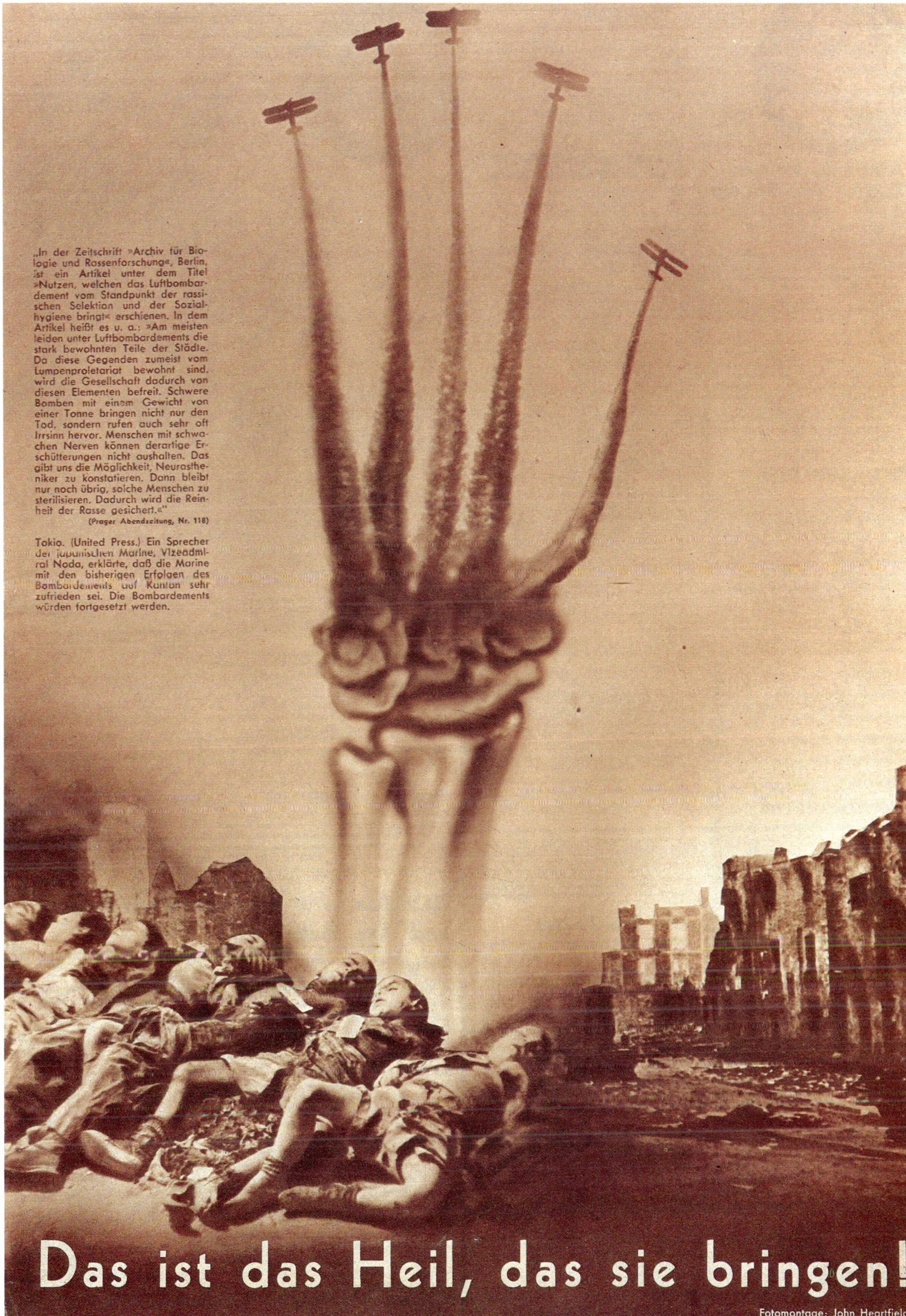
„In der Zeitschrift »Archiv für Biologie und Rassenforschung«, Berlin, ist ein Artikel unter dem Titel »Nutzen, welchen das Luftbombardement vom Standpunkt der rassischen Selektion und der Sozialhygiene bringt« erschienen. In dem Artikel heißt es u. a.: »Am meisten leiden unter Luftbombardements die stark bewohnten Teile der Städte. Da diese Gegenden zumeist vom Lumpenproletariat bewohnt sind, wird die Gesellschaft dadurch von diesen Elementen befreit. Schwere Bomben mit einem Gewicht von einer Tonne bringen nicht nur den Tod, sondern rufen auch sehr oft Irrsinn hervor. Menschen mit schwachen Nerven können derartige Erschütterungen nicht aushalten. Das gibt uns die Möglichkeit, Neurastheniker zu konstatieren. Dann bleibt nur noch übrig, solche Menschen zu sterilisieren. Dadurch wird die Reinheit der Rasse gesichert.«"
(Prager Abendzeitung, Nr. 118)
Tokio. (United Press.) Ein Sprecher der japanischen Marine, Vizeadmiral Noda, erklärte, daß die Marine mit den bisherigen Erfolgen des Bombardements auf Kanton sehr zufrieden sei. Die Bombardements würden fortgesetzt werden.
Das ist das Heil, das sie bringen!
Fotomontage: John Heartfield

John Heartfield. *6 Millionen Naziwähler: Futter für ein großes Maul.* 1930
AIZ/Nr. 40 vom 4. 10. 1930, S. 783.
Fotomontage im Kupfertiefdruck.
38×27. Bez. r. u.: John Heartfield
Vgl. Pfäfflin 8/30

Titel o.; Unterschrift: »Und *den* Fisch hab' ich gewählt!«
Bei den Neuwahlen zum Reichstag am 14. September 1930 erhielt die NSDAP 6,4 Millionen Stimmen und wurde mit 107 Sitzen zur zweitstärksten Fraktion nach der SPD. Der fast 700 prozentige Stimmengewinn der Nazipartei war beispiellos in der deutschen Parlamentsgeschichte und der erste Schritt hin zur Macht.

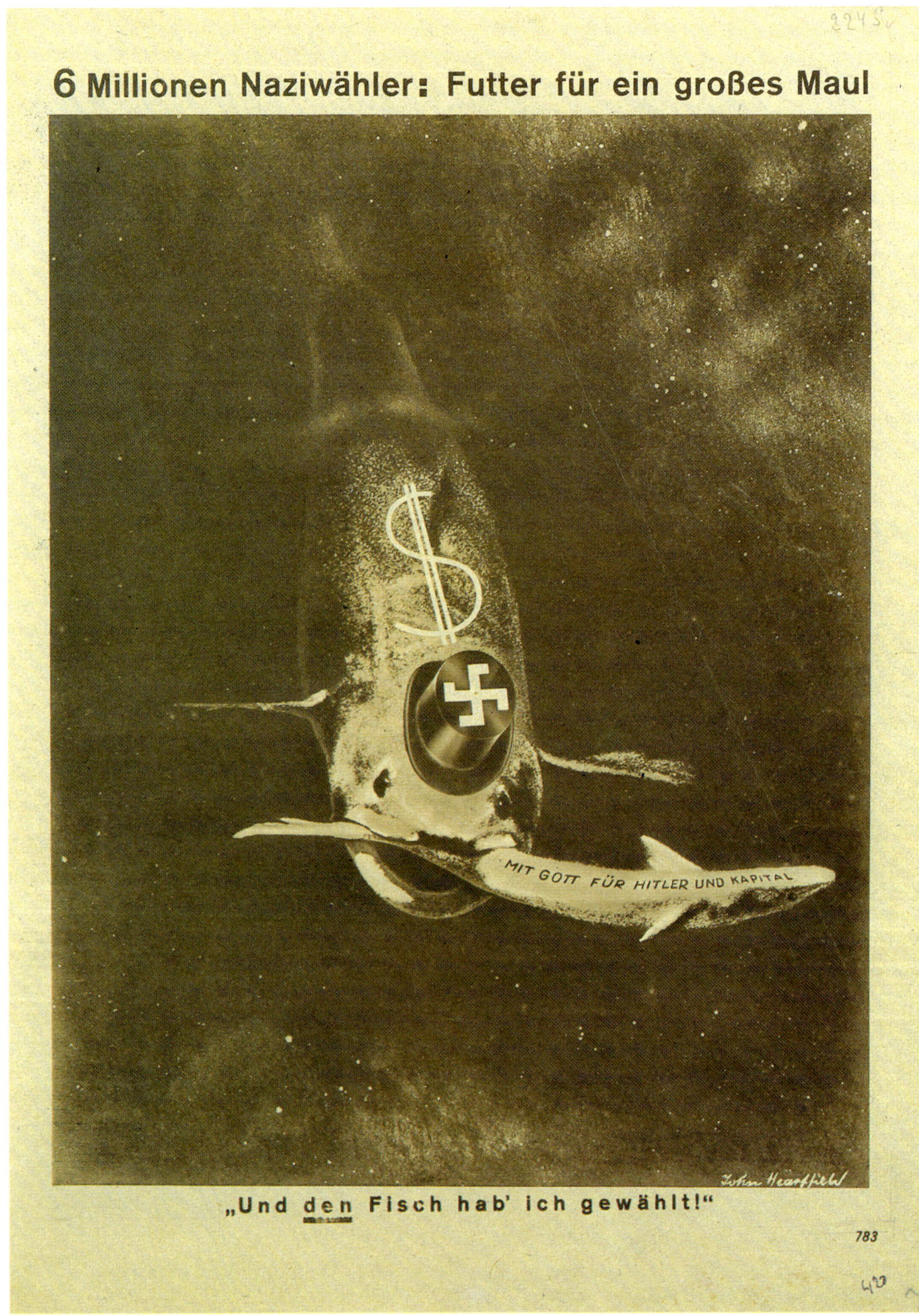

A N H A N G

HINWEIS ZU DEN TAFELKOMMENTAREN UND VERWENDETE ABKÜRZUNGEN

Sämtliche Montagen befinden sich im John-Heartfield-Archiv der Akademie der Künste, Berlin.
Die Klebemontagen sind in Pinsel- und Spritzretusche mit Deckfarbe und Tusche sowie Bleistift und Feder ausgeführt. Bildträger ist Pappe bzw. Karton. Die Maße sind in Zentimetern angegeben, Höhe steht vor Breite (in Klammern markiertes Bildmaß). Wenn nicht anders vermerkt, sind die Blätter nicht bezeichnet.

Die Abkürzungen bedeuten:

Pfäfflin = Pfäfflin, Friedrich: Die Fotomontagen John Heartfields in der »Arbeiter-Illustrierte-Zeitung« (1930 –1936) und in der »Volks-Illustrierte« (1936 –1938). Eine Bibliographie. In: John Heartfield. Krieg im Frieden. Fotomontagen zur Zeit 1930 – 1938. – Frankfurt/Main, 1981/82. Die Kommentierung folgt, an gegebener Stelle ergänzt, der von Friedrich Pfäfflin.

»Leben und Werk« = Herzfelde, Wieland: John Heartfield. Leben und Werk. Dargestellt von seinem Bruder. – Dresden, 1976 (3. Auflage).

AIZ = Arbeiter-Illustrierte-Zeitung

VI = Volks-Illustrierte

IAH = Internationale Arbeiterhilfe

Bez. = Bezeichnet, M. = Mitte, o. = oben, u. = unten, r. = rechts, l. = links

ANMERKUNGEN

1 Heartfield, John: John Heartfield. Der Schnitt entlang der Zeit. Selbstzeugnisse, Erinnerungen, Interpretationen. Eine Dokumentation/Herausgegeben und kommentiert von Roland März. Mitarbeit Gertrud Heartfield. – Dresden, 1981.

2 Titel eines Buches, das Wieland Herzfelde 1945 im New-Yorker Aurora-Verlag plante. Am 5. 5. 1945 schrieb John Heartfield an seinen Bruder: »Außerdem: ›Krieg im Frieden‹ bezeichnet genau die Zeitspanne vor dem Krieg, die meine Arbeiten behandeln. Meine Montagen waren als Waffen in dieser Zeit des Krieges im Frieden von uns gegen die Naziherrschaft gedacht, und umgekehrt waren sie bezeichnend für den Krieg, den die Nazis im sogenannten Frieden bereits eröffnet hatten.«
Zit. nach: Herzfelde, Wieland: John Heartfield. Leben und Werk. Dargestellt von seinem Bruder. – Dresden, 1971. – S. 92.
Unter dem Titel »John Heartfield Krieg im Frieden« wurden eine Bildauswahl, Texte sowie eine Bibliographie zu Heartfields Fotomontagen der Zeit 1930 – 1938, bearbeitet von Friedrich Pfäfflin, – München, 1972, und Frankfurt/Main, 1981/82, publiziert.

3 Vgl. Pfäfflin, Friedrich: Die Fotomontagen John Heartfields in der »Arbeiter-Illustrierte-Zeitung« (1930 –1936) und in der »Volks-Illustrierte« (1936 –1938). Eine Bibliographie. – In: John Heartfield. Krieg im Frieden . . . Frankfurt/Main, 1981/82. – S. 107–135. (Siehe Anm. 2 unten).
Die Bibliographie Pfäfflins weist geringfügige Lücken auf. Das komplette Werkverzeichnis, bearbeitet von Elisabeth Patzwall, ist im John-Heartfield-Archiv der Akademie der Künste, Berlin, in Vorbereitung.

4 In: Herzfelde, Wieland: John Heartfield. Leben und Werk. Dargestellt von seinem Bruder. – Dresden, 1962, erweiterte Auflagen 1971/76/88, sind viele Montagen – mit Einverständnis Heartfields und unter seiner Mitwirkung – mit aktualisiert veränderten Begleittexten, aber ohne formale Veränderungen reproduziert worden.

5 zit. nach Anm. 1 – S. 73

6 ebenda – S. 72

7 ebenda – S. 74

8 zit. nach Anm. 1. – S. 67

9 ebenda – S. 24

10 Wochenpost. – Berlin (1961-06-17)

11 Vgl. Anm. 1. – S. 77

12 ebenda – S. 29

13 ebenda – S. 29

14 ebenda – S. 34

15 ebenda – S. 110

16 ebenda – S. 33

17 ebenda – S. 100/101

18 Canetti, Elias: Die Fackel im Ohr. Lebensgeschichte 1921–1931. – Berlin, 1981. – S. 305

19 Vgl. Anm. 1. – S. 186

20 ebenda – S. 185

21 Typoskript, Februar 1978. – Archiv Roland März

22 Vgl. Anm. 1. – S. 131

23 Tretjakow, Sergej M.: Lyrik, Dramatik, Prosa. – Leipzig, 1972. – S. 304

24 Vgl. Anm. 1. – S. 408

25 ebenda – S. 66

26 ebenda – S. 429

27 ebenda – S. 417

28 ebenda – S. 417

29 ebenda – S. 455

30 ebenda – S. 437

31 ebenda – S. 440/441

32 Vgl. Anm. 10

33 Vgl. Anm. 1. – S. 69/70

34 Frankfurter Allgemeine. Zeitung für Deutschland. – Frankfurt/Main (1967 – 03 – 09)

35 Vgl. Anm. 1. – S. 469

36 ebenda – S. 27

37 ebenda – S. 24 (1965)

38 ebenda – S. 293 (1936)

39 Wieland Herzfeldes Datierung 1924 ist seit geraumer Zeit schon, nicht ohne Angabe von Gründen, angezweifelt worden. Vgl. Siepmann, Eckhard: Montage: John Heartfield . . . – Berlin (West), 1977. – S. 100

40 zit. nach Anm. 1. – S. 274 (1931)

41 ebenda – S. 68 (1965)

42 Zit. nach Jürgens-Kirchhoff, Annegret: Technik und Tendenz der Montage in der bildenden Kunst des 20. Jahrhunderts. – Lahn-Giessen, 1978. – S. 5

43 Zur Einordnung Heartfields in die Geschichte der Fotomontage vgl. Hiepe, Richard: Die Fotomontage. Geschichte und Wesen einer Kunstform. Katalog Stadttheater Ingolstadt, 1965. – unpag. Vom selben Autor ist eine Geschichte der Fotomontage im Verlag der Kunst, Dresden, in Vorbereitung. Zu Heartfield und seiner Nachfolge heute: vgl. Fotomontage. Sondernr. der Zeitschrift Arbeiterfotografie. – Köln 15(1988)60.

44 Brief vom 09. 12. 1934. Vgl. Mittenzwei, Werner: Der Realismusstreit um Brecht. Grundriß der Brecht-Rezeption in der DDR 1945 –1975. – Berlin/Weimar, 1978. – S. 177/178

45 Zit. nach Nolte, Jost: Agitation, Propaganda, Werbung: Wahl. Aktuelle Fußnoten zu den verzweifelten Collagen des John Heartfield aus den zwanziger und dreißiger Jahren. – In: Die Zeit. – Hamburg (1972-11-17)

46 Klemperer, Viktor: LTI. Notizen eines Philologen. – Leipzig, 1968. – S. 24

47 Brecht, Bertolt: Kriegsfibel. – Berlin, 1977. – unpag.; vgl. Grimm, Reinhold: Marxistische Emblematik. Brechts »Kriegsfibel«. – In: Wissenschaft als Dialog. Studien zur Wissenschaft und Kunst seit der Jahrhundertwende/Herausgegeben von Renate von Heyde Grand und Klaus Günther Gast. – Stuttgart, 1969

48 zit. nach Anm. 1. – S. 401/f. (1938)

49 Zum Verfremdungseffekt in den Photomontagen John Heartfields vgl. März, Roland. – In: Anm. 1. – S. 501–519
50 Zit. nach Anm. 1. – S. 274 (1931)
51 ebenda – S. 169 f. (1977)
52 Vgl. Jürgens-Kirchhoff, Annegret. – In: Anm. 11
53 Zit. nach Anm. 1. – S. 406 (1938)
54 Vgl. Hess, Bruno: Wie die Montage »Schlag zu Prolet!« entstand (1977). – In: Anm. 1. – S. 152 f. (gemeint ist die Montage »Ein neues Jahr!« in der AIZ (1930) 51; Pfäfflin 12/30)
55 Benjamin, Walter: Das Kunstwerk im Zeitalter seiner technischen Reproduzierbarkeit. Drei Studien zur Kunstsoziologie. – Frankfurt/Main, 1963. – S. 54
56 Zit. nach Anm. 1. – S. 286 (1972)
57 Vgl. Reismann, Janós. – In: Anm. 1. – S. 244 f. (1972)
58 Zit. nach Anm. 1. – S. 305 f. (1936)
59 Geschonneck, Erwin: Meine unruhigen Jahre. – Berlin, 1984. – S. 84
60 Zit. nach: Dada Berlin. Texte, Manifeste, Aktionen. – Stuttgart, 1977. – S. 175
61 Vgl. Töteberg, Michael: John Heartfield in Selbstzeugnissen und Bilddokumenten. – Reinbek bei Hamburg, 1978. – S. 51
62 Zit. nach Anm. 1. – S. 391 (1936)
63 Ausführlich dazu in: März, Roland: Essay. Werkmonographien der Nationalgalerie I. Staatliche Museen zu Berlin, Nationalgalerie, 1981
64 Vgl. Delaunay und Deutschland/Herausgegeben von Peter-Klaus Schuster. Katalog. – Köln, 1985. – Abb. 65 (S. 140)
65 Zit. nach Anm. 1. – S. 357 (1935)
66 Bürger, Peter: Theorie der Avantgarde. – Frankfurt/Main, 1974. – S. 98 ff.
67 Herzfelde, Wieland. Zit. nach Anm. 1. – S. 89 (1971)
68 Benjamin, Walter: Allegorien kultureller Erfahrung. Ausgewählte Schriften 1920–1940. – Leipzig, 1984. – S. 429
69 Eisenstein, Sergej: Das dynamische Quadrat. Schriften zum Film. – Leipzig, 1988. – S. 170
70 Mitteilung von Sieglinde Mierau, Berlin
71 Zit. nach Anm. 1. – S. 294 (1936)
72 Einbände zu Slang (Pseudonym für Fritz Hampel): Panzerkreuzer Potemkin. – Verlag für Literatur und Politik Berlin/Wien, 1927, und zur »Illustrierten Geschichte des Bürgerkrieges in Rußland 1917–1921«. – Neuer Deutscher Verlag Berlin, 1929
73 Zit. nach Anm. 1. – S. 397 (1938)
74 ebenda – S. 550 f.
75 ebenda – S. 274 (1931)
76 ebenda – S. 547–553. Als Mitarbeiter an diesem Film folge ich hier Beispielen und Gedanken von Fred Gehler und Ullrich Kasten.
77 Tucholsky, Kurt: Briefe. Auswahl. 1913–1935. – Berlin, 1983. – S. 292 f.
78 Musil, Robert: Essays, Reden, Kritiken. – Berlin, 1984. – S. 520
79 Zit. nach Anm. 38. – S. 252
80 Vgl. Anm. 1. – S. 501 (1971)
81 ebenda – S. 491 f. (1969)
82 Fuchs, Eduard: Die Karikatur der europäischen Völker. 1. Teil. Vom Altertum bis zum Jahre 1848. – München, 1921. – S. 11
83 In: Die Aktion. – Berlin, 11 (1921) 23/24. – S. 325, 327
84 Ausführlich dazu Roland März. – In: Daumier & Heartfield. Politische Satire im Dialog. Ausstellungskatalog (Studio 28). Staatliche Museen zu Berlin, Nationalgalerie, 1981
85 Zit. nach Anm. 1. – S. 381 (1937)
86 ebenda – S. 416 (1942)
87 ebenda – S. 291 (1931/1936)
88 Die »Kunstlump-Debatte« 1920. – In: Anm. 1. – S. 102–128
89 Vgl. John Heartfields Aufsatz »Entfesselter Kitsch, gefesselte Kunst«. – In: Anm. 1. – S. 378–381
90 Zit. nach Anm. 1. – S. 401 (1938)
91 Canetti, Elias: Zwiesprache 1931–1976. – Berlin, 1980. – S. 563
92 Brecht, Bertolt: Verfremdungseffekt in den erzählenden Bildern des älteren Breughel. Um 1938. – In: Brecht, Bertolt: Schriften zur Literatur und Kunst. Bd. 1 (1920 bis 1939). – Berlin/Weimar, 1966. – S. 345–348
93 Vgl. Schubert, Dietrich: Max Beckmann. Auferstehung und Erscheinung der Toten. – Worms, 1985
94 Ausführliche Dokumentation in: Surrealismus in Paris 1919 bis 1939/Herausgegeben von Karlheinz Barck. – Leipzig, 1986.
95 Zit. nach Anm. 1. – S. 61 (1944)
96 Vgl. Schneede, Uwe M.: Malerei des Surrealismus. – Köln, 1973. – S. 28
97 Zit. nach Anm. 1. – S. 493 (1969)
98 ebenda – S. 378
99 ebenda – S. 351–357
100 Zit. nach Anm. 97. – S. 33
101 Zit. nach Anm. 1. – S. 516
102 Vgl. Bretons Anweisung für die Leser. – In: Max Ernst. La femme 100 têtes. – Berlin (West), 1962. – unpag.
103 Zit. nach Anm. 1. – S. 354 (1935)
104 Vgl. Anm. 37. – S. 364–379
105 Zit. nach Anm. 8. – S. 189. Zu »Heartfield und der Surrealismus« daselbst bei Siepmann, Eckhard: Montage: John Heartfield 1977. – S. 182–189 und März, Roland. – In: Anm. 1. – S. 514–516
106 Zit. nach Anm. 1. – S. 189 (1934)
107 ebenda – S. 190 (1934)
108 ebenda – S. 189 (1934)
109 Vgl. Kuhnert, Bernd. – In: Anm. 1. – S. 192–195 (1976)
110 Zit. nach Anm. 84. – S. 4
111 Chadabra, Rudolf: Zwei Welten im Bilde. Zu den antiken Grundlagen dualistischer Komposition. – In: Ars. – Bratislava, 1967/H. 1. – S. 79–123
112 Vgl. Anm. 1. – S. 490
113 Vgl. Bürger, Peter. – In: Anm. 35
114 Vgl. Frank, Hilmar. – In: Anm. 1. – S. 525–531 (1973). Derselbe: Die Fotomontage als Argument. – In: Mitteilungen der Akademie der Künste der DDR, XIX. Jg., Mai–August 1981. – S. 29–31
115 Vgl. Anm. 30. – S. 130
116 Vgl. Herzfelde, Wieland: Der Fall Heartfield. – In: Sinn und Form. – Berlin, 1964/H. 3. – S. 474
117 Heartfield, John: Meine Kunst als Waffe. – In: Neue deutsche Presse. – Berlin 5/1957. – S. 38 f.
118 Vgl. Münzenberg, Willi: Propaganda als Waffe. Ausgewählte Schriften 1919–1940. – Frankfurt/Main, 1971
119 Vgl. Willmann, Heinz: Geschichte der Arbeiter-Illustrierte-Zeitung 1921–1938. – Berlin, 1974
120 Vgl. Grabowski, Jörn. – In: John Heartfield. Exil in der ČSR. Fotomontagen 1933–1938. Katalog. Staatliche Museen zu Berlin, Nationalgalerie, 1986

ABBILDUNGSNACHWEIS

Alle abgebildeten Originalvorlagen zu Leben und Werk von John Heartfield sind, wenn nicht anders vermerkt, im Besitz des John-Heartfield-Archivs der Akademie der Künste, Berlin.

Außerdem stellten uns freundlicherweise folgende Institutionen Fotos zum Abdruck zur Verfügung:

Berlinische Galerie, Berlin, Archiv: S. 11

Bertolt-Brecht-Archiv der Akademie der Künste, Berlin: S. 24

Institut für Geschichte der Arbeiterbewegung, Berlin: S. 14, 42, 78 links oben

Sächsische Landesbibliothek Dresden, Abteilung Deutsche Fotothek: S. 44, 98 oben, 118 oben

Staatliche Museen zu Berlin, Nationalgalerie: S. 104 links oben, 115 oben, 122 unten, 130

Bundesarchiv, Filmarchiv, Potsdam: S. 90

ADN-Bildarchiv, Berlin: S. 18, 26, 28, 30, 32, 34, 38, 40, 46, 48, 50 oben, 54 links, 56, 98 unten, 172 oben

Außer den von Bernd Kuhnert gefertigten Reproduktionen veröffentlichen wir Fotos von

Klaus G. Beyer, Weimar: S. 114

Karin und Roman März, Berlin: S. 9 rechts, 10, 12, 14 links und rechts oben, 16, 17, 19, 50 unten rechts, 54 rechts, 58, 64, 66, 68, 72, 78, 94, 96, 102, 104 rechts oben, 105 links oben, 106 links und unten, 107 links, 108, 110, 115 links unten, 116 links oben und unten, 118 unten, 120, 122 oben, 124 links, 125 unten, 128, 132, 134, 171, 172 unten, 178 rechts unten

Hans Pölkow, Berlin: S. 20

Erik Wipp, Schweden: S. 21

LITERATURAUSWAHL

Daumier & Heartfield, Politische Satire im Dialog: Ausstellungskatalog (Studio 28). Staatliche Museen zu Berlin, Nationalgalerie, 1981

John Heartfield. Krieg im Frieden. Fotomontagen zur Zeit 1930–1938. – München, 1972 und Frankfurt/Main, 1981/82

John Heartfield. Photomontagen zur Zeitgeschichte I. Erbe und Gegenwart. Schriftenreihe der Vereinigung »Kultur und Volk«/ Herausgegeben von Konrad Farner. – Zürich, 1945

John Heartfield. Der Schnitt entlang der Zeit. Selbstzeugnisse, Erinnerungen, Interpretationen. Eine Dokumentation/Herausgegeben und kommentiert von Roland März. Mitarbeit Gertrud Heartfield. – Dresden, 1981

Herzfelde, Wieland: John Heartfield. Leben und Werk. Dargestellt von seinem Bruder. – Dresden, 1962/erweiterte Auflagen 1971/1976/1988.

März, Roland: Essay. Werkmonographien der Nationalgalerie I: John Heartfield. Der Sinn von Genf: Wo das Kapital lebt, kann der Friede nicht leben! 1932. Fotomontage. Staatliche Museen zu Berlin, Nationalgalerie, 1981.

Siepmann, Eckhard: Montage: John Heartfield. Vom Club Dada zur Arbeiter Illustrierten-Zeitung. Dokumente – Analysen – Berichte. – Berlin(West), 1977

Töteberg, Michael: John Heartfield in Selbstzeugnissen und Bilddokumenten. – Reinbek bei Hamburg, 1978

Katalog John Heartfield. Idee und Konzeption: Peter Pachnicke und Klaus Honnef. Herausgegeben von der Akademie der Künste zu Berlin, der Landesregierung Nordrhein-Westfalen und dem Landschaftsverband Rheinland. Köln 1991

Ausführliche bibliographische Hinweise bei Eckhard Siepmann, Michael Töteberg und Roland März.

PERSONENREGISTER

Die geradstehenden Zahlen verweisen auf den Text, die kursiven auf die Bildunterschriften.

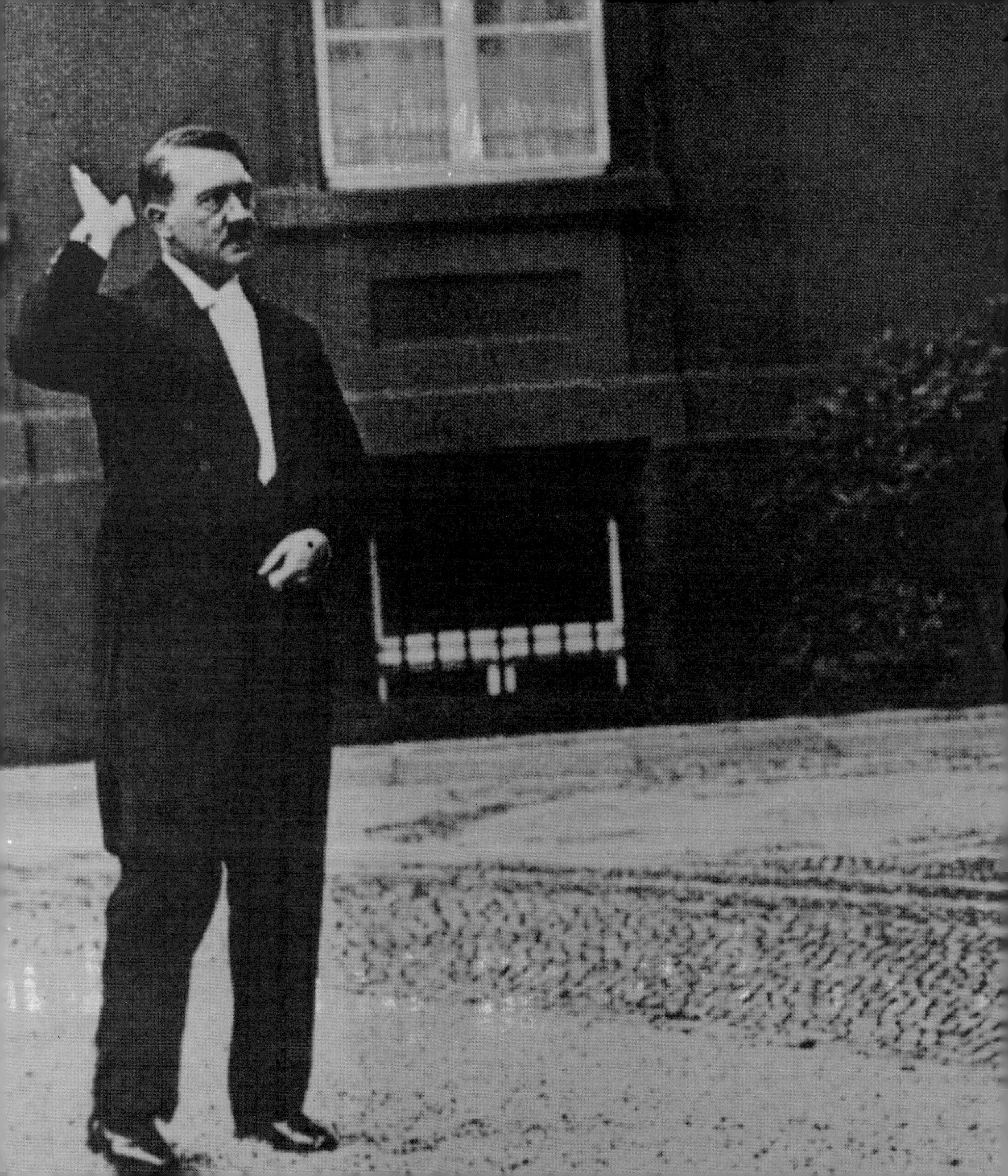